男性乳腺癌

Male Breast Cancer

原　　著　［英］Ian Fentiman

主　　审　任国胜

主　　译　李南林　魏洪亮

副 主 译　杨继鑫　李　信　刘旭晨
　　　　　巫　姜

译　　者　延常娇　肖晶晶　刘一吾
　　　　　孔　静　温鑫鑫　李俊强
　　　　　李彦杰　张灵小　蒙　渡
　　　　　谭　凯　张永辉　白　爽
　　　　　马　文

世界图书出版公司

西安　北京　广州　上海

图书在版编目（CIP）数据

男性乳腺癌 /（英）伊恩·芬蒂曼（Ian Fentiman）著；李南林，魏洪亮主译.
—西安：世界图书出版西安有限公司，2020.9
书名原文：Male Breast Cancer
ISBN 978-7-5192-7762-8

Ⅰ.①男… Ⅱ.①伊… ②李… ③魏… Ⅲ.①乳腺癌—诊疗
Ⅳ.① R737.9

中国版本图书馆 CIP 数据核字（2020）第 160748 号

First published in English under the title
Male Breast Cancer
by Ian Fentiman
Copyright © Springer International Publishing Switzerland, 2017
This edition has been translated and published under licence from
Springer Nature Switzerland AG.

书　　名	**男性乳腺癌**	
	NANXING RUXIANAI	
原　　著	〔英〕Ian Fentiman	
主　　译	李南林　魏洪亮	
责任编辑	杨　莉	
封面设计	蒲　一	
出版发行	世界图书出版西安有限公司	
地　　址	西安市高新区锦业路 1 号都市之门 C 座	
邮　　编	710065	
电　　话	029-87214941　029-87233647（市场营销部）	
	029-87234767（总编室）	
网　　址	http://www.wpcxa.com	
邮　　箱	xast@wpcxa.com	
经　　销	新华书店	
印　　刷	陕西金和印务有限公司	
开　　本	787mm×1092mm　　1/16	
印　　张	15	
字　　数	210 千字	
版次印次	2020 年 9 月第 1 版　2020 年 9 月第 1 次印刷	
版权登记	25-2020-141	
国际书号	ISBN 978-7-5192-7762-8	
定　　价	79.00 元	

医学投稿　xastyx@163.com　‖　029-87279745　029-87284035
☆如有印装错误，请寄回本公司更换☆

　　李南林　医学博士，空军军医大学（原第四军医大学）西京医院甲状腺乳腺血管外科副主任医师，副教授，硕士研究生导师。

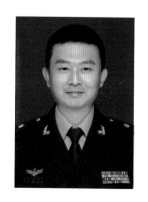

　　主要社会任职：中国抗癌协会乳腺癌专业委员会委员，中国临床肿瘤学会（CSCO）乳腺癌专家委员会委员，中国临床肿瘤学会患者教育专家委员会委员，中国医药教育学会乳腺疾病专业委员会常委，陕西省抗癌协会乳腺癌专业委员会常委、秘书，陕西省保健协会乳腺疾病专业委员会常委，陕西省抗癌协会抗癌药物专业委员会常委，陕西省抗癌协会肿瘤综合治疗专业委员会委员。

　　科研方向与成果：长期从事甲状腺乳腺血管外科临床工作，擅长乳腺癌和甲状腺癌的个体化、规范化治疗。主要研究方向为乳腺癌内分泌及分子靶向治疗的耐药性研究。承担多项国家自然科学基金和省部级基金项目。2008 年被评为空军军医大学"精品课程教员"。2009 年 4 月被列为空军军医大学首批"青年英才支持计划"资助对象。2014 年荣立个人三等功一次。以第一作者和通讯作者发表 SCI 论文 21 篇，国家专利 13 项。主（参）编专著 9 部。

魏洪亮　主治医师，2011 年毕业于中国医科大学临床医学专业，2014 年完成住院医师规范化培训，现就职于第四军医大学西京医院甲乳血管外科。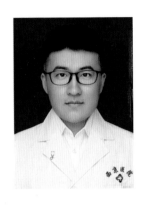

　　主要社会任职：中国中医药研究促进会乳腺病专业委员会委员，中国妇幼保健协会青年工作委员会委员，陕西省药学会会员，中国抗癌协会临床肿瘤学协作专业委员会（CSCO）会员。

　　科研方向与成果：乳腺癌、甲状腺癌的综合诊治，尤其擅长年轻乳腺癌、更年期乳腺癌、转移性乳腺癌、家族性乳腺癌的治疗，对甲状腺手术的精细操作也有独到的理解。先后获得：2012 年西部中青年医师病例演讲大赛 – 陕西赛区决赛 – 最佳风采奖；2015 年 CSCO 乳腺癌规范诊疗优秀病例征集大赛全国总决赛优秀病例奖；2016 年中国抗癌协会乳腺癌专业委员会 (CBCS) 乳腺肿瘤菁英赛重庆赛区辩论赛优秀奖；2017 年 CBCS 乳腺肿瘤菁英赛区域赛最佳辩手，半决赛优胜，全国总决赛优胜 + 最佳辩手；2018 年陕西省医师协会甲状腺手术视频比赛决赛一等奖；2018 年甲状腺青年之声演讲比赛西北赛区第二名。获得发明、专利 6 项，其中实用新型专利 3 项；发表专业论文 13 篇（其中第一作者 6 篇），参与翻译、编撰医学专著 3 部。

近年来，随着分子生物学的不断发展和基因检测技术的进步，人们对乳腺癌生物学行为的了解日益深入。很多新型靶向药物不断涌现，免疫治疗技术也不断改进，乳腺癌患者较之前可以获得更好的预后。然而，对于发病率极低的男性乳腺癌我们知之甚少。

《男性乳腺癌》一书主编 Ian Fentiman 为英国伦敦盖伊医院的乳腺肿瘤学教授，发表了很多关于男性乳腺癌诊断、手术及内分泌治疗的相关文献。本书共分 12 个章节，对男性乳腺癌的流行病学、诊断、手术、病理、内分泌治疗、预后等常规诊疗内容进行阐述与整理；并且对男性乳腺癌有别于女性乳腺癌的患者心理、基因检测、分子分型等内容进行了详细的梳理与分析；还提出了男性乳腺癌诊疗发展的机遇与挑战。这些内容对我们的临床工作具有非常重要的指导和参考作用，遂着手翻译本书，希望可以为我国的乳腺癌诊疗事业贡献一份绵薄之力。

感谢我们的翻译团队，他们利用有限的休息时间，反复揣摩医学专业术语，不厌其烦地商讨译文细节，力求尊重原著，译意准确，历时半年，坚持不懈地圆满完成了本书的翻译。同时还要感谢世界图书出版西安有限公司的大力协助和支持，才能使本书顺利出版。

毋庸讳言，因能力所限，翻译不妥之处在所难免，敬请各位读者批评指正。希望本书的出版可以助所有参与乳腺癌诊疗的临床医生一臂之力，造福于乳腺癌患者。

魏洪亮　李南林

2020 年 8 月 16 日

本书汇集了有关男性乳腺癌的现有资料，呈现出一个未受到随机对照试验影响的零碎的报告集合。我希望，我们在一种罕见病认识上的这些空白成为促进努力合作的催化剂，以改善男性乳腺癌患者的病程和长期疗效。在此我要感谢以下同事，他们在我撰写本书过程中给予了很多有用的建议和指导：

Professor Nigel Bundred

Professor Michael Douek

Professor Dame Lesley Fallowfield

Professor Andy Hanby

Dr. Mark Harries

Professor Lars Holmberg

Professor Anthony Howell

Professor Arnie Purushotham

Professor Ellen Solomon

Professor Valerie Spiers

Professor Anthony Swerdlow

Dr. Robin Wilson

Ian Fentiman

London, UK

2016 年 11 月

郑重声明

　　本书提供了相关主题准确及权威的信息。由于医学是不断更新并拓展的领域，因此相关实践操作、治疗方法及药物都有可能会改变，建议读者审查相关主题的最新信息，包括产品的制造商、建议剂量、配方、方法和疗程、不良反应及相关措施。作者、编辑、出版者或经销商不对书中的错误或疏漏以及应用其中信息产生的任何后果负责，关于出版物的内容不作任何明确或暗示的保证。作者、编辑、出版者和经销商不承担由本出版物所造成的任何人身或财产损害责任。

CONTENTS 目　录

I

难　题

摘　要

　　大量证据表明，男性在高危活动和拒绝就医方面普遍存在有害的健康行为，表现为疾病诊断和疾病进展的延迟，从而导致预后恶化。男性乳腺癌的发病率正在全球范围内上升，不仅是因为这个年龄段的寿命延长，而且标准化率也在不断提高。新生儿的乳腺组织不分性别，都表现出可塑性。正常男性的乳房解剖结构与青春期前的女性相似，但往往被男性乳腺异常发育症所掩盖，特别是体重较大的男性。由于缺乏包括已建立的人类男性乳腺癌（MBC）细胞系的模型系统，阻碍了男性乳腺癌的研究，但随着合作研究的发展，有望在未来更好地理解和治疗男性乳腺癌（MBC）。

　　在检查男性乳房肿块时，如果肿块触诊冰凉，表面不粗糙，未形成液体，也未产生液体分泌物，且凸出于手掌，同时患者无发热，你可以告诉他："任何人出现隆起于皮肤表面的肿瘤（图1.1）都应该进行治疗。"

——Edwin Smith Papyrus

© Springer International Publishing Switzerland 2017
I. Fentiman, *Male Breast Cancer*, DOI 10.1007/978-3-319-04669-3_1

引 言

　　3 700 年后的今天，尽管出现了防腐、麻醉、细胞病理学和分子生物学，晚期乳腺癌患者的治疗前景仍然不乐观。古代内科医生对这种疾病的描述和可怕的预言都是正确的（图 1.1）。然而，并非所有人都是悲观的：许多早期乳腺癌男性患者在得到及时和正确的治疗后，预后很好且不再复发。

　　大多数男性在面对乳腺癌诊断时，都会出现既担心又困惑的情绪。为什么他们患上了通常与女性有关的癌症？他们究竟做了什么，或者没有做什么，才导致了这种潜在的威胁生命的疾病？与女性乳腺癌一样，流行病学为人群中的风险提供了线索，但只有少数能够确定个体的易感性。许多人认为这种疾病只影响女性，而男性一般表现出讳疾忌医，

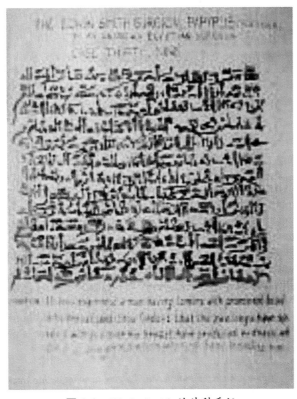

图 1.1　Edwin Smith 的外科手记

这两者的结合可能导致危及生命的情况。

男性健康行为

很少有男性认为自己有患乳腺癌的风险，以至于他们的"乳房意识"要么很随意，要么毫不在乎，导致无视那些会让其女性伴侣急于求医的迹象和症状。许多国家都有充分的证据表明，男性和女性在健康的态度和行为方面存在性别错位。例如，一项对年龄在 20~29 岁的 245 名男性和 282 名女性进行的一项关于日本口腔健康的问卷调查显示，从刷牙频率、使用牙线和牙齿检查的结果来看，女性的口腔护理结果明显更好[1]。一项对 27 344 名奥地利农村居民的调查显示，男性很难表现出安全的健康习惯，更有可能表现出潜在的危险行为[2]。

当受邀到英国 Cardiff 市中心的一家全科诊所进行健康检查时，参加的女性有 115/225（51%），而男性只有 101/253（43%）[3]。当 26 078 名加拿大青少年被问及他们对酒精、大麻和其他非法药物的使用情况时，报告显示有 10% 在酒精和药物的影响下驾车，21% 乘坐别人驾驶的车辆。大多数男性都存在这种行为[4]。一项对斯洛文尼亚人进行的一项关于前排和后排不系安全带的调查问卷结果显示，男性是不系安全带的主要危险因素[5]。

在一项与健康相关的规范和行为研究中，研究人员对泰国东北部孔敬大学（Khon Kaen University）的学生进行了一项自控性调查[6]。539 名参与者中包括 155 位男性和 384 名女性，平均年龄分别为 19.7 岁和 19.6 岁。与男性参与者相比，女性更有可能吃水果，清洁牙齿，避免摄入脂肪和不吸烟。女性的饮食习惯明显优于男性，尤其是医学院的女生，更加勤于预防冠心病。

医生们也会受到这种逃避现实行为的影响。尼泊尔（Nepalese）的一项研究调查了酒精和毒品在学生和初级医生中的流行情况，其中男性占 64%，女性占 32%[7]，结果显示，吸食大麻仅限于男性。对医生进行的一项从医学院学生时期开始的纵向研究中，尽管报告显示女性的疾病比男性多，但她们请的病假更少。跨越不同的国家和年龄，这种在健康、生活方式和主动性方面的性别差异，是男性乳腺癌患者经常延迟就医的特征。

男性乳腺癌的延迟治疗

第一次大规模的男性乳腺癌（MBC）系列病例研究来自纽约纪念医院（New York Memorial Hospital），其中包括经组织学确诊为癌症的 146 例男性患者[8]。在已知国籍和宗教的患者中，42% 是犹太人。症状持续时间从 2 天到 44 年不等，只有 22% 的患者在 3 个月内就医咨询。在 30 年中，87 例男性乳腺癌患者在 MD 安德森医院就诊（Medical Department, MD, Anderson Hospital），其中 40 例已知疾病持续时间的患者的延迟治疗时间为 12 个月。

一系列在丹麦进行的大规模男性乳腺癌研究中共纳入 257 个病例，报道的中位延迟时间为 6 个月[10]。尽管研究的时间相对较长，但症状持续时间的缩短可以反映出一个组织良好的国家卫生系统，以及人们健康意识的提高。Ribeiro 在曼彻斯特的克里斯蒂医院（Christie Hospital Manchester）治疗了 292 例男性乳腺癌患者，并报道：随着时间的延长，延迟治疗的时间有所缩短[11]。1941—1961 年接受治疗的患者的平均延迟治疗时间为 18.5 个月；1962—1983 年接受治疗的患者的平均延迟时间为 11 个月。来自纪念医院（Memorial Hospital）后来的一份报告显示，延迟治疗时间降至 4.5 个月[12]，来自威斯康星州（Wiscosin）的另一份报告显示，中位延迟时间为 3 个月[13]，而加拿大的一项研究表明，中位延迟时间为 4 个月[14]。

南非走出种族隔离时代 5 年之后，根据 Vaizey 等的报告，在延迟就诊时间上存在相当大的种族性差异[15]。69 例黑人患者的平均延迟时间为 12 个月，而 20 例白人和 2 例亚洲男性患者的平均延迟时间为 2 个月。最近的研究表明，北非男性乳腺癌患者存在相当长的延迟时间，从 8 个月到 28 个月不等[16,17,18]。在西欧地区也存在 3~6 个月的延迟时间[19,20]，而在西非地区男性患者平均要等 11 个月[21]。这些研究结果的总结见表 1.1。

表 1.1 男性乳腺癌患者就诊前的平均延迟时间

作者	病例数	国家	平均延迟时间（单位：月）
Treves, 1955[8]	146	美国	9
Scheike, 1973[10]	257	丹麦	6
Yap, 1979[9]	87	美国	12
Ribeiro, 1985[11]	292	英国	18.5（1941—1961）11（1962—1983）
Borgen, 1992[12]	104	美国	4.5
Donegan, 1998[13]	215	美国	3
Goss, 1999[14]	203	加拿大	4
Vaizey, 1999[15]	91	南非共和国	2个月（白人）12个月（黑人）
Ben Dhiab, 2005[16]	123	突尼斯	8
Liukkonen, 2010[19]	58	芬兰	6
Cutuli, 2010[20]	489	法国	3
Bourhafour, 2011[17]	127	摩洛哥	28
El Beshbeshi, 2012[18]	37	埃及	9
Ahmed, 2012[21]	57	尼日利亚	11

年龄与分期表现

男性乳腺癌病情发展的主要危险因素是年龄的增长，如表 1.2 所示[10,16-18,22-27]。这类病例的病情进展是有序的，并不一定适用于手术治疗。男性乳腺癌在诊断时的平均年龄是 62 岁，是基于肿瘤淋巴结转移的病理进行分期的（TNM 分期），其中Ⅳ期男性乳腺癌所占比例为 3%~92%，且存在相当大的地理位置差异，肿瘤转移性疾病发生率最高的诊断来自北非[17-19]，见表 1.2。

表 1.2　男性乳腺癌患者的晚期表现

作者	病例数	平均年龄（岁）	Ⅲ期（%）	Ⅳ期（%）
Schieke, 1973[10]	257	65.2	42	12
Gough, 1993[22]	124	62.5	35	11
Joshi, 1996[23]	46	64	13	10
Ben Dhiab, 2005[16]	123	65	63	29
Zhou, 2010[24]	72	61	39	3
Bourhafour, 2011[17]	127	62	50	29
Liu, 2012[25]	未知	58	32	3
Teo, 2012[26]	21	68	43	19
El Beshbeshi, 2012[18]	37	58	—	92
Selcukbiricik, 2013[27]	86	62	30	5

Ⅲ级：T1, N2/N3, M0, T2, N2/N3 T2, M0, T3, N2/N3, M0, T4, N2/N3, M0
Ⅳ级：任何 T/N 和 M1

发病率

全球男性乳腺癌患者的发病率逐渐上升。结合来自英格兰、苏格兰、加拿大和澳大利亚的研究结果显示，从 1991—1995 年到 2001—2005 年，呈绝对上升趋势的总体发病率 <1%[28]。WHO（世界卫生组织）的世界年龄标准化比率也有所上升，详见表 1.3，表明这一增长不仅仅是男性预期寿命延长的结果。

在一项对 104 例不同人群的女性乳腺癌（FBC）和男性乳腺癌患者进行的大规模对比研究中，Kreiter 等计算了调整年龄后的发病率以

表 1.3　不同时期男性乳腺癌的发病率变化

国家	年龄调整后的发病率（/100 000）	
	1991—1995	2001—2005
英国 / 苏格兰	0.4	0.6
加拿大	0.5	0.8
澳大利亚	0.6	0.7

分析女性乳腺癌（FBC）和男性乳腺癌（MBC）发病率之间的关系[29]。1998—2002 年，这些人群贡献了超过 500 万人年的随访时间，每个人群被分成 5 个年龄组：<40 岁组，40~59 岁组，60~79 岁组，80~99 岁组。使用泊松模型（Poisson model）推导了以对数人年为偏移量的各年龄组乳腺癌病例的发病率（incidence rate ratio, IRR）。采用随机效应模型得到了最佳拟合。每个人群中的男性乳腺癌（MBC）和女性乳腺癌（FBC）的发病率存在相关性（Spearman 相关系数为 0.54，$P<0.000\ 1$）。

将女性人群分为 <50 岁组和 ≥ 50 岁组，与所有男性的年龄调整后的发病率相比，相关关系基本不变（<50 岁，Spearman 相关系数为 0.49，$P<0.001$；≥ 50 岁，Spearman 相关系数为 0.50，$P<0.000\ 1$）。更有趣的是，当每 5 年一组的男性发病率与女性相比时，后者在 50 岁时表现出克莱门森拐点（Clemmesen's hook），而男性大约在 60 岁时也表现出克莱门森拐点。

男性乳房解剖

Mckiernan 和 Hull 研究了早产婴儿和足月婴儿的乳房大小和哺乳情况，并且报道了大多数足月婴儿有明显可触知的乳房结节，与性别无关[30]。在没有明显可触知乳房结节的足月婴儿中，大多数有复杂的晚期妊娠或难产。在不足 31 周的出生婴儿中，没有一个在出生时具有明显的乳腺组织，但大多数婴儿在出生 1 周内就出现了乳房结节和泌乳现象。大多数足月婴儿在第 7 天开始出现乳头分泌物。乳房结节则持续长达 6 个月，此时性别差异已经显现。这表明，新生儿乳房发育至少有部分是依赖母体激素以外的因素。

Anbazhagan 等检测了来自 10 个胎儿和 45 个婴儿的乳房解剖标本的上皮细胞表型。他们通过对细胞骨架蛋白和 κ 酪蛋白（κ -casein）进行免疫组织化学染色来定义从第 16 周到 24 个月期间两性的主要细胞类型的演变。他们报道了典型的小叶芽（lobular buds）和顶端乳芽（terminal end bud）顶端细胞的细胞骨架轮廓，这意味着这些可能是有潜力成为基底细胞和腔体细胞的干细胞。

Jolicoeur 等使用免疫组织化学法检测了孕中期胎儿乳房的基底上皮细胞[32]。在 ≤ 20 周时，乳腺原基尚未发育完全，初始芽孢可能是还未发育好的乳头，而不是腺体组织。这种情况在 21 周时发生了变化，已增大的初始芽孢上的突出物向血管形成良好的致密间质细胞层延伸。这些突出物上的基底细胞是 CD29、CD49f、CD104、角蛋白 14、波形蛋白、S100β 蛋白和 P63 蛋白阳性，提示其为类肌上皮表型：在 21~25 周，许多基底细胞变成角蛋白 17、阿尔法平滑肌肌动蛋白和 CD10 阳性。对于胶原蛋白Ⅳ型、Ⅶ型、层黏蛋白 5 型的基底膜着色能力较强。半桥粒（Hemidesmosomal）成分有较强的基底着色，这表明大多数妊娠中期的肌上皮前体细胞可能调解局部细胞的上皮间质转换作用，以促进细胞有序发育和维持后续的体内平衡。这项研究确实表明了细胞信号错误可能是导致后来恶性肿瘤发展的部分原因，男性和女性的乳房发育都有很大的细胞可塑性。

大多数男性乳腺组织仍处于青春期前女性的状态，乳晕后导管轻微发育，且无乳腺小叶，大部分组织是脂肪，不同于青春期后女性乳房导管和小叶腺体发育。由于对男性乳头 - 乳晕复合体（nipple-areola complex, NAC）的结构和位置了解很少，Beer 对年龄在 20~36 岁的 100 名健康男性进行了研究[33]，结果显示大多数 NAC 呈椭圆形，占 91%，其中 7 人的 NAC 为圆形，2 人的 NAC 呈现不对称结构。NAC 位于中间区域或在第 4 肋间隙者占 75%，位于第 5 肋间隙以上者占 23%。要确定乳头的位置，可以使用两种测量方法：从胸骨中线到乳头的水平线（A线）和从胸骨切口到与 A 线相交的垂直线（B 线）。

模型系统

尽管乳腺癌具有在活体内生长的能力，但却很难实现体外增殖。目前已建立了多个细胞系，其中大多数来源于恶性胸腔积液，最著名的是人乳腺癌细胞 7 型（MCF-7）[34]。这些细胞模型使得对女性乳腺癌的激素和生物学等方面的研究成为可能。由于目前还没有从男性乳腺癌患者身上获得这样的资源，严重阻碍了对男性乳腺癌细胞生物学的研究。Caceres 等将犬类炎症性乳腺癌（inflammatory mammary cancer, IMC）细胞植入 60 只年龄在 6~8 周的雄性和雌性小鼠体内。对雄性小鼠皮下注射 106 株 IPC-366 和 SUM149，这两株肿瘤细胞的进化演变更加频繁。两周后，IPC-366 肿瘤细胞在 90% 的雄鼠和 100% 的雌鼠中都出现了。在注射 SUM149 的实验鼠中，雄鼠和雌鼠的肿瘤细胞发生率分别为 40% 和 80%。肺癌转移在男性中更常见，其肿瘤的睾酮和雌酮磺胺醇水平比女性高。这也许会成为研究男性乳腺癌的一种方法，但只有在已经建立了雄性细胞模型的情况下，研究才有可能取得进展。

协同合作

来自利兹分子医学研究所（Leeds Institute of Molecular Medicine）的 Speirs 等已经建立了男性乳腺癌研究协会，并正在从男性乳腺癌病例中收集病理学标本，目的是制作组织芯片（TMAs）[36]。该研究所收集了 380 多个样本，这将形成一个非常宝贵的资源核心。截至目前，他们已经检查了超过 25 个变量，包括受体，以及增殖、血管生成和细胞凋亡的标记物。

2008 年，美国国家癌症研究所举行的关于男性乳腺癌控制项目的多学科国际会议上，国际乳腺癌组织和北美乳腺癌组织联合成立了一个国际男性乳腺癌项目[37]，其目的是收集流行病学和临床数据，同时建成一个肿瘤库，并针对男性乳腺癌设计临床试验。目前已报告了 1 473 例男性乳腺癌病例的初步结果，其中欧洲病例为 1 384 例，美洲病例为 89 例[38]。患者的平均年龄为 68.5 岁。在 M0 期患者中，30% 接受了新辅助化疗。正在采用免疫组织化学方法治疗的肿瘤患者中有 92% 的雌激素受体（ER）呈强阳性，58% 为管腔 A 型，35% 为管腔 B 型且人类表皮生长因子受体（HER2）阴性，6% 为管腔分型或 HER2 阳性，0.1% 为 HER2 阳性，以及 1% 为三阴性乳腺癌。这种合作可以帮助我们实现更好地了解和治疗男性乳腺癌的目的。

参考文献

[1] Tada A, Hanada N. Sexual differences in oral health behaviour and factors associated with oral health behaviour in Japanese young adults. Public Health,2004,8:104-109.

[2] Stronegger WJ, Freidl W, Rásky E.Health behaviour and risk behaviour: socioeconomic differences in an Austrian rural county. Soc Sci Med,1997,44:423-426.

[3] Pill R, French J, Harding K, et al. Invitation to attend a health check in a general practice setting: comparison of attenders and non-attenders. JR Coll Gen Pract,1988,38:53-56.

[4] Pickett W, Davison C, Torunian M,et al.Drinking, substance use and the operation of motor vehicles by young adolescents in Canada. PLoS One,2012,7(8):e42807. doi:10.1371/journal.pone.0042807.

[5] Bilban M, Zaletel-Kragelj L.Seat-belt use and non-use in adults in Slovenia. Int J Public Health,2007,52:317-325.

[6] Nanakorn S, Osaka R, Chusilp K ,et al.Gender differences in health-related practices among university students in northeast Thailand. Asia Pac J Public Health,1999,11:10-15.

[7] Shyangwa PM, Joshi D, Lal R.Alcohols and other substance use/abuse among junior doctors and medical students in a teaching institute. JNMA J Nepal Med Assoc,2007,46:126-129.

[8] Treves N, Holleb AI. Cancer of the male breast: a report of 146 cases. Cancer,1955,8:1239-1250.

[9] Yap HY, Tashima CK, Blumenschein GR,et al .Male breast cancer: a natural history study. Cancer,1979,44:748-754.

[10] Scheike O.Male breast cancer. 5. Clinical manifestations in 257 cases in Denmark. Br J Cancer,1973,28:552-561.

[11] Ribeiro G.Male breast carcinoma-a review of 301 cases from the Christie Hospital & Holt Radium Institute, Manchester. Br Cancer,1985,51:115-119.

[12] Borgen PI, Wong GY, Vlamis V, et al. Current management of male breast cancer. A review of 104 cases. Ann Surg,1992,215:451-457.

[13] Donegan WJ, Redlich PN, Lang PJ,et al.Carcinoma of the breast in males a multiinstitutional survey. Cancer,1998,83:498-509.

[14] Goss PE, Reid C, Pintilie M,et al.Male breast carcinoma. A review of 229 patients who presented to the Princess Margaret Hospital during 40 years: 1955-1996. Cancer,1999,85:629-639.

[15] Vaizey C, Burke M, Lange M.Carcinoma of the male breast-a review of 91 patients from the Johannesburg Hospital breast clinics. S Afr J Surg,1999,37:6-8.

[16] Ben Dhiab T, Bouzid T, Gamoudi A, et al. Male breast cancer: about 123 cases collected at the Institute Salah-Azaiz of Tunis from 1979 to 1999. Bull Cancer,2005,92:281-285.

[17] Bourhafour M, Belbaraka R, Souadka A, et al.Male breast cancer: a report of 127 cases at a Moroccan institution. BMC Res Notes,2011,29:219-221.

[18] El-Beshbeshi W, Abo-Elnaga EM. Male breast cancer: 10-Year experience at Mansoura University Hospital in Egypt. Cancer Biol Med,2012,9:23-28.

[19] Liukkonen S, Saarto T, Maenpaa H, et al.Male breast cancer: a survey at the Helsinki

University Central Hospital during 1981-2006. Acta Oncol,2010,49:322-327.

[20] Cutuli B, Cohen-Solal Le-Nir C, Serin D,et al. Male breast cancer. Evolution of treatment and prognostic factors. Analysis of 489 cases. Crit Rev Oncol/Hematol,2010,73:246-254.

[21] Ahmed A, Ukwenya Y, Abdullahi A,et al .Management and outcomes of male breast cancer in Zaria, Nigeria. Int J Breast Cancer. 2012:Article ID 845143. doi:10.1155/2012/845143.

[22] Gough DB, Donohue JH, Evans MM,et al. A 50-year experience of male breast cancer: is outcome changing Surg Oncol,1993,2:325-233.

[23] Joshi MG, Lee AKC, Loda M,et al. Male breast carcinoma: an evaluation of prognostic factors contributing to a poorer outcome. Cancer,1996,77:490-498.

[24] Zhou FF, Xia LP, Guo GF,et al. Changes in therapeutic strategies in Chinese male patients with breast cancer: 40 years of experience in a single institute. Breast,2010,19:450-455.

[25] Liu T, Tong Z, He L,et al .Clinicopathological characteristics and survival. Analysis of 87 male breast cancer cases. Breast Care,2011,6:446-451.

[26] Teo JY, Tan PH, Yong WS. Male breast cancer in Singapore: 15 years of experience at a single tertiary institution. Ann Acad Med Singap,2012,41:247-251.

[27] Selcukbiricik F, Tural D, Aydoğan F,et al .Male breast cancer: 37-year data study at a single experience center in Turkey. J Breast Cancer,2013,16:60-65.

[28] White J, Kearins O, Dodwell D,et al .Male breast carcinoma: increased awareness needed. Breast Cancer Res,2011,13:219. doi:10.1186/bcr2930.

[29] Kreiter E, Richardson A, Potter J,et al .Breast cancer: trends in international incidence in men and women. Br J Cancer,2014,110:1891-1897.

[30] McKiernan JF, Hull D. Breast development in the newborn. Arch Dis Child,1981,56:525-529.

[31] Anbazhagan R, Osin PP, Bartkova J,et al.The development of epithelial phenotypes in the human fetal and infant breast. J Pathol,1998,184:197-206.

[32] Jolicoeur F, Gaboury LA, Oligny LL,et al.Basal cells of second trimester fetal breasts: immunohistochemical study of myoepithelial precursors. Pediatr Dev Pathol,2003,6: 398-413.

[33] Beer GM, Budi S, Seifert B, et al.Coniguration and localization of the nipple-areola complex in men. Plast Reconstr Surg, 2001,108:1947-1952.

[34] Soule HD, Vazquez J, Long A,et al.A human cell line from a pleural effusion derived from a breast carcinoma. J Natl Cancer Inst,1973,51:1409-1416.

[35] Caceres S, Peňa L, Lacerda L,et al. Canine cell line, IPC-366, as a good model for the study of inlammatory breast cancer. Vet Comp Oncol,2016, doi:10.1111/vco.12238. [Epub ahead of print].

[36] Speirs V, Pollock S, Shaaban AM,et al.Problems (and solutions) in the study of male breast cancer. Rare Tumors,2010,2(2):e28. doi:10.4081/rt.2010.e28.

[37] Korde LA, Zujewski JA, Kamin L,et al. Multidisciplinary meeting on male breast cancer: summary and research recommendations. J Clin Oncol,2010,28:2114-2122.

[38] Cardoso F, Bartlett J, Slaets L, et al.Characterization of male breast cancer: irst results of the EORTC10085/TBCRC/BIG/NABCG International Male BC Program SABCS. 2014 [S6-05].

第 2 章

临床特征与诊断

摘　要

　　男性乳腺癌很罕见，大多数转诊至乳腺诊所的男性都有良性症状，通常是真性或假性男性乳腺发育异常症。无论性别，任何有乳腺问题的人都应在乳腺专科诊所进行三重评估（临床评价、影像学检查和组织切片活检）。超声是评价男性乳房最佳的初始成像方法，并且能从大多数病例中区分单纯的男性乳腺发育异常症和乳腺癌。并非所有有症状的男性都需要乳腺钼靶 X 线检查，但当高度怀疑乳腺癌，或临床发现和超声评估都无法确诊时，应该增加乳腺钼靶 X 线检查。核心组织切片活检是对男性乳房肿块和其他可疑发现进行组织取样的一种方法。在治疗前，所有确诊的男性乳腺癌患者都应该行双侧乳腺钼靶 X 线检查和腋窝超声检查评估。

　　千人之中，我只发现了一个这样的人。

——Ecclesiastes

引　言

　　通常男性乳腺癌最常见的主诉是发现乳房肿块，Treves 在一系列病例研究中报道了有 72% 的患者有乳房肿块，第二种最常见的症状是溃疡，占 10%[1]。257 例来自丹麦（Denmark）的一系列病例研究中，只有 13% 的患者将乳房包块作为单一症状[2]。表 2.1 中总结了大样本研究

© Springer International Publishing Switzerland 2017

I. Fentiman, *Male Breast Cancer*, DOI 10.1007/978-3-319-04669-3_2

表 2.1 大样本病例研究中男性乳腺癌的临床症状

作者	病例数	乳房肿块	疼痛	溃疡	乳头内陷	乳头溢液	佩吉特病	其他	无症状
Treves, 1955[1]	146	105（72%）	19（8%）	14（10%）	11（8%）	4（3%）	2（1%）	13（9%）	5
Schieke, 1973[2]	257	182（71%）	19（8%）	17（7%）	10（4%）	9（4%）	2（1%）	13（5%）	5（2%）
Ribeiro, 1985[3]	301	244（81%）	12（4%）	18（6%）	30（10%）				9（3%）
Borgen, 1992[6]	104	77（74%）			18（17%）	16（15%）			
Goss, 1999[7]	229	196（86%）	22（10%）	18（8%）	60（26%）	20（9%）		81（40%）	3（1%）
Cutuli, 2010[4]	489	403（83%）			33（7%）	11（2%）		42（8%）	
Bourhafour, 2011[5]	127	124（98%）					3（2%）		

中多达 10% 的男性表现出疼痛症状 [1-5]。在来自曼彻斯特（Manchester）里贝罗（Ribeiro）的大样本病例研究中，81% 的患者的主诉症状是乳房肿块，出现乳头内陷的患者占 10%[3]。全法国范围内最大的一项包含 489 例男性乳腺癌患者的研究报告显示，83% 的男性乳腺癌患者有乳房肿块，7% 有乳头内陷，2% 有乳头溢液 [4]。在摩洛哥（Moroccan）进行的病例研究中，大多数男性患有晚期疾病，98% 的患者的主诉症状是乳房肿块，2% 患有乳房佩吉特病（Paget Disease）[5]。

临床评估

临床上对男性乳腺癌症状的评价原则与女性相似，但也存在一些重要差异。在病史采集方面，除了诱发因素、临床表现和持续时间，还应探寻患者的女性乳腺癌和（或）男性乳腺癌、卵巢癌或前列腺癌的家族史。在生育史方面，对于有异性伴侣但未生育的患者应询问是否为个人选择。既往有睾丸损伤或未确诊的克兰费尔特综合征（Klineflter Syndrome）可能是导致男性不育的原因，并且与男性乳腺癌的患病风险增加相关。这些患者中有很多人已经退休，但应该询问他们既往的职业，因为某些职业，例如高炉工人，由于长期处于高温环境中，可能发生睾丸功能障碍的职业病。

病史采集的另一个重要方面是常规药物的使用，因为其中一些药物可能会导致男性乳腺发育异常症。男性乳腺发育异常症的危险因素在很大程度上与男性乳腺癌的诱发因素相似，包括肥胖、肝病、睾丸衰竭和睾丸肿瘤、慢性肾衰竭和艾滋病患者体内的雄激素转化为雌激素的芳香化酶作用增强。表 2.2 列出了与男性乳房发育异常症风险增加有关的药物的详细情况。

检查并触诊患者的乳房、腋窝和颈后，患者取仰卧位，半个身体侧翻，使检查者既可以正对着也可以背对着患者进行检查。乳房检查结束后，须触诊腹部以确定是否存在肝肿大，或者其他伴有肝功能障碍的表现。最后检查睾丸是否有萎缩或肿瘤的迹象。如果乳头有分泌物，应检查是否有隐血。

表 2.2 与男性乳腺发育异常症相关的药物 [10]

确切因素	可能相关药物
螺内酯	利培酮
西咪替丁	维拉帕米
酮康唑	硝苯地平
HGH	奥美拉唑
雌激素	烷化剂
HCG	抗 HIV 药物依法韦伦
抗雄激素	合成类固醇
GnRH	乙醇
5α－还原酶抑制剂	阿片类药物

HGH：human growth hormone，人体生长激素；HCG：human chorionic gonadotrophin，人绒毛膜促性腺激素；GnRH：Gonadotropin releasing hormone,促性腺激素释放激素；HIV：人类免疫缺陷病毒

许多男性乳腺癌患者通常会有不同程度的乳腺发育异常症，重要的是要区分假性乳腺发育异常症，即脂质性肥胖，相关腺体组织没有增加，而真性乳腺发育异常症患者中存在腺体肥大。Simon 描述了 3 个等级的乳腺发育异常症：

·I 级：乳房有轻微明显的增大
·Ⅱa 级：乳房中度增大且无皮肤赘余
·Ⅱb 级：乳房中度增大且伴轻微皮肤赘余
·Ⅲ级：乳房严重增大且伴皮肤赘余和下垂

1958 年，Treves 报道了一系列患有乳腺过度肥大的 406 例男性患者。他指出，男性乳腺发育异常症是一种古老的疾病，公元前 1303—1290 年塞蒂一世法老（Pharaoh Seti Ⅰ）的雕像显示出其乳房增大，应将其归类为Ⅲ级男性乳房发育症，如图 2.1 所示。

大约有 25% 的男性患有乳腺发育异常症，原因包括服用药物或滥用毒品。一项基于证据的综述将药物分为两类，一类是明确相关的药物，另一类是可能相关的药物 [10]。螺内酯是 10% 的严重心力衰竭男性患者发生乳腺发育异常症的主要诱导因素 [11]。螺内酯和西咪替丁与雄激素受体

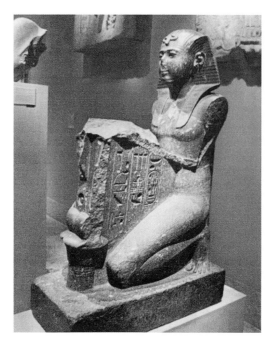

图 2.1　塞蒂一世法老

结合，产生有效的雄激素阻断效果。大多数药物都有有效的替代方案，可以扭转或减少男性乳腺发育异常症的发生，表 2.2 中汇总了相关研究结果。

　　Ambrogetti 报道了在佛罗伦萨（Florence）接受乳腺癌筛查的 748 名男性的连续大样本病例研究 [12]。所有患者均进行了临床检查和钼靶检查，灵敏度分别为 85% 和 89%。受检者的平均年龄是 50.5 周岁，在 20 位男性中发现了癌性病变（占 0.27%），其中 17 例癌症患者的年龄超过 60 周岁。92 例病理活检良性的患者中，74 例（占 80%）被确诊为男性乳腺发育异常症。触诊和乳腺钼靶联合检查的灵敏度为 100%，作者得出结论：用于女性的诊断方案似乎对男性完全有效。因此，三重评估（临床评估、影像学检查和细胞学 / 核心活检）应成为有乳房肿块的男性患者的标准管理方法。

影像学检查

　　1975 年，Kalisher 和 Peyster 共同描述了男性乳腺疾病的静电 X 线摄影表现，特别是对单侧乳腺发育异常症和男性乳腺癌的突出特征[13]。男性乳腺发育异常症的特征是导管增多，导管畸形生长，细小导管周围间质细胞增生和脂肪替代。男性乳腺癌患者则通常表现为乳房中心致密，乳房边缘为不规则针刺状，有时伴有皮肤性质改变或腋下淋巴结肿大。

Ouimet-Oliva 报道了 171 例有症状男性的放射学发现，其中 20 例为乳腺癌患者，150 例被确诊为良性病变[14]（表 2.3）。他们提出了 3 个男性乳腺癌诊断标志中的一个，即轮廓清晰和偏心于乳头的小肿块。Dershaw 等回顾了 23 例确诊为乳腺癌的男性乳房 X 线片，发现最常见的放射学表现是乳晕下未钙化的肿块，占 72%[15]。两例男性患者的肿块伴有微钙化点，但不具有女性乳腺癌患者的典型外观。有 3 例（占13%）患者未发现癌症迹象，其中 1 例患者因存在乳腺发育异常症导致病灶被掩盖。

表 2.3　有症状男性患者的影像学检查结果研究（单位：例）

作者	钼靶	U/S	穿刺活检	良性肿瘤	恶性肿瘤
Ouimet-Oliva, 1978[13]	171	—		150	20
Cooper, 1994[15]	263	—	20	14	6
Chantra, 1995[16]	118	—			3
Ambrogetti, 1996[11]	748		110	92	18
Gunhan-Bilgen, 2002[18]	236	236	43	29	14
Chen, 2006[19]					
Centre A	339	120	15	13	2
Centre B	119	119	24	20	4
Centre C	261	261	27	19	8
Patterson, 2006[20]	164	68			6
Muñoz Carrasco, 2010[21]	518	423	103	84	19
Adibelli, 2010[22]	164	164		147	17
Taylor, 2013[23]	679	364			25
Tangerud, 2015[24]	539	483	FNAC 261 粗针穿刺 4	257	8

FNAC：细针穿刺细胞学检查

17

Cooper 报道了一系列共包含 263 例有症状的男性患者，其中 66 例（占 25%）出现了弥漫性乳房增大，88 例（占 33%）有疼痛症状，20 例（占 8%）有疼痛和乳房肿胀症状[16]。乳腺钼靶 X 线检查发现，213 例患者有乳腺发育异常症（占 81%），单发性肿块有 7 例（占 3%），多发性肿块有 1 例。Chantra 等开展了一项为期 40 个月的研究，对 118 例男性的乳房进行了钼靶 X 线检查，发现双侧乳腺发育异常症 66 例（占 56%），单侧乳腺发育异常症 30 例（占 25%），假性男性乳腺发育异常症 11 例（占 10%），脂肪瘤 6 例（占 5%），正常乳腺腺体组织 2 例（占 1%），乳腺癌 3 例（占 2%）[17]。

在佛罗伦萨进行的一项包含 748 例有连续症状的男性患者的大样本研究中，20 例患者被诊断出恶性肿瘤，其中 18 例出现了浸润性乳腺癌，1 例被确诊为导管内原位癌（ductal carcinoma in situ, DCIS），另外 1 例为黏液肉瘤[11]。触诊的灵敏度为 85%，特异度为 95%；乳腺钼靶 X 线检查的灵敏度为 89%，特异度为 94%；细胞学检查的灵敏度为 94%，特异度为 96%；超声的灵敏度为 100%，特异度为 98%。

Applebaum 等对 97 例男性的钼靶 X 线结果进行了分析，这些男性经组织学诊断为乳腺癌患者，其中患乳腺发育异常症者 65 例[25]，其中 61 例（占 94%）经乳腺钼靶 X 线确诊的乳腺特征标志为结节状、树突状或弥漫性乳腺结构。结节性乳腺发育异常症表现为从乳头向外辐射的扇形密度分布；树突状类型是由一个向周围脂肪延伸的乳晕后软结缔组织密度分布构成；弥漫性乳腺发育异常症表现出与成年女性乳房相似的混合密度分布。12 例乳腺癌（MBC）患者中有 3 例（占 25%）具有与导管内原位癌相关的组织成分。行乳腺钼靶 X 线检查时，恶性肿瘤通常位于乳晕后，有时处于偏心位置，有时位于外周。肿块边缘有时清晰明确或模糊，有时伴有针刺状，其形状各不相同，有圆形、椭圆形，形状呈不规则或分叶状。其他症状包括：3 例出现肿块微钙化（占 25%），7 例出现乳头内陷（占 58%），7 例出现皮肤增厚（占 58%）。作者得出结论，虽然乳腺钼靶 X 线能够识别男性乳腺癌的特征，但良性与恶性肿瘤的病变表现有很多相似之处。

Hanavadi 等被追问道："男性患者是否过度使用了乳腺钼靶 X 线

检查？"[26]。由于目前还没有关于有症状的男性如何合理使用乳腺钼靶 X 线的评估规范，因此这项检查有可能存在过度使用。他们在 2001 年 1 月至 2003 年 12 月期间对卡迪夫大学（Cardiff University）乳腺外科诊所的 220 例男性患者进行了审查。对 134 例（占 61%）男性进行乳腺钼靶 X 线检查，且通常是在对患者问诊之前。结果共诊断出 4 例男性乳腺癌，每例在确诊前均受到临床检查的质疑，随后经组织病理学确诊。结论：乳腺钼靶 X 线检查对大多数男性来说是多余的，在常规影像检查中作用不大。

Gunhan-Bilgen 等描述了他们用乳腺钼靶 X 线和超声对 236 名土耳其男性进行的调查经验[17]。最终诊断是：男性乳腺发育异常症 206 例，男性乳腺癌 14 例，脂肪坏死 5 例，脂肪瘤 3 例，乳晕下脓肿 2 例，皮肤囊肿 2 例，血肿 1 例，骨髓瘤 1 例，转移性恶性肿瘤 2 例。在男性乳腺发育异常症患者中，73 例（占 35%）患者的乳腺呈树突状，71 例（占 34%）的乳腺呈结节状，62 例（占 31%）的乳腺为弥漫性腺体。13 例乳腺癌患者中，有 12 例（占 86%）表现为非钙化肿块，1 例（占 7%）为钙化肿块。1 例患者因男性乳腺发育异常症完全掩盖了恶性肿瘤的迹象，另外 2 例患者则是部分掩盖了恶性肿瘤的迹象。超声检查发现有 12 例患者（占 86%）的肿块边界不规则，2 例（占 14%）肿块边界清晰，这说明了超声检查的价值，尤其是在男性乳腺癌被乳腺发育异常症掩盖的情况下。Jackson 等评估了 41 例乳房增大男性患者的乳腺钼靶 X 线和超声检查结果，进一步证明了乳腺钼靶 X 线结合超声检查的价值[27]，其中 29 例（占 71%）男性同时接受了乳腺钼靶 X 线检查和超声检查，9 例（占 22%）只接受了超声检查，3 例（占 7%）只接受了乳腺钼靶 X 线检查。根据乳腺钼靶 X 线检查结果，有 5 例结果可疑，而 2 例超声检查结果显示有可疑变化，1 例确诊为乳腺癌，其他患者经核心组织活检证实为男性乳腺发育异常症。

Chen 等回顾分析了美国（US）3 个不同中心的 719 名男性的乳腺钼靶 X 线检查结果[18]。只有一家机构对所有受检患者同时运用了乳腺钼靶 X 线和超声检查。在乳腺钼靶 X 线检查中，男性乳腺癌的肿块是典型的高密度、不规则但边界清晰，肿块边缘可能是针刺状、分叶状或微分叶状，并且大多数都位于乳晕后，因为该病可能是由中间导管发展而来。

Patterson 等回顾了 165 名男性连续超过 4 年的影像学和病理检查结果[19]。在所有病例中，有 6 例（占 4%）确诊为乳腺癌；乳腺钼靶 X 线检查对所有病例产生怀疑（占 100%）；有 5 例浸润性乳腺癌和 1 例导管内原位癌。164 例患者接受了乳腺钼靶 X 线检查，20 例（占 12%）的报告显示为疑似乳腺癌，其中 14 例为良性肿瘤。乳腺钼靶 X 线检查的灵敏度为 100%，特异度为 90%，且阳性预测值（positive predictive value, PPV）为 32%，阴性预测值（negative predictive value, NPV）为 100%。68 例（占 41%）患者进行了乳房超声检查，所检测到的 3 例均为实质性的超声病灶。超声检查的 68 例中有 9 例为假阳性。超声检查的灵敏度为 100%，特异度为 74%。研究结论：常规超声证实了常规乳腺钼靶 X 线检查结果的 NPV。

Muñoz Carrasco 等报道了在 1993—2006 年对 628 名西班牙男性进行的一系列大型研究评估结果[20]。518 名男性进行了乳腺钼靶 X 线检查，423 例进行了超声检查；其中 19 例为乳腺癌（MBC），526 例患有男性乳腺发育异常症，84 例为良性肿瘤，25 例确诊为乳腺正常。在所有的影像学检查方式中，乳腺钼靶 X 线技术的灵敏度最高（高达 95%），而超声检查则更为精确（高达 96%）。

Adibelli 等报道了对 164 名土耳其男性进行的一系列研究，他们全部接受了乳腺钼靶 X 线检查和超声检查[21]。75 例（占 46%）进行了穿刺活检，其余患者接受了放射学诊断。所有患者中有 13 例确诊为乳腺癌（占 8%），147 例为男性乳腺发育异常症（占 90%）。其他诊断还包括 1 例纤维腺瘤、2 例纤维囊性病变和 1 例皮肤囊肿。从临床诊断来看，2 例乳腺癌患者被视为良性肿瘤；从乳腺钼靶 X 线检查结果来看，13 例患者中有 11 例（占 85%）的肿瘤是直观可见的，其中 1 例患者的肿块发生微钙化（占 9%）。肿块边界不规则者 9 例（占 82%），边界清晰者 2 例（占 18%）。7 例患者的乳晕后有病灶（占 64%），4 例患者的病灶位置偏离中心（占 36%）。5 例患者发现有乳头倒置（占 45%），4 例患者有皮肤增厚（占 36%）。所有的恶性肿块都是通过超声检查确诊的，其中 1 例是在乳腺钼靶 X 线检查后的回顾性评估发现的。所有肿瘤均为实质性低回声瘤，11 例（占 85%）肿瘤的边缘不规则，2 例（占 15%）肿瘤的边缘光滑。5 例患者出现后方声影。

　　Doyle 等报道了 10 多年来收集的 20 例男性乳腺癌患者的影像学特征[28]，其中大部分为无特殊类型的浸润性导管癌，为 16 例，其他是浸润性乳突状癌、浸润性小叶癌、未分化浸润性癌和原位乳头状癌。大多数肿瘤的病理分级为 2 级，但分级与肿瘤影像学无明显关系。13 例患者进行了乳腺钼靶 X 线检查，所有患者均有肿块，其中 6 例（占 46%）患者的肿块边界不清晰，5 例（占 39%）患者的肿块呈针刺状，2 例患者的肿块边界清晰。4 例（占 31%）患者有乳头内陷，2 例（占 13%）患者的肿块出现钙化斑点。5 例（占 39%）患者有男性乳腺发育异常症，但并未掩盖癌症的迹象。14 例患者进行了超声检查，13 例（占 93%）患者的肿块直观可见。在没有离散实性肿块的病例中观察到 1 个伴有导管扩张的囊肿。与正常组织相比，所有的恶性肿瘤都呈低回声。有 8 例（占 82%）患者的肿块边界不清晰，肿块边界清晰者 3 例（占 23%），针刺状肿块患者 2 例（占 15%）。13 例患者中有 8 例（占 62%）不受声波透射传输影响，3 例（占 23%）患者有后方声影，2 例（占 15%）患者出现后方增强。

　　Taylor 等审查了 2001—2009 年剑桥乳腺科（Cambridge Breast unit）对 1 141 名男性使用的三重评估值[22]。患者的年龄范围在 29~89 岁，且年龄 ≥ 35 岁的患者均进行乳腺钼靶 X 线检查。在此期间，25 例患者被确诊为乳腺癌，其中大部分（24 例）为年龄 >40 岁的男性，1 例 29 岁的男性。年轻患者的诊断是结合临床评估和超声检查，而其他患者在临床症状可疑或乳腺钼靶 X 线结果可疑时进行超声和穿刺活检。临床评估的灵敏度为 64%，特异度为 99%，PPV 为 76%，NPV 为 99%。乳腺钼靶 X 线的灵敏度为 78%，特异度为 99%，PPV 为 79%，NPV 为 99%。而超声检查的灵敏度为 92%，特异度为 97%，PPV 为 88%，NPV 为 99%。

　　基于男性乳腺发育异常症在乳腺钼靶 X 线片上的典型外观，Tangerud 等探讨了超声和细针穿刺细胞学检查（fine needle aspiration cytology, FNAC）的必要性 [23]。他们回顾了 539 例男性患者的放射学影像，并结合了 483 例患者的超声检查报告和 336 例患者的细胞学报告，结果显示 350 例患者有男性乳腺发育异常症，其中 340 例（占 97%）通过超声检查确诊，261 例（占 75%）通过 FNAC 确诊。4 例患者（占 1%）接受了粗针穿刺活检。在所有接受超声检查或 FNAC 的患者中，诊断结果没有变化。他们的结论是，当患者出现典型的男性乳腺发育异常症的钼靶 X 线检查指征时，超声和 FNAC 是多余的，且导致了不必要的成本。另一种观点是，如果超声显示出男性乳腺发育异常症的典型表现，就没有必要进行乳腺钼靶 X 线检查了，这又一次降低了评估成本。

乳房 MRI 检查

Blaumeiser 等最早将 MRI 技术应用于男性乳腺包裹性乳头状癌的研究中 [29]，之后，Tochika 等发表了一篇关于 MRI 在患有乳腺包裹性肿瘤的 66 岁男性患者术前病情检查中的应用报告 [30]。MRI 在液面上显示 T2 加权图像，时间信号强度急剧上升，3min 达到峰值，提示恶性肿瘤。随后，MRI 被用于评估其他各种罕见的男性乳腺疾病，包括血管瘤 [31]、多形性小叶癌 [32]、软骨肉瘤 [33]、钙化上皮瘤 [34] 和乳腺纤维细胞瘤 [35]。

Morakkabati-Spitz 等连续对 17 例男性患者进行了首次前瞻性研究，这些患者均有可触及的乳房肿块 [36]。所有患者都进行了乳腺钼靶 X 线、乳房超声和动态乳房 MRI 检查，使用的标准医疗方案包括 T2 加权涡轮自旋回波序列和后续的动态序列，结果共有 24 个乳房畸形患者通过 MRI 得到确诊。17 例患者中有 3 例（占 18%）被诊断为男性乳腺癌，共发现 5 例癌症。11 例患者表现为男性乳腺发育异常症，6 例为单侧乳腺发育异常。其他诊断包括假性男性乳腺发育异常症 2 例，血管脂肪瘤 1 例。男性乳腺癌患者的肿瘤组织均不规则，具有混合的内部架构，并显示快速初始增强，然后是流出阶段（washout phrase；BI-RADS 类别 5）。与之相比，在 11 例患者中有 10 例的弥漫性和结节性乳腺发育异常症与缓慢的初始增强和持续增强（BI-RADS 类别 2）相关。另一例患者经组织学鉴定符合双侧男性乳腺发育异常症，其表现类似导管内原位癌产生的节段性增强区域。假性乳腺发育异常症未出现增强，血管脂肪瘤表现出缓慢的初始和持续增强（BI-RADS 类别 2）。研究结论：男性乳腺癌显示出与女性乳腺癌类似的 MRI 特征。

Shaw 等描述了一名 72 岁的男子，他因患有 II 级导管癌（ER/PR 阳性）在接受左乳切除术后定期进行乳腺钼靶 X 线检查。服用辅助性药物他莫昔芬 4 年后，乳腺钼靶 X 线检查显示，他有一个新的 6mm 乳晕后模糊肿块。临床体格检查和超声检查中均未见肿块。他接受了对比增强 MRI 检查，在 T1 加权图像上显示出信号强度减弱的 6mm 结节，而在短 T1 反转恢复（Short-T1 Inversion Recovery）图像上显示出信号增强的 6mm 结节。在静脉注射钆（Gadolinium）后，肿块出现早期快速增强和冲洗（washout），这符合恶性肿瘤表现。重复超声检查发现一个等回声实质性结节，经粗针穿刺活检证实为 I 级恶性肿瘤，应进行全乳房切除治疗。

梅奥诊所（Mayo Clinic）的 Hines 等对有症状的男性的评估结果进行核查时提出，对于临床表现不确定的患者，应该进行乳腺钼靶 X 线检查，而超声检查是乳腺钼靶 X 线的辅助手段[38]。他们认为，没有证据支持对男性乳腺癌患者使用 MRI 检查，这种观点与现有证据一致。

^{18}F-FDG PET/CT

如果关于 MRI 检查乳腺疾病的证据很少，那么对于 ^{18}F-FDG PET/CT 的证据就更匮乏了。Ramtahalsing 等报道了一例男性乳腺发育异常症患者的 ^{18}F-FDG PET/CT 摄取呈假阳性[39]。Groheux 等通过对 15 例男性乳腺癌患者进行 30 次断层扫描，评估了 ^{18}F-FDG PET/CT 在分期、再分期和治疗反应评估方面的经验[40]。在 30 项调查中，7 项是初步分期的一部分，11 项是重新分期，12 项是监测治疗的反应。对于远处复发转移的检测，PET/CT 的灵敏度为 100％。特异度为 67％，PPV 为 86％，NPV 为 100％，准确率为 89％。在 40％ 的研究中，PET/CT 获得的信息比传统影像更多，包括骨扫描、胸部 X 线摄影或断层扫描，以及腹部和骨盆的对比增强 CE-CT。结果显示，治疗方案在 30 例患者中的 13 例中（占 43%）发生了变化，表明这种昂贵又常常不可用的治疗方式是对男性乳腺癌分期、再分期和反应评估的有效补充。

Evangelista 等对意大利两个癌症中心所调查的 25 例男性乳腺癌患者的 31 次 FDG PET/CT 扫描结果进行了重新解释[41]。PET/CT 扫描用于初始分期（5 例），再分期（22 例），检测治疗反应（2 例），以及作为随访的一部分（2 例）。在 10 名受试者中未发现癌症的迹象，但 15 名受试者患有癌症（占 60%）。对于正在接受分期的患者，5 例中有 4 例的原发性肿瘤有明显的吸收，其中 3 例患者有远处淋巴结转移。当 PET/CT 用作再分期设定的一部分时，其对远端疾病的检测优于常规成像技术，并处理了 2 个假阳性检查结果。

Vatankulu 等对 15 例术前进行 PET/CT 检查的男性乳腺癌患者进行了组织学和免疫组织化学检测[42]。在最大和平均标准摄取值（SUVmax 和 SUVavg）、代谢总体积和总糖酵解病变（total lesion glycolysis, TLG）等方面，经组织学或免疫组织化学法分类的患者之间无显著差异。与无远处转移的患者相比，有远处转移患者的 SUVmax、SUVavg 和 TLG 均明显升高。尽管肿瘤特征与 F-FDG PET/CT 结果之间无相关性，但 PET/CT 对肿瘤大小和腋窝淋巴结状态提供了可靠的信息。

细针穿刺细胞学检查（FNAC）

Gupta 等报道了 7 231 例行乳房针刺活检的大量研究经验，其中 99 例患者为男性[43]，4 例被确诊为男性乳腺癌和 61 例被确诊为男性乳腺发育异常症。有人指出，尽管鉴定男性乳腺发育异常症和男性乳腺癌之间的临床差异存在困难，但采用细针穿刺细胞学检查（FNAC）能解决这一问题。Sneige 等回顾了安德森癌症中心医教部（MD Anderson Cancer Center）的 64 例 FNAC 样本，其中包括 33 例早期乳腺癌患者[44]。细胞学诊断为男性乳腺发育异常症者 45 例，男性乳腺癌患者 6 例，出现转移灶者 5 例，疑似癌症患者 1 例，有乳腺内淋巴结者 1 例，脂肪瘤 1 例，以及 5 种非诊断性抽吸物（表 2.4）。在最初诊断为男性乳腺癌的 6 例患者中，发现 2 例继发性间皮瘤和 1 例病因不明的原发性黏液腺

表 2.4　男性乳腺病变的 FNAC 结果

作者	病例数	C1	C2	C3	C4	C5
Gupta, 1991[43]	99	12	82	—	2	4
Sneige, 1993[44]	64	5	47	—	1	11
Lilleng, 1995[45]	241	27	206	—	—	8
Das, 1995[46]	188	26	156	—	—	6
Vetto, 1998[47]	51	0	43	—	—	8
Joshi, 1999[48]	507	114	323	—	—	70
Westenend, 2002[49]	153	13	125	—	—	15

癌患者。不存在假阳性诊断。

　　Lilleng 等报道了 241 例接受 FNAC 治疗的男性，其中 27 例（占 11%）是非诊断性的 [45]。8 例患者经细胞学诊断为男性乳腺癌，200 例男性患者在随访中证实有良性的细胞学诊断。良性病例在随访过程中没有发生癌变，所有 8 例男性乳腺癌的诊断均经组织学证实。结果表明，通过使用 FNAC 可以在很大程度上避免有良性乳房肿块男性的高手术活检率。在科威特（Kuwait）进行的一项研究中，Das 等调查了 1988—1993 年的 188 例男性乳腺病变患者，并对 185 例患者进行了细胞学检查 [46]。结果显示，男性乳腺发育异常症 132 例，其他良性病变 16 例，炎症性病变 5 例，乳腺癌 6 例。男性乳腺发育异常症的诊断准确率为 100%，其他良性病变的诊断准确率为 100%，乳腺癌的诊断准确率为 67%，据报道称，存在 1 例在细胞学上高度可疑的良性病变。

　　Vetto 等对 3 个乳腺癌诊所中出现症状的男性患者的临床评估和 FNAC 进行了前瞻性研究 [47]，其中 51 例男性患者有单侧乳房肿块，13 例患者接受了钼靶 X 线检查。临床评估和 FNAC 评分均为良性或可疑，并切除可疑肿块。在 6 例患者中，两项测试均可疑，并经组织学证实。两项检查结果均为良性者共 38 例。7 例男性患者的检查结果不一致，所有受试者的穿刺活检结果均为良性。临床评估有 5 例假阳性，2 例来自 FNAC。在一系列病例研究中，乳腺钼靶 X 线检查对临床评估联合 FNAC 方法没有任何帮助。

　　Joshi 等报道了 19 年的乳房细胞学检查经验，其中包括 507 例男性的细胞样本[48]。70 例样本（占 14%）被诊断为男性乳腺癌（MBC），114 例为非确诊乳腺癌；其中 295 例样本为良性（占 58%），29 例样本（占 6%）的检查结果不确定（占 5.7%）。共有 114 例患者的 FNAC（占 22.5%）检查不合格。97 例患者的组织学检查未出现假阳性或假阴性结果，对 FNAC 的灵敏度、特异度和诊断准确性均为 100%。Westenend 等回顾了 1985—2000 年采集的 153 例男性的乳房 FNAC 检查结果，其中 141 例是单侧乳房病变[49]。非诊断率为 13%，灵敏度为 87%，特异度为 78%。如果排除不良病例，则灵敏度为 100%，特异度为 89%，PPV 为 100%。

粗针穿刺活检

由于担心恶性肿瘤的细胞学诊断不等于侵袭性癌症的诊断，因此大多数癌症中心目前正在进行术前粗针穿刺活检，以便能够对腋窝淋巴结进行适当的管理。此外，Ⅲ、Ⅳ期男性乳腺癌患者中，对于 ER、PR、HER2 状态的认知指出了最合适的新辅助治疗或姑息治疗形式。1998—2003 年，Janes 等每当对诊断不确定时，对所有患单侧乳房肿块的男性都会进行穿刺活检[50]。在 113 例患者中，93% 的男性为乳腺发育异常症，2 例为乳腺癌，1 例为转移性淋巴瘤。Westenender 回顾了 1993—2002 年从有单侧乳房肿块的男性中提取的 26 例核心活检结果[51]。恶性肿瘤样本 6 例，其中 1 例为小细胞癌。13 例患有男性乳腺发育异常症，其中只有 1 例患者需要进一步手术，7 例患者证实为乳腺良性病变。研究结论：核心穿刺活检是男性乳腺肿瘤的一种准确的术前诊断方法。

Bazzochi 等对 31 例男性患者进行了穿刺活检，其中 7 例（占 23%）为男性乳腺癌，24 例（占 77%）为良性病变[52]。对于临床疑似恶性肿瘤患者和有 BRCA2 突变或早期乳腺癌患者，所有病例均经粗针穿刺活检证实为恶性病变。在乳腺钼靶 X 线检查中观察到的所有癌症（4/7）呈现为肿块，而大多数良性病变（21/24）较少显示出明显的密度增加。

Bicchierai 等报道了佛罗伦萨大学（University of Florence）的 131 例男性患者进行术前组织学诊断的经验，这些患者的乳房存在可疑病变，接受了粗针穿刺活检 [53]。他们发现粗针穿刺活检是可以准确区分良性和恶性肿块的技术，并建议将其应用于评估男性乳房病变。这些相对有限的数据一致支持粗针穿刺活检应用于男性乳腺癌的术前或治疗前诊断时的准确性。

参考文献

[1] Treves N, Holleb AI. Cancer of the male breast; a report of 146 cases. Cancer,1955,8: 1239-1250.

[2] Scheike O.Male breast cancer. Clinical manifestations in 257 cases in Denmark. Br J Cancer,1973,28:552-561.

[3] Ribeiro G.Male breast carcinoma—a review of 301 cases from the Christie Hospital & Holt Radium Institute, Manchester. Br J Cancer,1985,51:115-119.

[4] Cutuli B, Cohen-Solal Le-Nir C, Serin D, et al.Male breast cancer. Evolution of treatment and prognostic factors. Analysis of 489 cases. Crit Rev Oncol/Hematol,2010,73:246-254.

[5] Bourhafour M, Belbaraka R, Souadka A, et al.Male breast cancer: a report of 127 cases at a Moroccan institution. BMC Res Notes,2011,29:219-221.

[6] Borgen PI, Wong GY, Vlamis V, et al.Current management of male breast cancer. A review of 104 cases. Ann Surg,1992,215:451-457.

[7] Goss PE, Reid C, Pintilie M, et al.Male breast carcinoma. A review of 229 patients who presented to the Princess Margaret Hospital during 40 years: 1955–1996. Cancer,1999,85:629-639.

[8] Simon BE, Hoffman S, Kahn S.Classiication and surgical correction of gynecomastia. Plast Reconstr Surg,1973,51:48-52.

[9] Treves N.Gynecomastia. the origins of mammary swelling in the male: an analysis of 406 patients with breast hypertrophy, 525 with testicular tumors, and 13 with adrenal neoplasms. Cancer,1958,11:1083-1102.

[10] Deepinder F, Braunstein GD.Drug-induced gynecomastia: an evidence-based review. Expert Opin Drug Saf,2012,11:779-795.

[11] Pitt B, Zannad F, Remme WJ, et al. The effect of spironolactone on morbidity and mortality in patients with severe heart failure. Randomized Aldactone Evaluation Study Investigators. N Engl J Med,1999,341:709-717.

[12] Ambrogetti D, Ciatto S, Catarzi S, et al.The combined diagnosis of male breast lesions: a review of a series of 748 consecutive cases. Radiol Med,1996,91:356-359.

[13] Kalisher L, Peyster RG. Xerographic manifestations of male breast disease. Am J Roentgenol Radium Therapy, Nucl Med,1975,125:656-661.

[14] Ouimet-Oliva D, Hebert G, Ladouceur J. Radiographic characteristics of male breast cancer. Radiology,1978,129:37-40.

[15] Dershaw DD, Borgen PI, Deutch BM, et al. Mammographic indings in men with breast cancer. AJR Am J Roentgenol,1993,160:267-270.

[16] Cooper RA, Gunter BA, Ramamurthy L.Mammography in men. Radiology,1994,191: 651-656.

[17] Chantra PK, So GJ, Wollman JS, et al. Mammography of the male breast. AJR Am J.Roentgenol,1995,164:853-858.

[18] Günhan-Bilgen I, Bozkaya H, Ustün E, et al.Male breast disease: clinical, mammographic, and ultrasonographic features. Eur J Radiol,2002,43:246-255.

[19] Chen L, Chantra PK, Larsen LH, et al. Imaging characteristics of malignant lesions of the male breast. Radiographics,2006,26:993-1006.

[20] Patterson SK, Helvie MA, Aziz K, et al.Outcome of men presenting with clinical breast problems: the role of mammography and ultrasound. Breast J.2006;12:418-423.

[21] Muñoz Carrasco R, Alvarez Benito M, et al.Mammography and ultrasound in the evaluation of male breast disease. Eur Radiol,2010,20:2797-2805.

[22] Adibelli ZH, Oztekin O, Gunhan-Bilgen I, et al.Imaging characteristics of male breast disease. Breast J,2010,16:510-518.

[23] Taylor K, Ames V, Wallis M.The diagnostic value of clinical examination and imaging used as part of an age-related protocol when diagnosing male breast disease: an audit of 1141 cases from a single centre. Breast,2013,22:268-272.

[24] Tangerud, Potapenko I, Skjerven HK, et al. Radiologic evaluation of lumps in the male breast. Acta Radiol ,2016,57:809-814.

[25] Appelbaum AH, Evans GF, Levy KR, et al. Mammographic appear-ances of male breast disease. Radiographics,1999,19:559-568.

[26] Hanavadi S, Monypenny IJ, Mansel RE. Is mammography overused in male patients. Breast,2006,15:123-126.

[27] Jackson VP, Gilmor RL. Male breast carcinoma and gynecomastia: comparison of mammography with sonography. Radiology,1983,149:533-536.

[28] Doyle S, Steel J, Porter G. Imaging male breast cancer. Clin Radiol,2011,66:1079-1085.

[29] Blaumeiser B, Tjalma WA, Verslegers I, et al. Invasive papillary carcinoma of the male breast. Eur Radiol,2002,12:2207-2210.

[30] Tochika N, Takano A, Yoshimoto T, et al. Intracystic carcinoma of the male breast: report of a case. Surg Today,2001,31:806-809.

[31] Shi AA, Georgian-Smith D, Cornell LD, et al. Radiological reasoning: male breast mass with calciications. AJR Am J Roentgenol,2005,185(Suppl):S205-210.

[32] Ishida M, Mori T, Umeda T, et al. Pleomorphic lobular carcinoma in a male breast: a case report with review of the literature. Int J Clin Exp Pathol,2013,6:1441-1444.

[33] Bagri PK, Beniwal S, Ajay Sharma A. Malignant mesenchymal tumour of male breast: pri-mary chondrosarcoma. Iran J Cancer Prev,2015,8:63-65.

[34] AlSharif S, Meguerditchian A, Omeroglu A, et al.Pilomatricoma of the male breast: sonographic mammographic MRI features with pathologic correlation. Clin Imaging,2015,39:308-310.

[35] Yildiz S, Gucin Z, Erdogan EB.Epithelioid myoibroblastoma in an old-male breast: a case report with MRI indings. Case Rep Radiol,2015:934163. doi:10.1155/2015/934163.

[36] Morakkabati-Spitz N, Schild HH, Leutner CC,et al.Dynamic contrast-enhanced breast MR imaging in men: preliminary results. Radiology,2006,238:438-445.

[37] Shaw A, Smith B, Howlett D.Male breast carcinoma and the use of MRI.Radiol Case Rep,2015,6:455-456.

[38] Hines SL, Tan W, Larson JM, et al.A practical approach to guide clinicians in the evaluation of male patients with breast masses. Geriatrics,2008,63:19-24.

[39] Ramtahalsing R, Arens AI, Vliegen RF, et al.False positive ^{18}F-FDG PET/CT due to gynaecomastia. Eur J Nucl Med Mol Imaging,2007,34:614-618.

[40] Groheux D, Hindié E, Marty M, et al. ^{18}F-FDG-PET/CT in staging, restaging, and treatment response assessment of male breast cancer. Eur J Radiol,2014,83:1925-1933.

[41] Evangelista L, Bertagna F, Bertoli M, et al.Diagnostic and prognostic value of ^{18}F-FDG PET/CT in male breast cancer: results from a bicentric population. Curr Radiopharm,2016,9:169-177.

[42] Vatankulu B, Işik G, Kocael P, et al. Do ^{18}F-FDG PET/CT indings have a relationship with histopathological and immunohistochemical factors of breast cancer in men. Nucl Med Commun,2016,37:1273-1281.

[43] Gupta RK, Naran S, Dowle CS, et al.The diagnostic impact of needle aspiration cytology of the breast on clinical decision making with an emphasis on the aspiration cytodiagnosis of male breast masses. Diagn Cytopathol,1991,7:637-639.

[44] Sneige N, Holder PD, Katz RL, et al. Fine-needle aspiration cytology of the male breast in a cancer center. Diagn Cytopathol,1993,9:691-697.

[45] Lilleng R, Paksoy N, Vural G,et al.Assessment of ine needle aspiration cytology and histopathology for diagnosing male breast masses. Acta Cytol,1995,39:877-881.

[46] Das DK, Junaid TA, Mathews SB, et al. Fine needle aspiration cytol-ogy diagnosis of male breast lesions. A study of 185 cases. Acta Cytol,1995,39:870-876.

[47] Vetto J, Schmidt W, Pommier R, et al. Accurate and cost-effective evaluation of breast masses in males. Am J Surg,1998,175:383-387.

[48] Joshi A, Kapila K, Verma K.Fine needle aspiration cytology in the management of male breast masses. Nineteen years of experience. Acta Cytol,1999,43:334-338.

[49] Westenend PJ, Jobse C. Evaluation of ine-needle aspiration cytology of breast masses in males. Cancer (Cancer Cytopathol),2002,96:101-104.

[50] Janes SE, Lengyel JA, Singh S, et al.Needle core biopsy for the assessment of unilateral breast masses in men. Breast,2006,15:273-275.

[51] Westenend PJ.Core needle biopsy in male breast lesions. J Clin Pathol,2003,56:863-865.

[52] Bazzocchi M, Vianello E, Linda A, et al. Male breast lesions: which abnormalities really need core needle biopsy.Tumori,2010,96:266-270.

[53] Bicchierai G, Nori J, Livi L, et al. Core needle biopsy for the assessment of unilateral male breast lesions. Eur J.Surg Oncol. 2016:S0748-7983(16)30847-2. doi: 10.1016/j.ejso.2016.07.144. [Epub ahead of print].

第 3 章

风险因素

摘 要

　　年龄是男性乳腺癌的主要风险因素，这体现于年龄—发病率关系曲线上的克莱门森拐点。在撒哈拉以南非洲地区（Sub-Saharan Africa），男性或女性的乳腺癌发病率是最高的，这可能是 1/8 乙型肝炎发病率的结果。与社会经济地位较低的人群相比，社会经济地位较高男性的乳腺癌患病风险增加高达 3 倍。在男性乳腺癌患者中，7.5% 患有克兰费尔特综合征（Klinefelter Syndrome），患有该综合征的男性的乳腺癌风险增加了 50 倍。服用雌激素的变性人更容易在年轻时患乳腺癌，而这些肿瘤中约有 50% 是 ER 阴性。

　　吸烟或饮酒与患病风险之间似乎没有关联。尽管肥胖增加了男性乳腺癌的风险，但是尚未发现饮食与患病风险之间的关联。各种职业的标准化发病率表明，锯木厂和高炉工人的乳腺癌风险增加的原因可能是较高的环境温度会抑制睾丸功能。男性乳腺癌风险增加导致流行性腮腺炎、睾丸炎、附睾炎和隐睾症的发生。在儿童霍奇金病（Hodgkin Disease）和急性淋巴细胞白血病患者中，接受全身放射治疗的女性和男性的乳腺癌患病风险均增加。在日本原子弹爆炸的男性幸存者中，乳腺癌的相对风险增加了 15 倍。HIV 阳性的男性人群中，乳腺癌患者的数量最少，这表明 HIV 不是主要的乳腺癌风险因素。

　　医生在误判事件走向的概率上，超越了所有人。

——Samuel Johnson

© Springer International Publishing Switzerland 2017
I. Fentiman, *Male Breast Cancer*, DOI 10.1007/978-3-319-04669-3_3

年　龄

目前男性乳腺癌的多重风险因素已经得到了描述和研究，这些因素分为两大类，即不可修改因素和可修改因素。前者包括年龄和种族，与大多数实体肿瘤一样，年龄增长是男性乳腺癌的主要危险因素。Anderson 等分析了来自美国国立癌症研究所建立的监测、流行病学和最终结果（Surveillance, Epidemiology and End Results, SEER）数据库的数据，比较了 5 494 例男性乳腺癌和 835 895 例女性乳腺癌患者，前者诊断的中位年龄为 67 岁，后者为 61 岁[1]。当绘制特定年龄发病率曲线时，男性和女性之间存在显著差异。女性患者的发病率快速上升，在 50 岁时出现克莱门森拐点，之后增长速度较慢。对于男性乳腺癌患者，这一概率稳步上升，因此随着年龄的增长，男性或女性的发病率会呈现缩小趋势。

Kreiter 等分析了 104 个不同的种群，包括北美、欧洲、俄罗斯、亚洲和澳大利亚[2]，计算每个种群中男性和女性乳腺癌经校正年龄后的发病率，以比较男性和女性的相差 5 岁年龄组发病率。他们发现女性和男性乳腺癌患者的发病率在世界范围内具有相关性，当男性乳腺癌患者与年龄 ≥ 50 岁的女性和年龄 <50 岁的女性患者相比时，其相关性十分显著。虽然在很小程度上，年龄 – 发病率关系曲线也在男性患者中呈现，但是男性在 60 岁出现克莱门森拐点，而不是女性的 50 岁。

种　族

男性和女性的乳腺癌发病率存在很大的地域差异，西方国家最低，非洲最高。Ly 等使用来自五大洲的癌症数据，分别比较了 8 681 例男性乳腺癌患者和 114 000 例女性乳腺癌患者的国际发病率[3]。发病率最低的是以色列（70 例）和冰岛（84 例），最高的是英国（153 例）和日本（169 例）。

一个国家内不同民族群体的发病风险情况更为复杂。Anderson 等比较了 1973—2005 年 SEER 数据库中校正年龄后的发病率趋势曲线，

他们将年龄 <50 岁和 ≥ 50 岁的女性乳腺癌患者按不同的等级划分，发现该趋势在男性中最稳定，但在女性中呈现上升趋势[1]。黑人患者中男性和女性的发病率较高。

在 2013 年的美国人口普查中，78% 自称白人，17% 是西班牙裔，13% 是黑人。美国出版了一系列文献刊物，很多是基于 SEER 数据库或退伍军人管理局的数据，描述了男性乳腺癌病例的种族背景[4-7]，这些在表 3.1 中列出，并表明非洲裔美国人乳腺癌患者的代表性并不太高。

然而，有许多研究表明，非洲男性乳腺癌的发病风险有所增加。表 3.2 列出了撒哈拉以南非洲地区的系列病例报告，与西方国家相比，男性和女性的乳腺癌发病率有所上升，其中 1.9%~8.9% 的乳房恶性肿瘤发生于男性[8-21]。Amir 等调查了 1938 年在坦桑尼亚（Tanzania）艾滋病开始流行之前和期间的乳腺癌发病率。1982 年之后，男性乳腺癌病例数下降，但女性乳腺癌病例数上升。男女比例显著扩大，从 0.09:1 下降至 0.03:1。

北非出现了一种不同的模式，如表 3.3 所示。亚历山大市（Alexandria）的 El-Gazayerli 和 Abdul-Aziz 报告了男性乳腺癌的高发病率，这可能是由地方性裂体吸虫病（血吸虫病）引起的，已知 8 例可追溯的男性乳腺癌病例中有 7 例受血吸虫病影响[22]。曼氏血吸虫（S.mansoni）侵入皮肤后，转移到肝脏，以红细胞为食，体长可达 1cm，随后通过促进高雌激素分泌损害肝脏。据报道，苏丹（Sudan）有类似高占比的男性乳腺癌病例，其中 15% 患有血吸虫病[23]。同样地，在埃塞俄比亚

表 3.1　种族划分与男性乳腺癌风险

作者	病例数	患者来源	Accrual	白人	黑人	其他	未知
Nahleh, 2007[4]	612	VA	1995—2005	458	144	1	9
Klein, 2011[5]	4 186	SEER	1988—2006	3 504	493	188	1
Fields, 2013[6]	4 276	SEER	1973—2008	3 539	494	243	—
Shin, 2014[7]	4 279	SEER	1988—2010	3 266	552	461	—
总数	13 253			10 767	1 683	893	10
百分比				81%	13%		

表 3.2　撒哈拉以南非洲地区男性和女性乳腺癌发病率

作者	地区	MBC[n(%)]	FBC
Ajayi, 1982[8]	尼日利亚拉各斯	12（2.4%）	488
Aghadiuno, 1987[9]	尼日利亚伊巴丹	43（3.4%）	1 232
Sano, 1987[10]	布基纳法索	5（4.1%）	117
Hassan, 1995[11]	尼日利亚扎利亚	16（9%）	162
Adeniji, 1997[12]	尼日利亚 Ile-Ife	10（1.9%）	503
Amir, 2000[13]	坦桑尼亚	117（5.25%）	2 111
Chokunonga, 2000[14]	津巴布韦	2（0.8%）	124
Dogo, 2004[15]	尼日利亚迈杜古里	11（3%）	284
Kidmas, 2005[16]	尼日利亚霍斯	26（8%）	276
Oguntola, 2009[17]	尼日利亚奥索波	7（8.9%）	72
Rachid, 2009[18]	尼日利亚 Naimey	22（5.7%）	364
Olu-Eddo, 2010[19]	尼日利亚贝宁	16（2.8%）	555
Ahmed, 2012[20]	尼日利亚扎里亚	57（9%）	578
Sawe, 2016[21]	肯尼亚埃尔多雷特	4（7%）	58

MBC：男性乳腺癌；FBC：女性乳腺癌

表 3.3　北非男性和女性乳腺癌的发病率

作者	地区	MBC[n(%)]	FBC
EL-Gazayerli, 1963[22]	埃及亚历山大	15（6.8%）	204
Gebremedhin, 1998[24]	埃塞俄比亚斯亚贝巴	10（13.8%）	62
El-Omari-Alaoui, 2002[26]	摩洛哥拉巴特	71（0.94%）	7 482
Maalej, 2008[27]	突尼斯	29（2%）	1 408
El-Habbash, 2009[28]	利比亚黎波里	22（1.4%）	1 546
El-Shafiey, 2011[25]	埃及开罗	32（0.89%）	3 564

MBC：男性乳腺癌；FBC：女性乳腺癌

（Ethiopia）几乎 14% 的乳腺癌患者是男性[24]。随后一项规模更大的埃及研究报告称，男性乳腺癌仅占乳腺癌病例总数的 0.89%[25]。摩洛哥（Morocco）、突尼斯（Tunisia）和利比亚（Libya）的男性乳腺癌比例略高于欧洲[26-28]。

犹太人血统确实是导致男性乳腺癌的一个重要风险因素。Steinitz 等对在以色列癌症登记所（Israel Cancer Register）报告的 187 例和在美国第三次全国癌症调查（U.S. Third National Cancer Survey）中报告的 194 例患者以及同时期的女性乳腺癌患者的发病率进行了比较[29]。这两个国家的男性乳腺癌发病率和女性乳腺癌发病率相关，并且以色列男性乳腺癌的发病率远高于美国。当 Mabuchi 等在美国 5 个城市对 52 例男性乳腺癌患者和 52 例对照者进行病例对照研究时，发现犹太人患乳腺癌的风险显著增加[30]。

在分离乳腺癌易感基因 *BRCA*2 后，Couch 等分析了 50 个男性乳腺癌病例，发现 7 例（占 14%）发生致病性突变，其中 4 例为德系犹太人血统[31]。Brenner 等研究了 131 个以色列男性乳腺癌病例并报告称，与赛法迪犹太人相比，德系犹太人所占的比例过高，其风险几乎增加了 1 倍[32]。作为 10 000 个大样本病例的一部分，Frank 等对 76 例男性乳腺癌患者的基因突变进行了研究，发现 21 例（占 28%）存在基因突变，其中 11 例（占 39%）来自德系犹太人[33]。

社会经济地位

很难将一个人精确地划分到某一个社会阶层，通常采用的划分方法包括多年的教育、职位和职称。即使如此，我们也可以看出社会人口地位对乳腺癌风险的影响是一致的。在一项相对较小的包含 21 例乳腺癌和 82 例病例对照的研究中，D'Avanzo 和 La Vecchia 报道称，受教育年限和患病风险之间存在显著关联[34]。与受教育时间 <7 年的男性相比，受教育时间 ≥ 12 年的男性的比值比（OR）为 2.6。与社会阶层低的男性相比，高社会阶层男性的乳腺癌患病风险增加了 3 倍。

Cocco 等以 1986 年美国所有死亡病例的 1% 为样本，比较了 178

例男性乳腺癌患者与 1 042 名年龄匹配的对照组病例，并根据最久的职业确定社会经济地位 [35]。在低、中、高风险类别中，风险增加与社会经济地位有显著的相关性，其 OR 分别为 1、1.5、2.3。

Hansen 调查了丹麦国家养老基金（Danish National Pension Fund）的成员，并确定了 230 个男性乳腺癌病例 [36]。对每一项研究，选取 56 个年龄相仿的病例作为对照组，所研究的变量包括暴露于汽车燃料和尾气，以及社会阶层。后者来自丹麦社会科学研究所（Danish Institute of Social Sciences）对职称的定义：第 1 组为企业管理人员和学者，第 2 组为业主和小型企业管理人员，第 3 组为护士和技术人员，第 4 组为熟练工人，第 5 组为非技术工人。与第 5 组相比，第 1 组和第 2 组的乳腺癌患病风险增加更多，但差异无统计学意义。

克兰费尔特综合征

克兰费尔特综合征（Klinefelter Syndrome, KS）患者占新生男婴的 1/1 000。他们在正常的 XY 染色体组型中增加了至少 1 条 X 染色体（最常见的是 47XXY）。这与睾丸发育不全、精子匮乏症、男性乳腺发育异常症和各种心理障碍有关。Wang 等分析了 19 例 KS 患者的内分泌情况 [37]。总睾酮和游离睾酮的血浆分泌率低，血浆雌二醇、黄体生成素（LH）和卵泡刺激素（FSH）的水平升高，睾酮向雌二醇的外周转化增加。相反，雌二醇的分泌和结合是正常的。与健康男性相比，KS 患者血液中的 LH、FSH、睾酮和雌二醇水平波动不明显。

1971 年，Harnden 等收集了来自伯明翰（Birmingham）和爱丁堡（Edinburgh）的 150 例乳腺癌患者，并报道称其中 5 例（占 3.3%）为染色质阳性 [38]。Hultborn 等研究了来自瑞典西部的 93 例未经选择的男性乳腺癌患者，并在完整的核淋巴结上使用荧光原位杂交（FISH）技术，并且报道了在男性乳腺癌患者中 KS 的患病率为 7.5% [39]。这表明，与 XY 染色体的男性相比，KS 患者的乳腺癌风险增加了 50 倍。两组患者的诊断中位年龄均为 72 岁。

其他人对已知的 KS 病例进行了随访研究。Price 等在随访的 25 年中报道了一组包含 466 例 KS 患者的死亡数据[40]，其中有 2 例致命的男性乳腺癌病例，表明其风险显著增加，这与女性人群相似。Hasle 等从丹麦细胞遗传学等级中心（Danish Cytogenetic Register）收集了 696 例 KS 病例，其中 39 例被诊断为癌症，但没有乳腺癌病例[41]。Swerdlow 等报道了一组包含 646 例 KS 患者的研究中心有 163 人死亡，其相对危险度（RR）为 1.63（1.40，1.91）[42]，主要是由于糖尿病和血管疾病导致的，但 KS 患者患肺癌和乳腺癌的风险增加。通过一组包含 3 518 例英国 KS 患者构成的大型的病例样本，研究人员将其发病率和死亡率与全国男性人群进行了对比[43]。所有癌症的标准化死亡率（standardised mortality ratio, SMR）均为 1.2。肺癌（SMR=1.5）和乳腺癌（SMR=57.80）的死亡率较高。在染色体组型为 47XXY、有镶嵌性现象的患者中，SMR 为 222.8，与之相比，患前列腺癌的风险降低了（SMR=0）。

男性乳腺发育异常症

男性乳腺发育异常症和乳腺癌之间的关系仍存在疑问，某种程度上很难界定男性乳腺发育异常症，因为大多数男性乳房增大病例是由于皮下脂肪增加（假性乳房发育）而不是乳房腺体组织增大。Cakan 和 Kamat 将男性乳腺发育异常症的标准界定为腺体组织厚度 >5mm[44]。与之相比，Daniels 和 Layer 报道了 175 例患有乳腺发育异常症且年龄 >16 周岁的男性样本，其诊断阈值是腺体组织为 20mm[45]。流行病学文献中很大程度上缺乏这种衡量方法。

Simon 等根据乳房腺体的大小对男性乳腺发育异常症进行了分类，分为 3 个等级[46]。1 级为乳房明显增大，无皮肤赘余。2A 级为乳房中度增大，无皮肤赘余；2B 级为乳房中度增大，皮肤轻微赘余。3 级为皮肤冗余、乳房下垂。这种分类方法尚未应用于流行病学。

Sirtori 和 Veronesi 报道了 218 例男性乳腺发育异常症患者，其中 108 例患者接受了穿刺活检[47]。47 例（44%）患者未发现组织学异常，提示这些是假性乳腺发育异常症病例。在真实病例中，最明显的变化是基质中细胞数量和纤维成分透明化作用增强，以及松弛的导管周围结缔组织向在女性乳房中发现的套膜结构的变化。这两种成分的比例存在差异，有时全部是纤维化成分，邻近的导管就位于其上。105 例（占97%）样本中存在囊肿，但仅在 1 个病例中观察到小叶形成。导管组织表现出萎缩和增生，并伴有延伸和偶尔扭曲。导管由 2 层或 3 层组成，导管基底层具有显著的增生。在 89 例（占 82%）样本中观察到有丝分裂活动，有时可导致真正的乳头状瘤。

男性乳腺发育异常症不仅很常见，还表现出发病率的时间性变化。高达 90% 的新生儿由于类固醇激素经胎盘转移而出现这种情况，并可能持续数月。另一个峰值出现在青春期，高达 60% 的 14 岁男孩患有乳腺发育异常症，原因可能是完全睾酮合成的相对延迟，或芳香化酶活性的暂时激增，或雌激素敏感性的变化。随着年龄的增长和游离睾酮的减少，另一种与体重指数（BMI）相关的乳腺发育异常症的发病率也在增加，因此在尸检研究中，高达 50% 的男性患有乳腺发育异常症[48]。除了衰老和肥胖的影响之外，还涉及多种疾病，包括甲状腺功能亢进、肝脏疾病、KS，以及睾丸和肾上腺肿瘤。经历饥饿后又重新进食者，正在接受化疗者，HIV 感染者和患有慢性疾病的男性，也存在患病风险。

男性乳腺发育异常症的发病率增加除了与年龄有关之外，药物干预也起到了促进作用，因为老年人的体质很容易受到药物干预。许多这方面的报道都是传闻，因此 Deepinder 和 Braunstein 对其证据的质量进行了评估，对每篇文献给出了良好、一般或差的分数等级[49]，结果显示，所报道的大多数关联都是来自质量较差的证据。表 3.4 总结了与男性乳腺发育异常症相关的确切药物。接受螺内酯治疗的患者中约 10% 有男性乳腺发育异常症，而接受西咪替丁治疗的男性中 1/5 会出现这个问题。

在一项斯堪的纳维亚对男性乳腺癌风险因素的研究中，Ewertz 等收集了来自丹麦、挪威和瑞典 1987—1991 年的 282 个病例的资料[50]。他们对同意参加的 156 例男性乳腺癌患者和 468 例与研究组的国家和出生年份相匹配的对照组进行了自我问卷调查，得到的显著风险因素包括：家族史（OR=3.3），肥胖，体重指数（BMI）>30（OR=2.1），以及糖尿病（OR=2.6）。他们详细询问了男性乳腺发育异常症的情况，发现许多病例混淆了男性乳腺发育异常症的乳腺癌迹象，并表示这可能

表 3.4　与男性乳腺发育异常症相关的药物 [49]

明确相关的药物	可能相关的药物
螺内酯	利培酮
西咪替丁	维拉帕米
酮康唑	硝苯地平
人类生长激素（HGH）	奥美拉唑
雌激素	烷化剂
人绒毛膜促性腺激素（HCG）	HIV 药物
抗雄激素	合成类固醇
促性腺激素释放激素（GnRH）类似物	乙醇
5-α 还原酶抑制剂	阿片类药物

解释了先前报道的二者的强烈关联性。

因为男性乳腺发育异常症可能与绝对或相对的雌激素分泌过量有关，Olsson 等随访了一组包含 446 例受影响的男性患者，以确定其是否与恶性肿瘤风险增加有关 [51]。在组织学上，所有随访者都确诊患有男性乳腺发育异常症，在确诊之前，有 8 例患有前列腺癌，2 例患有单侧男性乳腺癌和 1 例霍奇金病。共有 8 375.2 人年的随访，在此期间，共确诊 68 例癌症，而预期的确诊病例为 66.07 例 [SIR=1.03；95% CI（0.80，1.30）]。睾丸癌 [SIR=5.82；95% CI（1.20，17.00）] 和皮肤鳞状细胞癌 [SIR=3.21；95% CI（1.71，5.48）] 的风险显著增加。没有诊断出新的乳腺癌（MBC）病例，但诊断性手术可能会大大降低这种风险。

Satram-Hoang 等对 44 例男性乳腺癌患者和 77 例与研究组的年龄和种族匹配的对照组进行了试点病例对照研究 [52]。在男性乳腺癌病例中，20% 的患者为超重或肥胖，且患合并症者占 55%。与对照组相比，患男性乳腺发育异常症的乳腺癌患者的癌症家族史、抗生素使用和吸烟占相当大的比例。作者承认此项研究力度不足，还需要进行更大规模的研究来证明。

Brinton 等查阅了美国退伍军人管理局 1969—1996 年的 2 600 万份出院病例记录报告，并且评估了患者确诊的疾病与随后患乳腺癌（MBC）风险之间的关系 [53]。年龄在 18~100 岁的男性有 4 501 578 名，其中确诊男性乳腺癌患者 642 例。表 3.5 总结了各种疾病的相对风险，其中男

表 3.5 预先存在的医疗状况和风险[54]

医疗状况	相对危险度（RR）	95% 置信区间（CI）
糖尿病	1.30	1.05~1.60
肥胖	1.98	1.55~2.54
睾丸炎 / 附睾炎	1.84	1.10~3.08
KS	29.64	12.26~71.68
男性乳腺发育异常症	5.86	3.74~9.17

性乳腺发育异常症和 KS 的相对风险最高。先前报道的增加男性乳腺癌患病风险的其他疾病包括甲状腺疾病、吸烟相关疾病、肝硬化、前列腺增生和骨折，在本研究中并未影响其风险因素。尽管在对肥胖进行调整后，乳腺癌风险与糖尿病的关联消失了，但与男性乳腺发育异常症的关联仍然存在。在随后的 2~5 年内，这种风险在确诊男性乳腺癌的患者中最高，但在 5 年后被确诊为男性乳腺癌的患者中，这一风险也很明显。问题依然是缺乏对男性乳腺发育异常症患者的精准判别，因为真性和假性男性乳腺发育异常症都可能存在。从放射学或组织学上来讲，界定患者病情的前瞻性研究将是必要的。

各种研究表明，类固醇受体在男性乳腺发育异常症和乳腺癌（MBC）中的表达模式非常不同。Sasano 等研究了 30 例男性乳腺发育异常症患者的样本和 15 例男性乳腺癌患者样本的雌激素受体（ER）、孕激素受体（PR）和雄激素受体（AR）[54]。所有男性乳腺癌患者均表现出较强的 ER 或 PR 细胞质染色，与之相比，男性乳腺发育异常症患者只有 11 例（占 37%）表现出较强的细胞质染色性质。然而，所有男性乳腺发育异常症患者的样本中导管细胞存在 ER 或 PR 受体的细胞核表达。15 例患者中有 13 例（占 87%）男性乳腺癌患者的样本呈现出 AR 受体的细胞核表达，而此情况在所有乳腺发育异常症患者的样本中都有所呈现。与男性乳腺癌样本相比，乳腺发育异常症患者的样本中 ER、PR、AR 阳性细胞所占的比例明显更高。有趣的是，AR 和 ER/PR 在男性乳腺发育异常症患者中存在正相关，但在男性乳腺癌患者中存在明显的负相关。基质细胞中芳香化酶表达增加被认为可促进原位雌激素浓度的增加和罹患男性乳腺癌。

Ferreira 等对 30 例男性乳腺发育异常症的样本和 30 例男性乳腺癌样本中催乳激素受体（PRLR）的表达进行了评估[55]。除此之外，他们确定了 ER、PR 和 AR 的状态，以及男性乳腺癌。在 20% 的男性乳腺发育异常症和 60% 的男性乳腺癌样本中，PRLR 表达阳性。PRLR 染色主要出现在男性乳腺发育异常症患者的腔体细胞边缘，然而在男性乳腺癌样本中，PRLR 染色则表现出异质性，并主要集中在细胞质中。男性乳腺发育异常症和男性乳腺癌中 PRLR 表达的定量和定性差异也说明前者不一定是后者的先兆。

Kornegoor 等使用免疫组织化学法检测了 46 例男性乳腺发育异常症患者样本中的一系列抗原表位的组织微阵列，其中包括 ER、PR、HER2、AR、CK5、CK14、细胞周期蛋白 D1 和 Bcl-2[56]。他们发现，一个肌上皮细胞和两个上皮细胞层的免疫组化染色模式是一致的，具有独特的免疫组化染色模式。中间腔体细胞层中存在竖直方向上的立方体或柱状细胞，其 ER 或 PR 表达呈阳性，并表达 Bcl-2 和细胞周期蛋白 D1。腔体内层细胞较小，通常情况下 ER 或 PR 呈阴性表达，Bcl-2 呈阴性表达，CK5 呈阳性表达，且 CK14 往往呈阳性表达。相反，在他们所检测的导管内原位癌（DCIS）病例中，细胞 ER 表达阳性，且 CK5 或 CK14 表达阴性。这表明，由于男性乳腺发育异常症存在于不同的细胞区室，因此这些检测结果不可能是男性乳腺癌的专属先兆。

睾丸功能障碍

大量证据表明，睾丸功能降低是男性乳腺癌的一个重要患病风险因素。1963 年，Schottenfeld 等第一次发表了病例对照研究，对 53 例男性乳腺癌患者和两个对照组（分别包括 126 例男性乳腺发育异常症患者和 154 例结肠癌患者）进行了访问，这些患者的年龄和诊断时间和与每例男性乳腺癌患者在同一家医院接受治疗的情况相匹配[57]。参与研究的患者被问及许多问题，包括是否患过腮腺炎及患病年龄，其中 4 例患者曾患过腮腺炎，3 例的诊断时间在青春期后期。在男性乳腺发育异常症患者中有 1 例曾患过腮腺炎，所有的结肠癌患者均无腮腺炎病史。

Keller 从退伍军人管理局医院（Veterans Administration Hospitals）收集了181个男性乳腺癌病例的资料，并通过随机拨号联系其他退伍军人，选择了两组年龄和地理位置相匹配的对照组，其中一组有181例患者，具有非恶性肿瘤诊断，另一组由181例膀胱癌或肾癌男性患者组成[58]。在这些病例中，19例（占11%）的临床诊断为睾丸萎缩、肿大或炎症，而癌症对照组中，这一比例为12%（22例）。Nicolis 等报道了一例16岁时患有腮腺炎性睾丸炎的男性乳腺癌患者，随后其被发现患有精液缺乏症[59]，在41岁时，他患上了Ⅱ型糖尿病，并在47岁时被诊断出乳腺癌（MBC）。

在 Mabuchi 等的研究中，有52个男性乳腺癌病例和52例年龄、种族和婚姻状况与之相匹配的对照组病例[30]。他们报道称，男性乳腺癌与年龄 >20 周岁时确诊腮腺炎之间具有明显的相关性。在这些病例中，7例是在高温环境中工作，例如钢铁厂、高炉和轧钢厂，而对照组中没有人在高温环境下工作。Casagrande 等将75例非西班牙裔白人男性乳腺癌患者与69个年龄相差在5岁以内的来自同一地区的对照组病例进行比较。在乳腺癌组和病例对照组中，有3例患者在20多岁时诊断出腮腺炎[60]。有3例男性乳腺癌患者和1例对照组患者报道存在隐睾症。

据 Olsson 和 Ranstam 报道，男性乳腺癌患者中睾丸损伤的发生率为6%（6/95），与之相比，在肺癌对照组中，这一比例为1%（3/383），而非霍奇金淋巴瘤对照组中，为6%（6/95）[61]。在法国 – 瑞士（Franco-Swiss）联合研究中，将91例男性乳腺癌患者与255例年龄和诊断年份与之相匹配的对照组癌症病例进行了比较[62]。对照组中，91例患有结肠癌，91例患有血液恶性肿瘤，73例患有基底细胞癌。报告称5例（占5%）男性乳腺癌患者和5个（占2%）病例对照组在高温环境中工作。

Thomas 等对227例男性乳腺癌患者和300个年龄与之相匹配的对照组病例进行了标准化的个人采访，这些对照组是通过对年龄 <65 岁的参与者采用随机数字拨号，而对年老者采用保险记录筛选出来的[63]。乳腺癌组和对照组中均没有太多的腮腺炎患者，6例（占3%）腮腺炎患者来自乳腺癌组，10例（占3%）来自对照组。尽管如此，报告称

7 个乳腺癌病例和 1 个对照组病例患有隐睾症，相对风险显著提升了 11.6%。除此之外，许多乳腺癌患者都在较早时期做过腹股沟疝修补术、睾丸切除术或发生过睾丸损伤。在一项针对 21 例男性乳腺癌患者和 82 个医院对照组病例的相对较小的研究中，D'Avanzo 报道了在乳腺癌患者中的相对不孕不育情况 [34]。医院病例对照组中有 25 例（占 31%）没有孕育小孩，与男性乳腺癌患者相比，只有 15 例（占 67%）。来自雅典的另一个小型研究中，Petridou 等报道了 23 例患者中有 6 例（占 26%）男性乳腺癌患者的工作环境温度较高，而对照组的 76 例患者中有 22 例（占 29%）存在此情况（表 3.6）[64]。

　　认识到小型研究的统计学能力不足推动了与列队研究的联合研究，并得到了更多明确的研究成果。美国国家癌症研究所（National Cancer Institute）的 Brinton 等对美国退伍军人事务数据库 1969—1996 年的 2 600 万次的出院病历进行了核查 [53]。他们在 4 501 578 名退伍军人中发现了 643 人在退伍 1 年后被诊断出男性乳腺癌，并且能够根据年龄、种族、诊断年份、随访时间和问诊咨询次数进行调整。睾丸炎或附睾炎的既往史与男性乳腺癌的相对患病风险显著增加有关 [RR=1.30；95% CI（1.05，1.60）]，见表 3.7。

表 3.6　睾丸损伤和男性乳腺癌（MBC）风险的病例对照研究

作者	特征	MBC 病例	病例数	对照组	病例数
Schottenfeld, 1963[57]	流行性腮腺炎	53	4	154/127	0/1
Keller, 1967[58]	临床	181	19	181	22
Mabuchi, 1985[30]	流行性腮腺炎 ≥ 20 年	52	7	52	1
Casagrande, 1988[60]	流行性腮腺炎 ≥ 20 年	75	3	69	3
Olsson, 1988[61]	睾丸损伤	95	6	383/69	3/2
Lenfant-Pejovic, 1990[62]	高温	91	5	383	5
Thomas, 1992[63]	隐睾	227	7	300	1
D'Avanzo, 1995[34]	未孕育	21	15	82	25
Petridou, 2000[64]	高温	23	6	76	22

表 3.7　睾丸损伤和男性乳腺癌（MBC）风险的联合研究

研究	MBC 病例	睾丸炎	隐睾症	未孕育
VA[53]	643	RR=1.3*		
MBCPP[65]	2 405	OR=1.43	OR=2.18	OR=1.29*

VA：Veterans Administration, 退伍军人管理局；MBCPP：Male Breast cancer Pooling Project, 男性乳腺癌病例联合工程；RR：relative risk，相对危险度；OR：odds ratio，优势比；
* 统计学差异

　　男性乳腺癌病例联合工程（Male Breast Cancer Pooling Project, MBCPP）就 11 组病例对照和 10 组列队研究的数据进行了分析[65]。2 405 例男性乳腺癌患者中，1 190 例来自病例对照，1 215 例来自 52 013 个病例对照的列队研究样本。患有隐睾症患者的 OR 升高，但无统计学意义 [OR=2.18；95% CI（0.96，4.94）]。睾丸炎患者的情况也是如此 [OR=1.43；95% CI（1.02，1.99）]。无生育史男性的乳腺癌患病风险显著增加 [OR=1.29；95% CI（1.01，1.66）]。

　　尽管研究结果存在差异，但大多数研究确实表明，只要存在睾丸创伤，损伤原因无论是创伤性的、病毒性的、血管性的还是与周围温度环境相关的，都会导致男性乳腺癌患病风险增加。乳腺癌高风险病例中，睾酮替代疗法可能改善患者的生活质量，并且有可能降低罹患男性乳腺癌的概率。

变　　性

　　1968 年，Symmers 描述了 2 例不幸的男婴病例，他们经历了性别改变，并服用雌激素、口服避孕药和植入剂来促进乳房增大[66]。他们都过着暗娟的生活，30 岁时患上了男性乳腺癌，5 年来一直服用雌激素。不幸的是，两人都很快死于侵袭性疾病。Kanhai 等调查了接受雌激素治疗的 14 名受阉割男性的组织学变化，并将其与服用抗雄性激素治疗前列腺癌的两名男性的组织学变化进行了比较[67]。在后一组中，他们报告了一些腺泡和小叶的发育。在给予孕激素和雌激素的变性人群中，他们观察发现，腺泡或小叶发育完全，并伴随假性哺乳变化。这表明，需要结合孕激素和雌激素来模拟男性中正常女性的乳房形态。

目前，有一些其他的报告将雌激素疗法与变性人中的男性乳腺癌联系起来，这些都归纳总结在表 3.8 中 [66,68-75]。令人惊讶的是，这些恶性肿瘤发生于相对年轻的个体，年龄最大的浸润性乳腺癌患者为 58 岁。所有的肿瘤均为浸润性导管癌（invasive ductal cancer, IDC），并且大量的 ER 阴性恶性肿瘤（占 50%）在数量上不成比例。据 Gooren 等报道，2013 年他们随访了 2 307 例由男性变为女性的变性人，其中只有 1 例患者罹患男性乳腺癌，他们得出结论：激素跨性别给药并不会增加乳腺癌的患病风险。2015 年他们又观察到另外两例男性与使用雌激素相关的相对罕见的并发症。

表 3.8　雌激素疗法与变性人中的男性乳腺癌

作者	确诊年龄（岁）	组织学	雌激素疗法	肿瘤 ER 状态
Symmers, 1968[66]	30	IDC	颗粒植入	未知
	30	IDC	OC	未知
Pritchard, 1988[68]	45	IDC	结合雌激素	ER（−），PR（+）
Ganly, 1995[69]	50	IDC	结合雌激素	ER（−）
Grabellus, 2005[70]	46	IDC	>20 年，方式未知	ER（−），PR（−）
Dhand, 2010[71]	58	IDC	>11 年，方式未知	ER（+），PR（+）
Gooren, 2013[72]	45	IDC	36 年，方式未知	ER（+），PR（−）
Pattison, 2013[73]	43	IDC	结合雌激素	ER（−），PR（−）
Maglione, 2014[74]	55	IDC	结合雌激素	ER（+），PR（+）
	65	DCIS	结合雌激素	ER（+），PR（+）
Gooren, 2015[75]	52	IDC	EECyp	ER（+），PR（−）
	46		雌二醇贴	ER（+），PR（+）

OC：oral contraceptive，口服避孕药；EE：ethinylestradiol，炔雌醇；Cyp：cyproterone acetate，醋酸环丙酮；E2：estradiol，雌二醇；Premarincon-jugated estrogens，倍美力结合雌二醇

2013 年，约翰霍普金斯大学的 Moore 等对 6 个专门的性别转换机构中心的建议进行了回顾性分析，这些建议是针对希望拥有女性外表的男性进行术前全身性治疗[76]。大多数患者每天给予炔雌醇 50~100μg，和醋酸环丙酮 100mg，或结合雌激素 0.625mg，剂量为 10mg/d。2009 年，Hembree 等报道了内分泌学会治疗变性人群的实践指南（Endocrine Society's Practice Guidelines）。指南内容如下：

· 定期进行临床和生物化学随访

· 进行心血管疾病风险因素评估

· 有未知乳腺癌风险因素的男性患者应遵循女性筛查原则

· 遵循生物学意义上的男性前列腺筛查建议

前列腺癌

1986 年，对 19 例男性乳腺癌患者复查时，报道了连续服用雌激素长达 12 年治疗前列腺癌的 2 例乳腺癌患者[77]。2004 年，Coard 描述了一例长期采用雌激素疗法治疗前列腺癌的双侧乳腺癌男性患者[78]。Karamanakos 等诊断了一例 82 岁的男性乳腺癌患者，该患者接受了 5-α 还原酶抑制剂（5ARI）氟他胺治疗超过 8 年[79]。为了研究这种关联性，Bird 等利用健康保险公司的数据，设计了一个病例对照研究，其中包括 339 例男性乳腺癌患者和 6 780 例年龄与之匹配的对照组病例[80]。他们发现使用氟他胺或度他雄胺与男性乳腺癌患病风险之间没有显著关联，即使服用药物 3 年以上也是如此。

5ARI 广泛用于治疗有症状的良性前列腺增生患者，因此，人们担心非恶性疾病患者群中可能存在的癌症风险。Dui jnhoven 等利用英国临床实践研究数据链数据库（United Kingdom Clinical Practice Research Datalink database）的数据进行了另一项病例对照研究[81]，将 3 398 例男性乳腺癌患者与 3 930 例年龄与之匹配的对照组病例进行了比较。曾经使用过 5ARI 的患者与未使用者相比，乳腺癌的比值比（OR）为 1.08。在经过短期或长期治疗后，乳腺癌的患病风险并未增加。

可变因素

吸 烟

吸烟与乳腺癌之间一直存在一种神秘的关联。女性吸烟具有抗雌激素作用，可以降低绝经前女性尿液中的雌二醇水平[82]，以及增加绝经后雄激素水平[83]，并导致女性较早地进入更年期[84]，虽然吸烟可以避免患子宫内膜癌[85]，但同时又增加了骨质疏松症的患病风险[86]。理论上讲，吸烟成瘾可以预防乳腺癌，但在吸烟和女性乳腺癌患病风险相关性研究的概述中显示，吸烟成瘾表现出中性效果。Hsing 等采访了 178 例死于男性乳腺癌的患者和 512 例因其他原因而死亡的男性亲属[88]，所调查的信息中有吸烟史和饮酒史，但没有发现这两个因素与乳腺癌之间的关联。

基于 23 例经组织学证实的男性乳腺癌患者和雅典（Athens）地区的 76 例年龄匹配的对照组病例，Petridou 等研究了吸烟对乳腺癌风险的影响。在这些病例中，目前有 3 例男性乳腺癌患者吸烟，而病例对照组中的吸烟者有 31 例（OR=0.22，P=0.03），这表明吸烟可能会对乳腺有保护作用。与之相比，Brinton 等报道的 324 920 名男性患者的列队研究中，121 例男性被确诊为乳腺癌，并没有发现吸烟与乳腺癌患病风险有明确的关系，也未发现有任何剂量反应[89]。男性乳腺癌病例联合工程联盟（Male Breast Cancer Pooling Project Consortium）是所报道过的最大型的研究，其中包括 2 378 个乳腺癌病例和 51 959 个对照研究病例，共 10 项列队研究和 10 项病例对照研究[65]。作者报道称，男性乳腺癌的患病风险与吸烟状况、持续时间或年龄没有关联。凭借这种荟萃分析的统计学效力，可以肯定地说，吸烟并不是男性乳腺癌的主要病因。

饮 酒

关于饮酒与男性乳腺癌患病风险之间的关联一直存在着相互矛盾的结论和观点，这再次说明，从相对较小的数据库得出的推论是存在缺陷的。Sorensen 等分析了 11 605 例存活 1 年以上的丹麦肝硬化患者的恶性肿瘤发生风险[90]，其中包括 81 例女性乳腺癌患者和 2 例男性乳腺癌患者，男女比例为 0.024，说明男性乳腺癌的患病风险可能增加了。Guenel 等对丹麦、法国、德国、意大利和瑞典 5 个国家的 74 例男性乳腺癌患者和 1 432 例年龄和地域相匹配的对照组进行了病例对照研究[91]。与对照组相比，研究组患者每天消耗 10g 酒精，男性乳腺癌发生风险增加 16%（$P<0.001$）。酒精消耗量 >90g/d，与 >15g/d 者相比，OR 为 5.89。

在另一项斯堪的纳维亚人对在赫尔辛基（Helsinki）治疗的 58 例男性乳腺癌患者的研究中，Liuekkonen 等报道称，在已知患病风险因素的人群中，43% 的患者酒精摄入量较高，而芬兰男性的这一比例为 20%[92]。除此之外，4 例（占 7%）已经患肝硬化，作者警告称，有风险因素记录的比例仅为 41%。Brinton 等在对 324 920 例男性的前瞻性研究中阐明了这一情况，其中乳腺癌患者 121 例[83]。尽管其他风险因素也得到了证实，但酒精摄入量与乳腺癌患病风险之间并无关联。

体 重

在一项包含 75 个男性乳腺癌病例和同一地域相匹配的病例对照组的研究中，Casagrande 等调查了各种临床与内分泌变量，发现唯一显著的关联是 30 岁时的体重[60]。与体重 <60kg 的男性相比，体重 ≥ 80kg 的男性的乳腺癌患病风险增加了 1 倍。在一项较小的意大利研究中，D'Avanzo 和 La Vecchia 对 21 例男性乳腺癌患者和 82 个对照组进行了研究，他们报告称，乳腺癌患者的体重高于病例对照组，但调整身高后这种情况减少，且发现与 BMI 无关联[34]。

作为一种替代方法[82]，Hsing 等分析了 1986 年美国全国死亡率追踪调查（US National Mortality Followback Survey—NMFS）的数据。他们确定了 178 例死于乳腺癌的男性，并与 512 例死于其他原因的男性病例对照进行了近亲采访。在那些被亲属认为体重超重的人群中，男性乳腺癌的患病风险增加（OR=2.3）。当对 BMI 分成四分位数时，与最低四分位数相比，OR 分别为 1.3、1.6 和 2.3，这显示出明显的剂量 – 反应关系。

在一项包含 81 例乳腺癌患者和 1 905 例男性对照组病例的加拿大研究中，Johnson 等报道称，相较于体重 <73kg 的男性，体重 ≥ 90kg 的男性的乳腺癌患病风险增加 1 倍（OR=2.16）[93]。与身高 <172cm 的男性相比，身高 >180cm 的男性的乳腺癌患病风险也会增加（OR=1.57）。BMI 增加与高风险之间存在显著的相关性，BMI ≥ 29kg/m² 的男性 OR 为 1.63。美国国家卫生研究院（National Institutes of Health, NIH）和美国退休者协会（American Association of Retired Persons, AARP）的饮食与健康研究也证实了肥胖和患病风险存在显著相关性，与 BMI<25kg/m² 相比，BMI ≥ 30kg/m² 的患者的相对乳腺癌风险 OR 为 1.79[65]。

饮 食

饮食和女性乳腺癌风险的相关性研究一直存在一些问题，如病例对照研究中对饮食的不同召回、对食品消费范围狭窄个体的调查力度不足，以及难以准确确定摄入量。这些阻碍在男性乳腺癌研究中被放大，导致得出的结论是矛盾或不确定的。Hsing 等根据 178 例死于乳腺癌的男性以及因其他疾病死亡的 512 例男性对照病例的近亲访谈信息进行了一项病例对照研究[81]。研究内容除人口统计以外，还要求提供有关饮食、运动、职业、身高和体重，以及烟酒使用情况的资料。他们报道称，食用红肉会增加男性患乳腺癌的风险，而食用蔬菜和水果会降低其风险，尽管这种趋势并不明显。

Rosenblatt 等比较了 10 个癌症登记所的 220 个男性乳腺癌病例和通过随机数字拨号收集的 291 个对照病例，以及来自美国国家医疗保险（Medicare）受益人名单中年龄 ≥ 65 岁的男性[94]。他们报道称，除了服用维生素 C 会增加乳腺癌患病风险外，并没有发现对特定脂类、蛋白质、纤维、碳水化合物或维生素摄入量增加会导致风险增加的趋势，结论是饮食不是男性乳腺癌风险的主要决定因素。

职 业

1985 年，Mabuchi 等进行了一项小型研究，包括 51 个病例和相同数量的对照病例，并报道在高温工作环境下男性乳腺癌风险增加，例如高炉厂和钢厂[30]（表 3.9）。此后，McLaughlin 等确定了 333 例瑞典男

表3.9　职业与男性乳腺癌患病风险的相关性 [35]

职业	病例数	对照组病例数	OR	95%CI
高炉工人	6	11	3.4	1.1~10.1
机动车驾驶员	7	16	3.1	1.2~8.2
锯木厂工人	3	5	4	0.9~17.4
餐厅或酒吧人员	7	18	2.2	0.9~5.4
杂货店人员	4	5	4	0.9~17.7

OR：比值比

性乳腺癌患者的就业史 [95]。在肥皂业和香水行业所观察到的标准化发病率最高（SIR=7.6），其次是零售五金器具（SIR=4.2）和报纸印刷业（SIR=3.9）。对于特殊行业，钢铁工人（SIR=2.6），以及农业（SIR=2.8）和酿造行业（SIR=2.8）工人患乳腺癌的风险有所增加。

　　Robinson 等调查了 1987—1990 年死亡的 27 362 名美国木匠工会（U.S.Carpenters' Union）成员 [96]，计算年龄调整比例癌症死亡率（proportionate cancer mortality ratio, PCMR），并且从事工业木材产品生产的白人木匠的男性乳腺癌死亡率显著升高（PCMR=469，CI=128 720）。此外，从事木材机械加工行业男性的乳腺癌患病风险过高。因此作者得出结论，建筑业是一种极其危险的职业。

　　占 1986 年美国所有死亡人数 1% 的样本中，Cocco 等报道了至少有 3 例从事暴露性职业病例的 OR，其主要发现见表 3.9[35]。仅在锯木厂和高炉厂工作的工人中发现 SIR 显著升高，这证实了 Mabuchi 等 [30]和 Robinson 等 [90] 的研究成果。

　　Hanson 利用丹麦癌症登记处（Danish Cancer Registry）的信息确认了 230 例男性乳腺癌患者，并从国家养老基金会（National Pension Fund）确定了 56 个病例对照和他们的就业史 [36]。对于职业上首次接触燃料和燃烧产物，年龄 <40 岁的人来说，男性乳腺癌的风险显著增加（OR=3.7），经过 10 年滞后时间修正后，OR 显著上升至 5.4。

　　在一组意大利男性乳腺癌患者中发现致病性乳腺癌易感基因（*BRCA*1 或 *BRCA*2）突变后，Palli 等进行了一项病例研究，使用病例设计来确定基因突变携带者的状态与所从事职业之间是否存在相关性[97]。

他们仅计算了乳腺癌病例的比值比（case-only odd ratio, COR），并报道最常见的职业是卡车驾驶员，其中 3/4 与乳腺癌易感基因（*BRCA*）有关，2/19 与此无关。当把患者分为是否曾从事卡车司机时，COR 为 25.5，这表明如果基因突变携带者暴露于多环芳香烃中，罹患男性乳腺癌的风险就会增加。

专业消防员是另一个过度接触多环芳烃和其他有毒物质的工作群体。Ma 等研究了佛罗里达州的 34 796 名男性和 2 017 名女性消防员的死亡率 [98]。在这些男性中，总体癌症死亡率未显著增高，但男性乳腺癌患者的死亡人数明显增加（SMR=7.41）。

电离辐射

导致癌症的职业性辐射暴露可能会使受影响的个人有资格获得国家赔偿。对于某些形式的女性乳腺癌患者来说也是如此，目前正在考虑将男性乳腺癌也包括在内，因此这会对经济产生潜在的影响。在 20 世纪早期，对婴儿进行乳腺发育异常症和乳腺增生的放射治疗是一种潮流。Lowell 等报道，一例患有男性乳腺发育异常症的 10 岁男孩在 1932 年接受放射治疗，并在 46 岁时被诊断出患有男性乳腺癌 [99]。Greene 等描述了一个细胞遗传学正常的男性在接受胸部 X 线照射 30 年后罹患乳腺癌的病例 [100]。在一项大型病例对照研究中，从 1953 年开始对 2 856 例接受放射治疗和 5 053 例未接受放射治疗的亲属兄妹进行了研究，结果发现，放射治疗组的癌症风险显著升高 [101]。对于皮肤癌和乳腺癌尤其如此，但仅限于女性。

Thomas 等对 227 例乳腺癌患者和 300 个对照病例进行了一项基于人群的病例对照研究，这是一项关于男性乳腺癌患病风险和辐射暴露的研究 [102]。该研究结果表明，电离辐射可能导致男性乳腺癌，因为男性乳腺癌患病风险与胸部接受 X 线照射次数的增多存在一定的关联。此外，接受胸部和身体邻近部位射线照射的男性的乳腺癌发生风险增加。这种风险在暴露后的 20~35 年表现出来，之后有所下降。作者认为，男性和女性乳房组织的敏感性在青春期前相似。

Ron 等对广岛和长崎肿瘤登记所（Hiroshima and Nagasaki Tumour Register）登记的 45 880 名日本原子弹爆炸幸存者的男性乳腺癌发病率进行了研究[103]。在受到辐射的人群中有 9 例男性乳腺癌患者（1.8/100 000 人年），而在未受到辐射的人群中只有 3 例（0.5/100 000 人年）。Little 等在 2016 年报道了验证性数据，他们比较了在原子弹爆炸幸存者中男性乳腺癌和女性乳腺癌患者与辐射相关的相对和绝对过量风险，如表 3.10 所示[104]。男性乳腺癌患者体内的辐射剂量明显过高。虽然患男性乳腺癌的绝对人数很少，但男性乳腺癌的患病相对风险增加了 15 倍，并且该疾病的相对死亡率增加了 5 倍。然而，由于男性乳腺癌病例数量较少，对这些研究结果分析时须谨慎。

5 个系列研究中，Till 等报道了参与原子武器试验的美国军事人员的死亡率[105]。研究表明，接触原子核武器的美国退伍军人中，男性乳腺癌的患病风险显著增加了 39%，这一数据没有统计学意义。

Jartti 等使用 1970—2001 年在职业辐射暴露登记处获得的准确数据跟踪了 1 312 名芬兰医生，并将他们的癌症发病率与从未接受过监测的 15 821 名医生的癌症发病率进行了比较[106]。癌症病例是通过与芬兰癌

表 3.10　原子弹幸存者的乳腺癌发病率和死亡率（Little，2016）

	男性	女性
发病率		
病例数	32 411	47 769
乳腺癌	7	847
患病率（10^5/年）	0.9	64.9
RR	15	1
死亡率		
病例数	35 687	50 926
乳腺癌	6	324
患病率（10^5/年）	0.47	16.1
RR	5	1

RR：相对危险度

症登记所(Finnish Cancer Registry)联合确定的。辐射暴露组的1 029名(占60% ）处于妊娠期的妇女体内累计辐射剂量超过了0.3~3.0mSv，6% 的放射科医生体内累积辐射剂量≥50mSv。受到辐射暴露的医生中有41例癌症患者，而未接受监测的医生中有998例。在接受辐射监测的医生中，所有癌症患者的SIR与普通人群相似（SIR=1.0）。与未接受监测的医生相比，接受监测的女性医生患乳腺癌（FBC）的风险略高。结论：对于医生来说，医疗辐射不是癌症的一个强风险因素，在长达30年的随访后，无法明确证明医疗辐射的可能过度风险。

骨髓移植全身放射治疗（total body irradiation, TBI）已成功用于治疗儿童恶性肿瘤。晚期效应研究组（Late Effects Study Group）报道了1955—1986年的1 380名儿童接受霍奇金病（Hodykin disease, HD）治疗的随访情况[107]。患者诊断时的中位年龄为11.7岁，随访时间为17年。共有212例新增癌症患者，其SIR为18.5[95%CI（15.6，21.7）]。第二个最常见的癌症发生部位是乳房（SIR=56.7），30例乳腺癌患者中有1例（占3%）是男性。Latz等报道了一例29岁的男性乳腺癌患者，在TBI和骨髓移植（bone marrow transplantation, BMT）治疗急性淋巴细胞白血病（acute lymphoblastic leukaemia, ALL）13年后被确诊为男性乳腺癌[108]。该患者在进行乳房切除术和术后放射治疗（post mastectomy radio therapy, PMRT）后的第17个月复发死亡。详情见表3.11。

表3.11 全身照射后发生男性乳腺癌的情况总结

作者	接受 TBI 治疗时的年龄(岁)	RT 剂量	间断时间	受体状态
Latz, 2004[101]	16	12Gy	13 年	ER（+），PR（+），HER2 未知
Lowe, 2008[102]	19	13.2Gy	15 年	ER（+），PR（+），HER2（+）
Ninkovic, 2012[103]	42	未知	14 年	ER（+），PR（±），HER2（-）
Alazhri, 2016[104]	4	未知	19 年	ER（+），PR（+），HER2（+）

  Lowe 等治疗了一例患有Ⅱb期淋巴结阳性乳腺癌的 34 岁男性患者，该患者 19 岁时接受过 TBI 和 BMT 治疗 ALL[109]。Ninkovic 等记录了一例男性浸润性小叶癌患者，在诊断为结节性硬化淋巴瘤（HD）后 14 年患乳腺小叶癌[110]。该患者采用 ABVD（多柔比星，博来霉素，长春碱，达卡巴嗪）化疗和放射治疗。肿瘤的 TNM 分期为 T2N0M0 期，且 ER（＋），PR（±），HER2（－）。本例患者经乳房改良根治术，辅助化疗［氟尿嘧啶、多柔比星、环磷酰胺（FAC）］，术后放疗（PMRT），以及他莫昔芬治疗后，在之后的 2 年存活，未复发。Alazhri 等报道了一个 23 岁的男性乳腺癌病例，该患者在 4 岁时接受 TBI 和 BMT[111]。迄今为止有记录以来最久的随访间隔时间为 19 年，这表明需要对儿童时期接受过 TBI 治疗 HD 和 ALL 的患者进行长期监测。

  1945 年，苏联（Union of Soviet Socialist Republics）在乌拉尔南部（Southern Urals）建立了 Ozyorsk 这个秘密城市，作为苏联最大的核武器生产基地。工作人员早年暴露在高水平的电离辐射中，有吸入钚气溶胶的危险。Deltour 等检查死亡登记数据，以确定 1998—2010 年的死亡率，以及 1953—2010 年的 3 个主要工厂的工人与其他 Ozyorsk 居民相比的年龄标准化死亡率的时间趋势[112]。他们报道称，与全国数据（0.86）相比，男性工人的总体癌症发病率较低，并且没有男性乳腺癌病例报告。所得数据是驳杂的，但总体印象是辐射暴露后男性乳腺癌发病的相对风险增加，但由于病例数量相对较少，因此人群方面的影响较小。

电磁磁场

  1987 年，Richard Stevens 提出了一个假说，认为使用电能和由此产生的电磁场（electromagnetic field, EMF）与乳腺癌的风险增加有关[113]。这是基于长期暴露于磁场（60Hz）中的啮齿动物模型的实验证据，该磁场抑制褪黑素的产生，并增加了 DMBA 诱导大鼠乳房肿瘤的程度。他坦率地承认，虽然目前尚无人类证据表明这种影响，但可以从流行病学研究中得出结论。Demers 等是第一个报道根据职称对男性进行病例对照研究，并报告了与高 EMF 暴露相关的职业患男性乳腺癌的 OR 为 1.8（表 3.12）[114]。

表 3.12　磁场暴露与男性乳腺癌患病风险的荟萃分析（Sun，2014）[115]

作者	病例数	对照组病例数	暴露因素	风险
病例对照研究				
Demers, 1991[114]	33	59	Work	OR=1.8
Loomis, 1992[109]	3	33	Work	MOR=2.2
Rosenbaum, 1994[110]	6	39	Work	OR=0.6
Stenlund, 1997[111]	3	71	Measured	OR=1.5
Cocco, 1998[35]	9	63	Work	OR=1.0
Feychting, 1998[112]	2	11	Measured	RR=2.1
Park, 2004[113]	1	4	Power output	MRR=1.09
队列研究				
Matanoski, 1991[114]	2	50 582	Measured	SIR=6.5
Tynes, 1992[115]	12	37 945	Work	SIR=2.07
Guenel, 1993[116]	2	1 401 967	Work	SIR=1.36
Theriault, 1994[117]	7	223 292	Measured	SIR=0.85
Floderus, 1994[118]	3	207 540	Measured	RR=4.9
Savitz, 1995[119]	6	138 905	Measured	SMR=0.8
Fear, 1996[120]	14	252 663	Work	SIR=0.5
Johansen, 1998[121]	203	1 779 648	Work	RR=1.31
Floderus, 1999[122]	2	25 135	Measured	RR=1.2
Pollan, 2001[123]	203	1 779 646	Work	RR=1.31
Nichols, 2005[124]	11	72 889	Work	SMR=1.44

Word：操作工种；Measured：测量工种；Power output：电能输出工种

　　目前已有 7 项病例对照研究和 11 项队列研究，试图确定这种风险的增加是否真实存在，Sun 等对这些研究进行了荟萃分析[115]，摘要结果见表 3.12[35,109,114,116–131]。对大多数暴露于 EMF 的研究都是基于职位名称，只有 7 项研究尝试对磁场暴露量化处理。病例对照研究的 OR 为 1.39[95%CI（0.95，2.04）], 而列队研究的 OR 为 1.31[95%CI（1.12，1.53）]。在个体研究中，两项队列研究和一项病例对照研究取得了具有统计学意义的结果。总的来说，这些发现表明，试图在一个很大程度上未量化的潜在风险因素和一种罕见恶性肿瘤之间找到关联是不确定的。

加拿大的一项大型病例对照研究进一步阐明了 EMF 和男性乳腺癌风险的相关性，在该研究中，专家根据参与者的职业经历盲目地确定了暴露于电磁场下的时间[132]，其中男性乳腺癌患者 115 例，对照组病例 517 例，根据磁通量不同，参与者的磁场暴露分为 <0.3T，<0.6T 和 ≥ 0.6T。与磁通量 0.3T 相比，暴露于磁通量 ≥ 0.6T 的男性乳腺癌的 OR 为 2.77，表明这个问题还需要进一步的大规模研究。

人类免疫缺陷病毒（HIV）

Sharma 和 Lyer 共同描述了一例 HIV 阳性的鲍恩乳头病（Bowen disease of the nipple）男性患者[133]。他有 1 年的乳头鳞状病变病史，且经穿刺活检证实为鳞状细胞癌，但没有浸润性癌的证据，接受了简单的乳房切除术和阴性前哨淋巴结活检。

Calabresi 等报道了一例 65 岁的异性恋男性艾滋病患者，8 年后被诊断为乳腺癌[134]。既往病史包括由丙型肝炎引起的继发性梅毒和肝硬化。在诊断时，他正在接受阿巴卡韦、拉米夫定、阿他扎那韦的高效抗反转录病毒治疗（highly active anti-retroviral therapy，HAART），但阿他扎那韦没有增强，无法检测到 HIV 病毒载量。他接受了乳房切除术和腋窝淋巴结清扫治疗 2 级导管癌 1.2cmd 与 1/20 淋巴结。手术后辅以局部放疗和他莫昔芬辅助治疗。虽然 HIV 病毒感染可能与暂时的男性乳腺发育异常症[135] 和茚地那韦抗病毒治疗有关[136]，但男性乳腺癌病例的最低数量表明，HIV 与乳腺癌患病风险的增加没有显著相关性。

参考文献

[1] Anderson WF, Althuis MD, Brinton LA, et al. Is male breast cancer similar or different than female breast cancer. Breast Cancer Res Treat,2004,83:77-86.

[2] Kreiter E, Richardson A, Potter J, et al.Breast cancer: trends in international incidence in men and women. Br J Cancer. 2014:1-7. doi:10.1038/bjc.2014.66.

[3] Ly D, Forman D, Ferlay J, et al.An international comparison of male and female breast cancer incidence rates. Int J Cancer,2013,132:1918-1926.

[4] Nahleh ZA, Srikantiah R, Safa M, et al.Male breast cancer in the veterans affairs

population: a comparative analysis. Cancer,2007,109:1471-1477.

[5] Klein J, Ji M, Rea NK, et al.Differences in male breast cancer stage, tumor size at diagnosis, and survival rate between metropolitan and nonmetropolitan regions. Am J Mens Health,2011,5:430-437.

[6] Fields EC, DeWitt P, Fisher CM, et al.Management of male breast cancer in the United States: a surveillance, epidemiology and end results analysis. Int J Radiat Oncol Biol Phys,2013,87:747-752.

[7] Shin JY, Kachnic LA, Hirsch AE. The impact of race in male breast cancer treatment and outcome in the United States: a population-based analysis of 4,279 patients. Int J Breast Cancer,2014,2014:685842. doi:10.1155/2014/685842.

[8] Ajayi DO, Osegbe DN, Ademiluyi SA.Carcinoma of the male breast in West Africans and a review of world literature. Cancer,1982,50:1664-1667.

[9] Aghadiuno PU. Cancer of the male breast: analysis of forty-three cases in Ibadan, Nigeria. Afr J?Med Med Sci,1987,16:15-26.

[10] Sano D, Dao B, Lankoandé J, et al. Male breast cancer in Africa, Apropos of 5 cases at the Ouagadougou University Teaching Hospital (Burkina Faso). Bull Cancer,1997,84:175-177.

[11] Hassan I, Mabogunje O. Cancer of the male breast in Zaria, Nigeria. East Afr Med J,1995,72:457-458.

[12] Adeniji KA, Adelusola KA, Odesanmi WO,et al. Histopathological analysis of carcinoma of the male breast in Ile-Ife, Nigeria. East Afr Med J,1997,74:455-457.

[13] Amir H, Makwaya CK, Moshiro C, et al. Carcinoma of the male breast: a sexually transmitted disease. East Afr Med J, 1996;73:187-190.

[14] Chokunonga E, Levy LM, Bassett MT, et al. Cancer incidence in the African population of Harare, Zimbabwe: second results from the cancer registry 1993–1995. Int J Cancer,2000 ,85:54-59.

[15] Dogo D, Gali BM, Ali N, et al. Male breast cancer in north eastern Nigeria. Niger J.Clin Pract,2006,9:139-141.

[16] Kidmas AT, Ugwu BT, Manasseh AN, et al. Male breast malignancy in Jos University Teaching Hospital. West Afr J Med,2005,24:36-40.

[17] Oguntola AS, Aderonmu AO, Adeoti ML, et al. Male breast cancer in Lautech Teaching Hospital Osogbo, South Western Nigeria. Niger Postgrad Med J,2009,16:166-170.

[18] Rachid S, Yacouba H, Hassane N. Male breast cancer: 22 case reports at the National Hospital of Niamey-Niger (West Africa). Pan Afr Med J,2009,3:15-21.

[19] Olu-Eddo AN, Momoh MI.Clinicopathological study of male breast cancer in Nigerians and a review of the literature. Nig Q J Hosp Med,2010,20:121-124.

[20] Ahmed A, Ukwenya Y, Abdullahi A, et al. Management and outcomes of male breast cancer in zaria, Nigeria. Int J Breast Cancer,2012:845143

[21] Sawe RT, Kerper M, Badve S, et al. Aggressive breast cancer in western Kenya has early onset, high proliferation, and immune cell iniltration. BMC Cancer,2016,16:204. doi:10.1186/s12885-016-2204-6.

[22] El-Gazayerli MM, Abdel-Aziz AS. On Bilharziasis and male breast cancer in Egypt: a preliminary report and review of the literature. Br J Cancer,1963,17:566-571.

[23] Awadelkarim KD, Aceto G, Veschi S, et al. BRCA1 and BRCA2 status in a Central Sudanese series of breast cancer patients: interactions with genetic, ethnic and reproductive factors. Breast Cancer Res Treat,2007,102:189-199.

[24] Gebremedhin A, Shamebo M.Clinical proile of Ethiopian patients with breast cancer. East Afr Med J,1998,75:640-643.

[25] Elshaiey MM, Zeeneldin AA, Elsebai HI, et al. Epidemiology and management of breast carcinoma in Egyptian males: experience of a single Cancer Institute. J Egypt Natl Canc Inst,2011,23:115-122.

[26] El Omari-Alaoui H, Lahdiri I, Nejjar I, et al. Male breast cancer. A report of 71 cases. Cancer Radiother,2002,6:349-351.

[27] Maalej M, Hentati D, Messai T, et al. Breast cancer in Tunisia in 2004: a comparative clinical and epidemiological study. Bull Cancer,2008,95:E5-9. doi:10.1684/bdc.2008.0584.

[28] El-Habbash MM, Alwindi AA. Male breast cancer in Tripoli, Libya. Saudi Med J,2009,30:1060-1062.

[29] Steinitz R, Katz L, Ben-Hur M. Male breast cancer in Israel: selected epidemiological aspects. Isr J Med Sci,1981,17:816-821.

[30] Mabuchi K, Bross DS, Kessler II.Risk factors for male breast cancer. J Natl Cancer Inst,1985,74:371-375.

[31] Couch FJ, Farid LM, DeShano ML, et al. BRCA2 germline muta-tions in male breast cancer cases and breast cancer families. Nat Genet,1996,13:123-125.

[32] Brenner B, Fried G, Levitzki P, et al. Male breast carcinoma in Israel: higher incident but possibly prognosis in Ashkenazi Jews. Cancer,2002,94:2128-2133.

[33] Frank TS, Deffenbaugh AM, Reid JE, et al. Clinical characteristics of individuals with germline mutations in BRCA1 and BRCA2: analysis of 10 000 individuals. J Clin Oncol,2002,20:1480-1490.

[34] D'Avanzo B, La Vecchia C.Risk factors for male breast cancer. Br J Cancer,1995,71:1359-1362.

[35] Cocco P, Figgs L, Dosemeci M, et al. Case-control study of occupational exposures and male breast cancer. Occup Environ Med,1998,55:599-604.

[36] Hansen J.Elevated risk for male breast cancer after occupational exposure to gasoline and vehicular combustion products. Am J Indus Med,2000 ,37:349-352.

[37] Wang C, Baker HW, Burger HG,et al.Hormonal studies in Klinefelter's syndrome. Clin Endocrinol (Oxf),1975,4:399-411.

[38] Harnden DG, Maclean N, Langlands AO.Carcinoma of the breast and Klinefelter's syndrome. J Med Genet,1971,8:460-461.

[39] Hultborn R, Hanson C, K pf I, Verbiené I, et al. Prevalence of Klinefelter's syndrome in male breast cancer patients. Anticancer Res,1997,7:4293-4297.

[40] Price WH, Clayton JF, Wilson J,et al.Causes of death in X (Klinefelter's syndrome) chromatin positive males. J Epidemiol Community Health,1985,39:330-336.

[41] Hasle H, Mellemgaard A, Nielsen J, et al. Cancer incidence in men with Klinefelter syndrome. Br J Cancer,1995,71:416-420.

[42] Swerdlow AJ, Hermon C, Jacobs PA, et al. Mortality and cancer incidence in persons with numerical sex chromosome abnormalities: a cohort study. Ann Hum Genet,2001,65:177-188.

[43] Swerdlow AJ, Schoemaker MJ, Higgins CD, et al. Cancer incidence and mortality in men with Klinefelter syndrome: a cohort study. J Natl Cancer Inst,2005,97:1204-1210.

[44] Cakan N, Kamat D.Gynecomastia: evaluation and treatment recommendations for primary care providers. Clin Pediatr (Phila),2007,46:487-490.

[45] Daniels IR, Layer GT. How should gynaecomastia be managed. ANZ J Surg,2003,73:213-216.

[46] Simon BE, Hoffman S, Kahn S.Classiication and surgical correction of gynecomastia. Plast Reconstr Surg,1973,51:48-52.

[47] Sirtori C, Veronesi U. Gynecomastia. A Review of 218 Cases. Cancer, 1957,10:645-654.

[48] Andersen JA, Gram JB.Male breast at autopsy. Acta Pathol Microbiol Immunol Scand A,1982,90:191-197.

[49] Deepinder F, Braunstein GD.Drug-induced gynecomastia: an evidence-based review. Expert Opin Drug Saf,2012,11:779-795.

[50] Ewertz M, Holmberg L, Tretli S, et al. Risk factors for male breast cancer–a case–control study from Scandinavia. Acta Oncol,2001,40:467-471.

[51] Olsson H, Bladstrom A, Alm P. Male gynecomastia and risk for malignant tumours-a cohort study. BMC Cancer,2002,2:26.

[52] Satram-Hoang S, Moran EM, Anton-Culver H, et al. A pilot study of male breast cancer in the Veterans Affairs healthcare system. J Environ Pathol Toxicol Oncol,2010,29:235-244.

[53] Brinton LA, Carreon JD, Gierach GL, et al. Etiologic factors for male breast cancer in the U.S.Veterans Affairs Medical Care System Database. Breast Cancer Res Treat,2010,119:185-192.

[54] Sasano H, Kimura M, Shizawa S, et al. Aromatase and steroid receptors in gynecomastia and male breast carcinoma: an immunohistochemical. J Clin Endocrinol Metab,1996,81:3063-3067.

[55] Ferreira M, Mesquita M, Quaresma M, et al. Prolactin receptor expression in gynaeco-mastia and male breast carcinoma. Histopathology,2008,53:56-61.

[56] Kornegoor R, Verschuur-Maes AH, Buerger H, et al. The 3-layered ductal epithelium in gynecomastia. Am J Surg Pathol,2012,36:762-768.

[57] Schottenfeld D, Lilienfeld AM, Diamond H. Some observations on the epidemiology of breast cancer among males. Am J Public Health Nations Health,1963,53:890-897.

[58] Keller AZ.Demographic, clinical and survivorship characteristics of males with primary

can-cer of the breast. Am J Epidemiol,1967,85:183-199.

[59] Nicolis GL, Sabetghadam R, Hsu CC, et al. Breast cancer after mumps orchitis. JAMA,1973,223:1032-1033.

[60] Casagrande JT, Hanisch R, Pike MC, et al.A case-control study of male breast cancer. Cancer Res,1988,48:1326-1330.

[61] Olsson H, Ranstam J.Head trauma and exposure to prolactin-elevating drugs as risk factors for male breast cancer. J Natl Cancer Inst,1988,80:679-683.

[62] Lenfant-Pejovic MH, Mlika-Cabanne N, Bouchardy C, et al.Risk factors for male breast cancer: a Franco-Swiss case-control study. Int J Cancer,1990,45:661-665.

[63] Thomas DB, Jimenez LM, McTiernan A, et al. Breast cancer in men: risk factors with hormonal implications. Am J Epidemiol,1992,135:734-748.

[64] Petridou E, Giokas G, Kuper H, et al.Endocrine correlates of male breast cancer risk: a case-control study in Athens, Greece. Br J Cancer,2000 ,83:1234-1237.

[65] Brinton LA, Cook MB, McCormack V, et al. Anthropometric and hormonal risk factors for male breast cancer: male breast cancer pooling project results. J Natl Cancer Inst,2014,106(3):djt465. doi:10.1093/jnci/djt465.

[66] Symmers WS.Carcinoma of breast in trans-sexual individuals after surgical and hormonal interference with the primary and secondary sex characteristics. Br Med J,1968,13:83-85.

[67] Kanhai RC, Hage JJ, van Diest PJ, et al.Short-term and long-term histologic effects of castration and estrogen treatment on breast tissue of 14 male-to-female trans-sexuals in comparison with two chemically castrated men. Am J Surg Pathol,2000 , 24:74-80.

[68] Pritchard TJ, Pankowsky DA, Crowe JP, et al.Breast cancer in a male-to-female transsexual. A case report. JAMA,1988,259:2278-2280.

[69] Ganly I, Taylor EW.Breast cancer in a trans-sexual man receiving hormone replacement therapy. Br J Surg,1995,82:341.

[70] Grabellus F, Worm K, Willruth A, et al. ETV6-NTRK3 gene fusion in a secretory carcinoma of the breast of a male-to-female transsexual. Breast,2005,14:71-74.

[71] Dhand A, Dhaliwal G.Examining patient conceptions: a case of metastatic breast cancer in an African American male to female transgender patient. J Gen Intern Med,2010,25:158-161.

[72] Gooren LJ, van Trotsenburg MA, Giltay EJ, et al. Breast cancer development in transsexual subjects receiving cross-sex hormone treatment. J Sex Med,2013,10:3129-3134.

[73] Pattison ST, McLaren BR. Triple negative breast cancer in a male-to-female transsexual. Intern Med J,2013,43:203-205.

[74] Maglione KD, Margolies L, Jaffer S, et al. Breast cancer in male-to- female transsexuals: use of breast imaging for detection. AJR Am J Roentgenol,2014,203(6):W735-740. doi:10.2214/AJR.14.12723.

[75] Gooren L, Bowers M, Lips P,et al. Five new cases of breast cancer in transsexual persons. Andrologia,2015, doi:10.1111/and.12399. [Epub ahead of print]

[76] Moore E, Wisniewski A, Dobs A.Endocrine treatment of transsexual people: a review of treat-ment regimens, outcomes, and adverse effects. J Clin Endocrinol Metab,2003,88:3467-3473.

[77] Schlappack OK, Braun O, Maier U.Report of two cases of male breast cancer after prolonged estrogen treatment for prostatic carcinoma. Cancer Detect Prev,1986,9:319-322.

[78] Coard K, McCartney T.Bilateral synchronous carcinoma of the male breast in a patient receiving estrogen therapy for carcinoma of the prostate: cause or coincidence.South Med J,2004,97:308-310.

[79] Karamanakos P, Mitsiades CS, Lembessis P. Male breast adenocarcinoma in a prostate cancer patient following prolonged anti-androgen monotherapy. Anticancer Res,2004,24:1077-1082.

[80] Bird ST, Brophy JM, Hartzema AG, et al.Male breast cancer and 5α-reductase inhibitors inasteride and dutasteride. J Urol,2013,190:1811-1814.

[81] Duijnhoven RG, Straus SM, Souverein PC, et al. Long-term use of 5α-reductase inhibitors and the risk of male breast cancer. Cancer Causes Control,2014,25:1577-1582.

[82] MacMahon BE, Trichopoulos D, Cole P, et al. Cigarette smoking and urinary estrogens. N Engl J Med,1982,307:1062-1065.

[83] Khaw K-T, Tazuke S, Barrett-Connor E.Cigarette smoking and levels of adrenal androgens in postmenopausal women. N Engl J Med,1988,318:1705-1709.

[84] Kaufman DW, Slone D, Rosenberg L, et al. Cigarette smoking and age at natural menopause. Am J Public Health,1980,70:420-422.

[85] Willet W, Stampfer MJ, Bain C, et al. Cigarette smoking, relative weight and menopause. Am J Epidemiol,1983,117:651-658.

[86] Weiss NS, Farewell VT, Szekely DR, et al. Oestrogens and endometrial cancer: effect of other risk factors on the association. Maturitas,1980,2:185-190.

[87] Hamajima N, Hirose K, Tajima K, et al. Alcohol, tobacco and breast cancer. Collaborative reanalysis of individual data from 53 epidemiological studies, includ-ing 58 515 women with breast cancer and 95 067 without the disease. Br J Cancer,2002,18:1234-1245.

[88] Hsing AW, McLaughlin JK, Cocco P, et al. Risk factors for male breast cancer (United States). Cancer Causes Control,1998,9:269-275.

[89] Brinton LA, Richesson DA, Gierach GL, et al. Prospective evaluation of risk factors for male breast cancer. J Natl Cancer Inst,2008,100:1477-1481.

[90] Sørensen HT, Friis S, Olsen JH, et al. Risk of breast cancer in men with liver cirrhosis. Am J Gastroenterol,1998,93:231-233.

[91] Guénel P, Cyr D, Sabroe S, et al. Alcohol drinking may increase risk of breast cancer in men: a European population-based case-control study. Cancer Causes Control,2004,15:571-580.

[92] Liukkonen S, Saarto T, Mäenpää H, et al. Male breast cancer: a survey at the Helsinki University Central Hospital during 1981-2006. Acta Oncol,2010,49:322-327.

[93] Johnson KC, Pan S, Mao Y, et al. Risk factors for male breast cancer in Canada, 1994-1998. Eur J Cancer Prev,2002,11:253-263.

[94] Rosenblatt KA, Thomas DB, Jimenez LM, et al. The relationship between diet and breast cancer in men (United States). Cancer Causes Control,1999,10:107-113.

[95] McLaughlin JK, Malker HSR, Blot WJ, et al. Occupational risks for male breast cancer in Sweden. Br J Ind Med,1988,45:275-276.

[96] Robinson CF, Petersen M, Sieber WK, et al. Mortality of Carpenters' Union members employed in the U.S. construction or wood products industries, 1987-1990. Am J Ind Med,1996,30:674-694.

[97] Palli D, Masala G, Mariani-Costantini R, et al. A gene-environment interaction between occupation and BRCA1/BRCA2 mutations in male breast cancer. Eur J Cancer,2004,40:2474-2479.

[98] Ma F, Fleming LE, Lee DJ, et al. Mortality in Florida professional ireighters, 1972 to 1999. Am J Ind Med,2005,47:509-517.

[99] Lowell DM, Martineau RG, Luria SB. Carcinoma of the male breast following radiation. Report of a case occurring 35 years after radiation therapy of unilateral prepubertal gynecomastia. Cancer,1968,22:585-586.

[100] Greene MH, Goedert JJ, Bech-Hansen NT, et al. Radiogenic male breast cancer with in?vitro sensitivity to ionizing radiation and bleomy-cin. Cancer Investig,1983,1:379-386.

[101] Hildreth NG, Shore RE, Hempelmann LH, et al. Risk of extrathyroid tumors following radiation treatment in infancy for thymic enlargement. Radiat Res,1985,102:378-391.

[102] Thomas DB, Rosenblatt K, Jimenez LM, et al. Ionizing radiation and breast cancer in men (United States). Cancer Causes Control,1994,5:9-14.

[103] Ron E, Ikeda T, Preston DL,et al. Male breast cancer incidence among atomic bomb survivors. J Natl Cancer Inst,2005,97:603-605.

[104] Little MP, McElvenny DM.Male breast cancer incidence and mortality risk in the Japanese atomic bomb survivors-differences in excess relative and absolute risk from female breast cancer. Environ Health Perspect,2017,125:223-229.

[105] Till JE, Beck HL, Aanenson JW, et al. Military participants at U.S. Atmospheric nuclear weapons testing-methodology for estimating dose and uncertainty. Radiat Res,2014,181:471-484.

[106] Jartti P, Pukkala E, Uitti J, et al. Cancer incidence among physicians occupationally exposed to ionizing radiation in Finland. Scand J Work Environ Health,2006,32:368-373.

[107] Bhatia S, Robison LL, Oberlin O, et al. Breast cancer and other second neoplasms after childhood Hodgkin's disease. N Engl J Med,1996,334:745-751.

[108] Latz D, Alfrink M, Nassar N, et al. Breast cancer in a male patient after treatment of acute lymphoblastic leukemia including total body irradiation and bone marrow transplanta-tion. Onkologie,2004,27:477-479.

[109] Lowe T, Luu T, Shen J, et al. Male breast cancer 15years after allogeneic hematopoietic cell transplantation including total body irradiation for recurrent acute lym-phoblastic leukemia. Onkologie,2008,31:266-269.

[110] Ninkovic S, Azanjac G, Knezevic M, et al. Lobular breast cancer in a male patient with a previous history of irradiation due to Hodgkin's disease. Breast Care (Basel),2012,7:315-318.

[111] Alazhri J, Saclarides C, Avisar E.A rare complication resulting in a rare disease: radiation- induced male breast cancer. BMJ Case Rep,2016, doi:10.1136/bcr-2015-211874.

[112] Deltour I, Tretyakov F, Tsareva Y,et al. Mortality of populations potentially exposed to ionising radiation, 1953–2010, in the closed city of Ozyorsk, Southern Urals: a descriptive study. Environ Health,2015,14:91. doi:10.1186/s12940-015-0078.

[113] Stevens RG. Electric power use and breast cancer: a hypothesis. Am J Epidemiol,1987,125:556-561.

[114] Demers PA, Thomas DB, Rosenblatt KA, et al. Occupational exposure to electromagnetic ields and breast cancer in men. Am J Epidemiol,1991,134:340-347.

[115] Sun JW, Li XR, Gao HY, et al. Electromagnetic field exposure and male breast cancer risk: a meta-analysis of 18 studies. Asian Pac J Cancer Prev,2013,14:523-528.

[116] Loomis DP.Cancer of breast among men in electrical occupations. Lancet,1992,339:1482-1483.

[117] Rosenbaum PF, Vena JE, Zielezny MA, et al.Occupational exposures associated with male breast cancer. Am J Epidemiol,1994,139:30-36.

[118] Stenlund C, Floderus B.Occupational exposure to magnetic ields in relation to male breast cancer and testicular cancer: a Swedish case-control study. Cancer Causes Control,1997,8:184-191.

[119] Feychting M, Forssén U, Rutqvist LE,et al.Magnetic ields and breast cancer in Swedish adults residing near high-voltage power lines. Epidemiology,1998,9:392-397.

[120] Park SK, Ha M, Im HJ.Ecological study on residences in the vicinity of AM radio broadcast-ing towers and cancer death: preliminary observations in Korea. Int Arch Occup Environ Health,2004,77:387-394.

[121] Matanoski GM, Breysse PN, Elliott EA.Electromagnetic ield exposure and male breast cancer. Lancet,1991,337:737.

[122] Tynes T.Electromagneticields and male breast cancer. Biomed Pharmacother,1993,47:425-427.

[123] Guenel P, Raskmark P, Andersen JB, et al.Incidence of cancer in persons with occupa-tional exposure to electromagnetic ields in Denmark. Br J Ind Med,1993,50:758-764.

[124] Theriault G, Goldberg M, Miller AB, et al. Cancer risks associated with occupational exposure to magnetic ields among electric utility workers in Ontario and Quebec, Canada, and France: 1970-1989. Am J Epidemiol,1994,139:550-572.

[125] Floderus B, Törnqvist S, Stenlund C.Incidence of selected cancers in Swedish railway workers, 1961–1979. Cancer Causes Control,1994,5:189-194.

[126] Savitz DA.Overview of occupational exposure to electric and magnetic ields and cancer: advancements in exposure assessment. Environ Health Perspect,1995,103:69-74.

[127] Fear NT, Roman E, Carpenter LM, et al. Cancer in electrical workers: an analy-sis of cancer registrations in England, 1981-87. Br J Cancer,1996,73:935-939.

[128] Johansen C, Olsen JH.Risk of cancer among Danish utility workers—a nationwide cohort study. Am J Epdemiol,1998,147:548-555.

[129] Floderus B, Stenlund C, Persson T.Occupational magnetic ield exposure and site-speciic cancer incidence: a Swedish cohort study. Cancer Causes Control,1999,10:323-332.

[130] Pollan M, Gustavsson P, Floderus B.Breast cancer, occupation, and exposure to electromag-netic ields among Swedish men. Am J Ind Med,2001,39:276-285.

[131] Nichols L, Sorahan T.Mortality of UK electricity generation and transmission workers, 1973–2002. Occup Med,2005,55:541-548.

[132] Grundy A, Harris SA, Demers PA, et al. Occupational exposure to magnetic fields and breast cancer among Canadian men. Cancer Med,2016, doi:10.1002/cam4.581.

[133] Sharma R, Iyer M.Bowen's disease of the nipple in a young man with AIDS: a case report. Clin Breast Cancer,2009,9:53-55.

[134] Calabresi A, Castelnuovo F, Ferrares A, et al. Male breast cancer in an HIV- infected patient: a case report. Infez Med,2012,4:284-287.

[135] Couderc IJ, ClauveL JP.HIV-infection-lnduced gynecomastia. Ann Intern Med,1987,107:257.

[136] Caeiro J-P, Visnegarwala F, Rodriguez-Barradas MC.Gynecomastia associated with indinavir therapy. Clin Infect Dis,1998,27:1539-1540.

第 4 章

遗传学

摘 要

遗传学研究表明，男性和女性乳腺癌之间存在多种差异，最显著的是乳腺癌易感基因 *BRCA*1 的突变在男性乳腺癌（MBC）中发挥的作用非常小，而乳腺癌易感基因 *BRCA*2 的突变有可能与高达 14% 的男性乳腺癌病例有关。在有（或无）家族史的男性乳腺癌患者中，16% 存在 *PALB*2（Partner and Localiser of *BRCA*2）基因突变。在一项大型全基因组关联研究中，发现一种常见的外显率低的 *RAD*51B 基因变体，这与罹患男性乳腺癌显著相关。EMSY 基因蛋白在 13% 的零星几个女性乳腺癌（FBC）患者中扩增，而该基因蛋白却在 35% 的男性乳腺癌患者中扩增，且在与 *BRCA*2 基因相关的癌症中扩增率低。雄性激素受体和 *CYP*17 基因突变在男性乳腺癌患者中很少见。细菌人工染色体（bacterial artificial chromosome, BAC）序列在男性乳腺癌患者的基因中显示了更多的基因组获益和较少的基因组损失，并确定了 2 个亚组：男性 – 复合型（male-complex）和男性 – 单纯型（male-simple），后者只存在于男性中。对于家族中有一级亲属患男性乳腺癌和有多个一级亲属患女性乳腺癌或卵巢癌的男性，应考虑进行基因检测，因为这一群体发生基因突变的概率为 36%。

科学最大的悲哀——用丑陋的真理扼杀美丽的假说。

——Thomas Huxley

© Springer International Publishing Switzerland 2017
I. Fentiman, *Male Breast Cancer*, DOI 10.1007/978-3-319-04669-3_4

引 言

由于认识到为了获得有意义的信息而进行合作的必要性，遗传学家在男性乳腺癌的研究中一直处于领先地位，因此，他们对这个话题有大量的认知，但每一个新的证据的提出都会带来和问题一样多的解决方案。1975 年，耶鲁纽黑文医院（Yale New Haven Hospital）报告了 39 例男性乳腺癌患者，其中包括一对年龄分别为 52 岁和 69 岁的兄弟[1]。在斯隆－凯特琳癌症纪念中心（Memorial Sloan-Kettering Cancer Center）和奥克斯纳诊所（Ochsner Clinic）发现的 142 例男性乳腺癌患者中，15% 有乳腺癌家族史，但这对乳腺癌的诊断或预后阶段没有影响[2]。从 10 个人口数据库中确诊 320 例男性乳腺癌患者，其中 75% 参与了一项通过随机数字拨号来选择、与年龄相匹配的病例对照研究[3]。在这些病例中，有 3 名父亲、1 名兄弟和 4 名舅舅被诊断为男性乳腺癌患者，但只有 1 名对照组的兄弟被诊断为乳腺癌。有男性乳腺癌亲属的男性的比值比（OR）为 6.07。与之相比，有女性乳腺癌亲属的女性的 OR 为 2.17。在瑞典的一项研究中，对 153 例男性乳腺癌患者的一级亲属的癌症发病率进行了测定，并将标准化发病率（SMR）提高到 1.36[4]。女性乳腺癌和卵巢癌患者的 SMR 均显著提高，分别为 1.80 和 2.27（表 4.1）。

表 4.1 男性乳腺癌患者会诊前的平均延迟时间（Jacobs, 2015）[7]

% 异倍性		0 年	<2 年	2~4 年	5~9 年	10~19 年	≥ 20 年
<45 年	病例组	77%	4%	15%	4%	0	0
	对照组	62%	8%	31%	0	0	0
45~64 年	病例组	45%	15%	33%	5%	1%	0
	对照组	57%	0	24%	14%	5%	0
65~80 年	病例组	29%	12%	33%	11%	10%	5%
	对照组	15%	5%	45%	5%	5%	25%
总例数	病例组	37%	13%	32%	8%	6%	3%
	对照组	43%	4%	33%	7%	4%	9%

非整倍性

Teixera 等对 3 例男性乳腺发育异常症和 4 例男性乳腺癌患者进行了细胞遗传学分析，在 2 例男性乳腺发育异常症患者中发现正常的染色体组型，但在 1 例较早进行男性乳腺癌切除的患者中发现了异常[5]。在这项小型研究中，4 例男性乳腺癌患者均存在克隆异常，提示男性乳腺癌患者中 X 染色体和 5 号染色体增加，以及 5 号染色体和 Y 染色体缺失，以及 del（18）和 q21 均是非随机存在的。

Lacle 等运用多重通路连接依赖性探针扩增方法，研究了 135 例男性乳腺癌中染色体 16q 拷贝数的变化[6]。112 例男性乳腺癌患者（占 83%）出现拷贝数变化。40% 的男性乳腺癌患者在 17q23.1 染色体上有两个复发的扩增子，而女性乳腺癌的这一比例为 60%。这导致神经源性分化因子 2——NEUROD2——的拷贝数增加。NEUROD2 的扩增与肿瘤分级存在显著相关性（$P<0.000\ 1$）。NEUROD2 的拷贝数增加与存活率下降显著相关（$P=0.001\ 5$）。

在一项大规模的非整倍体研究中，Jacobs 等使用 X 和 Y 着丝粒探针对 565 例男性乳腺癌患者和 54 例男性对照病例的血液涂片标本进行了研究[7]。将非整倍体所占比例和参与者年龄方面的结果归纳于表 4.1。63% 的男性乳腺癌患者和 57% 的对照组病例发现非整倍体。随着年龄的增长，非整倍体细胞的比例显著增加，但与乳腺癌患者中的 71% 相比，病例对照组这一比例更加突出，达到 85%。作者得出结论：男性乳腺癌患者中的非整倍性需要进行进一步的队列研究。

BRCA1/BRCA2

1994 年，两种主要的乳腺癌易感基因的鉴定和定位已经取得成功[8,9]。*BRCA1* 基因位于 17q21，*BRCA2* 基因位于 13q12~13，且前者在遗传性女性乳腺癌中发挥着更主要的作用。因此，当 Stratton 等报道称，在 22 个家庭中至少有 1 名男性患乳腺癌，但 *BRCA1* 基因与男性乳腺癌无关时，人们都感到惊讶[10]。此外，在包含 252 名男性和 229 名女性的冰岛扩展血统谱系研究中，有 4 例男性乳腺癌患者和 3 例女性乳腺癌患者，所有人都患有与 *BRCA2* 基因相关的癌症，这与野生型等位基因的丢失有关[11]。该小组对 21 个男性乳腺癌家族中的 9 例患者的进一步研究显示，在所有患者中 *BRCA2* 基因 9 号外显子均缺失，说明存在始祖效应[12]。

剑桥大学研究小组（Cambridge Group）分析了 94 例英国男性乳腺癌病例，寻找 *BRCA1* 和 *BRCA2* 基因突变，并通过家族史数据计算了女性亲属的乳腺癌风险[13]。研究显示，19 人中（占 20%）有一级亲属患乳腺癌，而其中 7 人也同样有二级亲属患其他疾病，这表明与一般人群相比，女性乳腺癌患病风险提高了 2.4 倍，但其中 5 名男性不存在 *BRCA1* 基因突变，为 *BRCA2* 基因突变携带者。

乳腺癌联合协会（Breast Cancer Linkage Consortium）收集了 164 例乳腺癌、卵巢癌和存在生殖系 *BRCA2* 基因突变的家庭成员，以评估基因 – 表型之间的相关性[14]。80 岁男性携带 *BRCA2* 基因突变的乳腺癌累积风险估计为 7%。我们还对澳大利亚的 60 个家庭性男性乳腺癌病例进行了 *BRCA1* 和 *BRCA2* 基因突变状态的研究[15]，其中有 28 例携带者（3 例 *BRCA1* 基因，25 例 *BRCA2* 基因），以及 32 例强家族病史的非携带者。与女性乳腺癌相比，男性中 *BRCA2* 基因性肿瘤所占的比例更大（43% *vs.* 8%），男性中 *BRCA1* 基因性肿瘤的代表性不足（5% *vs.* 14%），这表明男性乳腺癌和女性乳腺癌的遗传病因学存在显著差异。在对 261 例以色列男性乳腺癌患者的研究中，发现有 21 例 *BRCA2* 基因具有 6174delT 突变，8 例 *BRCA1* 基因具有 185delAG 突变。在德系犹太人和非德系犹太人中也发现了类似比例的 *BRCA1* 和 *BRCA2* 基因突变携带者（12.8% 和 9.1%）。

其他易感基因

BRCA1/BRCA2 基因突变在家族性女性乳腺癌病例中所占比例不足 25%，因此人们一直在寻找其他易感基因，并取得了不同程度的成果，其中包括 *PALB2*、雄激素受体基因、*CYP17*、*CHEK2* 和 *RAD51B*。

PALB2

这是 "Partner and Localizer of *BRCA2*" 的缩写，*PALB2* 编码一种能维持 *BRCA2* 细胞核位置和稳定性的蛋白，从而能修复双链断裂的 DNA。*BRCA2* 和 *PALB2* 的单等位基因突变增加了女性罹患乳腺癌的风险，而双等位基因突变与范科尼贫血（Fanconi anaemia）有关，Rahman 等对 923 例家族性乳腺癌患者的 DNA 进行了 *PALB2* 基因测序，发现其中 10 例患者（占 1.1%）的 *PALB2* 基因发生了截短突变，而对照组的 1 084 例患者未出现这种突变[17]，其中一种突变发生在既有男性乳腺癌又有女性乳腺癌病例的家族成员中，这表明 *PALB2* 基因突变可能会增加男性罹患乳腺癌的风险。

Adank 等研究了 12 例男性乳腺癌患者中 *PALB2* 基因突变，在一例患者中发现了 *PALB2* 的截短突变，即 c.509_510delGA[18]。Ding 等筛选了 115 例男性乳腺癌患者，发现 18 例（占 16%）存在 *BRCA2* 基因突变[19]。在没有 *BRCA2* 基因突变的 97 例乳腺癌患者中，有 1 例男性患者出现了 *PALB2* 突变。鉴于此，作者建议无论家族病史如何，应筛选所有男性乳腺癌患者的 *PALB2* 突变。Blanco 等测定了 131 例西班牙 *BRCA1* 或 *BRCA2* 阴性乳腺癌或卵巢癌家族中有 1 例以上男性乳腺癌患者的 *PALB2* 突变发生率[20]，一个家族中存在 *PALB2* 缺失，这表明 *PALB2* 种系突变在男性乳腺癌家族中并不常见。

Fernandes 等对 1 478 例无 *BRCA1* 或 *BRCA2* 基因突变的乳腺癌患者进行了 DNA 测序，并将其分为高风险（955 例）和低风险（523 例）[21]。高风险病例包括 50 岁前罹患乳腺癌，或者其亲属在 50 岁前患病或有 1 位男性乳腺癌患者，或 2 位以上亲属在 50 岁前罹患乳腺癌。共发现 12 例 *PALB2* 突变患者。有 10 例患者在高风险群体中，其中包括 1 例男性乳腺癌患者，而低风险群体中有 2 例男性乳腺癌患者，且患病率无显著差异。Vietri 等从一组包含 8 例男性乳腺癌患者的研究中发现了一个被命名为 c.1285_1286delAinsTC 的 *PALB2* 截短突变，这明确表明 *PALB2* 应该进入男性乳腺癌易感基因组名录。

最近，Silvestri 等使用全外显子组测序（whole-exome sequecing, WES）和靶向基因测序来检测意大利多中心研究中的 48 例散发性男性

乳腺癌患者的 *PALB2* 的意义 [23]。他们发现一个由原发患者（她的父亲和叔叔）所携带的 *PALB2* 截短突变，即 c.419delA，原发患者均患有乳腺癌，她的姨妈也存在 N- 乙酰转移酶 1（NAT1）c.97C>T 这种无意义的突变。在 48 例男性乳腺癌患者中，只有 1 例患者出现无意义突变（c.1984A>T）。他们继续对 433 例 *BRCA1* 或 *BRCA2* 基因突变阴性的男性乳腺癌和女性乳腺癌患者进行病例对照研究，其中男性和女性各849 例。在所有参与者中，均未发现 NAT1c.97C>T，这表明 *PALB2* 在男性乳腺癌进展中的作用虽然很小，但很重要。

RAD51C

基因 *RAD51C* 对同源重组修复至关重要，双等位基因突变与范科尼贫血 [24] 和未携带 *BRCA1* 或 *BRCA2* 基因突变家族中的乳腺癌病例相关 [25]。*RAD51C* 基因突变具有很高的外显率，在 1.3% 的卵巢癌和乳腺癌家庭中存在。Orr 等对 823 例欧洲男性乳腺癌患者和 2 795 例对照病例进行了全基因组关联研究 [26]。随后的验证性研究纳入了 438 例乳腺癌患者和 474 个对照组病例的独立样本。与男性乳腺癌显著相关的单核苷酸多态性（SNPs）有 17 个，在验证集中，2 个基因片段表现出相关性，其中 rs1314913 位点位于 *RAD51B* 基因内含子 7 上，rs3803662 位点定位于 *TOX3*（16q12.1）。

EMSY

Hughes-Davies 等发现了一种蛋白——EMSY，它在外显子 3 内与 *BRCA2* 基因结合，并在癌中删除 [27]。蛋白质序列的第一行读作 SISTER，所以第一作者以他的姐妹 Emsy 的名字命名，Emsy 是一名乳房护理护士。该蛋白与染色质调节因子结合，并在 DNA 损伤后定位修复病灶。*EMSY* 基因在 13% 的散发性女性乳腺癌患者中扩增，并且与生存率较差相关。Navazio 等试图用实时荧光定量聚合酶链反应（PCR）测定 75 例男性乳腺癌患者标本中 *EMSY* 扩增的作用 [28]。经分析，所有人都存在 *BRCA1* 或 *BRCA2* 基因突变。35% 的男性乳腺癌患者存在 *EMSY* 扩增，*EMSY* 拷贝数与 *BRCA1* 或 *BRCA2* 突变之间存在显著相关性（*P*=0.03）。当样本被细分为低扩增水平和高扩增水平时，与 *BRCA2* 基因相关的癌症的扩增水平较低。

BCoRL1

BCL6 受体类似物 1（*BCoRL1*）基因位于 X 染色体上，编码参与DNA 损伤修复和转录调控的蛋白 BCoRL1。为了研究 *BCoRL1* 的作用，Lose 等对 38 个没有 *BRCA1* 或 *BRCA2* 基因突变，但有患乳腺癌倾向的澳大利亚家庭进行了突变分析[29]。在这些家族中有 11 个男性乳腺癌患者，且在编码区域内，几乎没有发现基因变异。然而，*BCoRL1* 在两组乳腺癌病例和对照组中都有很大的变异。这说明 *BCoRL1* 对男性乳腺癌敏感性的影响非常小。

PIK3C4

磷脂酰肌醇 3- 激酶（Phosphatidylinositol 3–kinase）、催化剂、α 多肽（PIK3CA）编码 p110α 蛋白，一种磷脂酰肌醇 3- 激酶（PI3K）的亚基蛋白。PI3K 信号通路参与细胞生长和分裂。Deb 等使用高分辨率熔融分析和验证性信号在 57 例男性乳腺癌患者中寻找 PIK3CA 的体细胞突变[30]，其突变存在于 6 例（10.5%）乳腺癌患者中，与 *BRCA2*基因突变有关的癌症患者相比，突变在与 *BRCA2* 基因不相关的癌症患者中更常见（17% *vs.* 0）。

ATM

在另一项研究中，Deb 等对 48 个家族性男性乳腺癌患者的存档DNA 进行了高通量的体细胞测序。存在 *BRCA1* 基因突变 3 例，*BRCA2*基因突变 17 例，以及 *BRCAX* 基因突变 28 例（无已知突变）。他们在48 个与癌症易感性相关的基因中寻找体细胞突变和拷贝数变化，发现12 个错义突变，其中包括 9 个 *PIK3CA* 基因突变（在 *BRCAX* 基因突变患者中有 7 例）、2 个 *TP53* 基因突变（在 *BRCA2* 基因突变患者中存在）和 1 个 *PTEN* 基因突变。ATM（Ataxia-Talangectasia Mutated）的拷贝数损失占 34%。

雄激素受体基因

1992 年，Wooster 等报道了一对患男性乳腺癌的兄弟，他们分别在 75 岁和 55 岁时被诊断出雄激素缺乏症，且伴有尿道下裂、腹股沟管睾丸、躯干和四肢毛发稀疏（赖芬斯坦综合征）[32]。对两兄弟的白细胞 DNA 进行测序，结果显示雄激素受体基因在 DNA 结合区域中存在鸟嘌呤到腺嘌呤的替代。这种突变既不存在于 100 个不相关个体中雄激素受体（AR）的等位基因中，也不存在于他们的蛋白质序列中（SISTER）。随后，Lobacarro 等对 13 例法国男性乳腺癌患者的白细胞 DNA 进行测序，发现 1 例患有部分雄激素不敏感综合征（Partial Androgen Insensitivity Syndrome，PAIS）的患者在核苷酸 2185 发生鸟嘌呤到腺嘌呤的点突变。

瑞典的一项研究对 34 例男性乳腺癌患者的 BRCA2 和 AR 基因的完整编码区域进行了测序[34]。虽然在 7 名男性中发现了 BRCA2 基因的截短突变，但在 BRCA2 基因携带者中没有发现 AR 基因突变，然而，AR 聚谷氨酰胺重复的数量减少了。在 AR 基因内，外显子 1 在 CAG 重复序列中存在变异，所以 Young 等对 59 例男性乳腺癌患者和 78 个对照病例的 VCAG 重复序列的长度进行了检测[35]。他们发现在乳腺癌患者和病例对照组中，等位基因的分布没有差异。

Syrjakoski 使用一个由 32 例芬兰男性乳腺癌患者组成的队列筛选了 AR 基因的整个编码区域，以检测突变[36]。他们没有发现任何种系突变，并且与斯堪的纳维亚人群体对照组相比，CAG 和 GGC 重复序列的长度相似。他们的结论是：AR 基因对男性乳腺癌患病风险的易感性不显著。

CYP17

雄激素合成的限速步骤是由类固醇代谢基因 CYP17 编码的 P450C17α 羟化酶。5' 启动子的一个碱基变化被证明与女性多囊卵巢综合征（Polycystic Ovary Syndrome, POS）和男性脱发有关，这是由于基因表达增加导致雄激素合成升高所致[37]。在对苏格兰东南部的 76 例男性乳腺癌患者的研究中，与普通男性人群相比，Young 等检测了 CYP17 基因的 C 等位基因是否与罹患癌症风险增加有关[38]。在男性乳腺癌病例中，C 等位基因的频率增加了 4 倍以上。在随后的病例对照研究中，在 69 个男性乳腺癌病例和 76 个对照病例中观察 CYP17 基因 5

号内含子的四核苷酸重复（TTTA）序列，乳腺癌病例和病例对照组的频率没有显著差异[39]。

Gudmunsdottir 等检测了 39 例冰岛男性乳腺癌患者和 309 个男性对照病例的 DNA，以确定 a T（A1 等位基因）到 C（A2 等位基因）TC 基因多态性在 *CYP*17 启动子区域中的作用[40]，其中 15 例（占 38%）为 *BRCA*2 基因突变携带者。999del5 携带者的 CC 遗传型频率高于非携带者（33% *vs.* 17%），但该差异无统计学意义。总而言之，*CYP*17 和男性乳腺癌患病风险之间似乎没有关联，但这种解释必须慎重，因为涉及的数量相对较少。

CHEK2

CHEK2（*CHK2*）基因编码一种参与 *BRCA*1 基因相关的 DNA 修复的 G2/M 核查点激酶。据 *CHEK*2 乳腺癌协会（Breast Cancer Consortium, BCC）报道，1.1% 的正常人群中存在抑制激酶活性的 *CHEK2**1100delC 突变。与之相比，在没有 *BRCA*1 或 *BRCA*2 基因突变的男性乳腺癌家族中，*CHEK2**1100delC 携带率为 13.5%，这导致男性罹患乳腺癌的风险增加了 10 倍。不幸的是，对一个新型基因异常现象的一种有前景的深刻见解注定会导致另一个错误。

纽约的 300 例乳腺癌患者和 1 665 个病例对照的基因分型显示，300 例患者中只有 3 例存在 *CHEK2**1100delC 基因，其中包括有乳腺癌家族史的患者或在 16 例男性乳腺癌中有个人病史的患者[42]。在 1 665 例对照组病例中发现 5 例存在 *CHEK2**1100delC 基因突变，作者的结论是：*CHEK2**1100delC 检测在有乳腺癌家族史的北美人群中适用性有限。

Neuhausen 等对美国的 109 例男性乳腺癌患者，英国的 79 例男性乳腺癌患者，以及美国的 138 个年龄匹配的对照组病例和英国的 3 749 个对照组病例进行了基因分型[43]。*CHEK2**1100delC 突变在所有美国男性乳腺癌患者中均未发现，但在 1 例对照病例中发现。同样地，英国男性乳腺癌患者中没有 1 例携带 *CHEK2**1100delC 突变，而这种突变存在于英国的 20 例对照组中。这意味着突变携带者中罹患乳腺癌（MBC）的相对风险比先前预测的要小得多，而且不能解释家族性男性乳腺癌聚集的原因。Ohayon 等报道了 54 例以色列的男性乳腺癌患者和 146 例种族病例对照的结果，结果表明，男性乳腺癌病例中没有一例携带 CHEK2*1100delC 突变[44]。英国、美国和芬兰的其他研究也报道了类似的低或负的 CHEK2*1100delC 基因突变携带率。

为了寻找其他易感基因，研究者进行了两阶段全基因组关联研究，包括 4 398 例女性乳腺癌患者和 4 316 个对照组病例[45]。研究人员对 21 860 例乳腺癌患者和 22 578 个对照组病例的 30 个 SNPs 进行了检测确认，在 5 个新的独立位点的 SNPs 与女性乳腺癌一致，4 个位点含有可能的致病基因（FGFR2、TNRC9、MAP3K1 和 LSP1）。

为了确定这些变异是否与罹患男性乳腺癌的风险有关，Orr 等对 433 例男性乳腺癌患者和 1 569 个对照病例进行了基因分型[46]。在一项病例对照研究中，他们评估了与女性乳腺癌相关性最强的 12 个 SNPs。结果汇总于表 4.2。男性乳腺癌的 OR 明显高于女性乳腺癌，2 个 SNPs 位点分别为 rs13387042 和 rs3803882（2q35）。染色体 2q35 与男性乳

表 4.2　男性和女性乳腺癌的 12 个风险位点的 OR 值[46]

SNP	染色体	MBC 与 FBC 的 OR	X^2 值	P 值
rs11249433	1p110.95	0.95	0.43	0.50
rs13387042	2q35	1.19	4.53	0.03
rs4973768	3p24.1	1.07	0.68	0.41
rs10941679	5p12	1.03	0.09	0.77
rs16886165	5q11.2	0.81	3.12	0.08
rs9383938	6q25.1	1.22	2.4	0.12
rs13281615	8q24.21	1.02	0.036	0.85
rs865686	9q31.2	0.95	0.29	0.59
rs2981579	10q26.13	0.96	0.32	0.57
rs3817198	11p15.5	0.87	2.6	0.10
rs3803662	16q12.1	1.19	4.1	0.04
rs6504950	17q22	0.84	4.09	0.04
总 SNPs			22.769	0.03

腺癌（OR=1.48）患病风险的相关性最强，其 OR 是女性乳腺癌的两倍多。有趣的是，在纤维母细胞生长因子 2 号受体（*FGFR2*）中，主要与 ER 阳性的女性乳腺癌相关的 SNP 似乎与男性乳腺癌并无关联，这表明 ER 状态与男性乳腺癌和女性乳腺癌相关的 SNP 位点重叠无关。当把每个 SNP 位点的估计值结合起来时，MBC 和 FBC 之间存在显著差异。使用常见易感性 SNPs 可能确定罹患乳腺癌风险较高的 *BRCA2* 基因携带者。

Johansson 使用高分辨率的叠瓦式细菌人工染色体（bacte rial artifical chromosome, BAC）阵列分析了 66 个男性乳腺癌病例，并将其结果与 359 个女性乳腺癌的基因组数据集进行了比较 [47]。在男性乳腺癌中，基因组的获益更多，通常涉及整个染色体体系，但基因组的缺失并不常见。高水平的染色体扩增在男性乳腺癌中也不常见。在男性乳腺癌中出现两个亚组，即男性 – 复合型（male-complex）和男性 – 单纯型（male-imple）。前者与管腔型复杂 FBC 亚群相似。与之相比，男性简单组亚群只在男性中发现。

最近，Piscuoglio 等报道了大规模定向捕获并行测序结果，以确定 64 例男性乳腺癌患者中的体细胞突变，所有患者都是 ER 阳性和 HER2 阴性 [48]。突变主要发生在 *PIK3CA*、*GATA3*、*FLG* 和 *PLEC* 基因中，但仅有 *PIK3CA* 基因发生明显突变。常在女性乳腺癌患者中发生突变的基因例如 *MAP2K4* 和 *NCOR1*，在男性乳腺癌患者中未发生突变。

基因检测

一旦识别出 *BRCA1* 或 *BRCA2* 基因，就会对患者进行基因检测，但这很可能与不良的心理效应有关。根据一份遗传性癌症登记处的资料，来自 33 个家庭的 327 名个体被要求参与一项研究，以观察参与者在进行咨询和基因检测前后的抑郁情况 [49]，其中 27 个家庭与 *BRCA1* 基因突变有关，6 个家庭与 *BRCA2* 基因突变有关。所有参与者都预先采集了血样，进行了基因突变检测，但其结果并未告知通过信件联络的参与者，然后询问他们是否希望知道自己是否携带了突变基因。在同意知情的人群中，396 人完成了一份电话问卷调查，其中包括评估癌症相关压力所采用的生活事件影响修正量表的入侵分量表，和流行病学研究中心的抑郁症量表（Center for Epidemiologic Studies Depression Scale, CES-D），其中 227 名参与者（占 57%）想知道突变基因的携带状况。在肿瘤学家根据半结构化方案进行教育之后，获得同意的参与者将得到检测结果，并在 1 个月后填写一份随访问卷。86% 的女性完成了这份问卷调查，但男性的完成率只有 76%。

参与者被分为 3 组，突变基因携带组（97 人）、非突变基因携带组（109 人）和携带数量下降组（121 人）。三组患者的基线抑郁评分无差异，但 1 个月后，下降组中有 19% 出现抑郁症状，而非携带组和携带组的抑郁症状比例分别为 8% 和 14%。处于基线压力水平较高的人群（113 人）中，下降组的个体更有可能在 1 个月后发生抑郁，比例从 26% 上升到 47%，而非携带组从 41% 下降到 11%，而在携带组中几乎没有变化（从 20% 上升至 23%）。

研究者通过对 102 例意大利的男性乳腺癌患者进行研究，检查对 *BRCA1/BRCA2* 基因突变可能性的 4 种不同预测模型的有效性[50]。在本研究中，BRCAPRO5.0 版本的表现最好，其灵敏度、特异度、阴性预测值（NPV）和阳性预测值（PPV）的组合在联合概率和鉴别 *BRCA2* 基因突变方面表现最好。在无乳腺癌或卵巢癌家族史的个体中，BRCAPRO5.0 版本在预测 *BRCA2* 基因突变方面具有较高的鉴别能力（AUC=0.92），其灵敏度、特异度、NPV 和 PPV 分别为 0.5、0.98、0.97 和 0.67，后者可能存在遗传诊所咨询方面的困难。

德国遗传性乳腺癌和卵巢癌协会（German Consortium for Hereditary Breast and Ovarian Cancer）收集了 21 401 个家庭的数据，在对癌症状况进行完整的谱系调查后，所有家庭成员均接受了咨询[51]。*BRCA1* 或 *BRCA2* 基因突变状况可适用于每个源头患者。在有 1 例乳腺癌和卵巢癌患者或 2 例及以上卵巢癌患者的高发病率（42%）家庭中，*BRCA1* 或 *BRCA2* 基因突变率为 24%。如果一个家庭中存在 1 例男性乳腺癌患者和 ≥1 例的女性乳腺癌患者或卵巢癌患者，那么 *BRCA1* 或 *BRCA2* 基因突变率为 36%。这些数据对于医疗保健专业人员判定哪些人群应该对遗传性乳腺癌和卵巢癌进行基因检测是非常实用的。

组织病理学

60 例家族性男性乳腺癌患者中有 3 例携带 BRCA1 基因突变，25 例携带 BRCA2 基因突变，并对 32 例携带 BRCAX 基因的患者进行了组织学调查研究 [52]，还比较了家族性和非家族性男性乳腺癌患者基因突变状况的组织学表现，结果是两者并无差异。这与家族性和非家族性女性乳腺癌患者的差异形成鲜明对比。与家族性女性乳腺癌患者不同，家族性男性乳腺癌患者的组织学谱系更接近偶发性，其中 77% 的患者呈现出无特殊类型的浸润性导管癌（invasive ductal carcinoma of no special type, IDC-NST），3% 为浸润性小叶癌，7% 为浸润性乳头状癌。大多数恶性肿瘤为腔体型（90%），罕见的 HER2 型（9%），以及罕见的基底型（2%）。

BRCA1/BRCA2 修饰基因研究者联盟（Consortium of Investigators of Modifiers of BRCA1/BRCA2）研究了 419 例携带 BRCA1 或 BRCA2 突变基因的男性乳腺癌患者的肿瘤组织学特征，并将其与 9 675 例携带 BRCA1 或 BRCA2 突变基因的女性乳腺癌患者的病理学结果和来自 SEER 数据库中的 6 351 例男性乳腺癌患者的结果进行了比较 [53]。随着年龄的增长，BRCA2 基因携带者的病理分级呈下降趋势。男性 BRCA2 型乳腺癌患者的临床分期要高于女性，且多为雌激素受体阳性。除了病理分级外，对比携带 BRCA1 基因的男性和女性乳腺癌患者时，也发现了类似的关联。此外，携带 BRCA2 基因的男性乳腺癌患者的病理分级高于 SEER 数据库中的患者。这表明与 BRCA2 基因相关的男性乳腺癌更可能具有侵袭性，即组织学分级较高。这些研究结果可能会导致性别特异性风险预测模型的研发，并指导适合于男性乳腺癌患者管理的临床策略。

参考文献

[1] Marger D, Urdaneta M, Fischer JJ.Breast cancer in brothers. Case Reports and a review of 30 Cases of male breast cancer. Cancer,1975,36:458-461.

[2] Hill A, Yagmur Y, Tran KN, et al. Localized male breast carci-noma and family history. An analysis of 142 patients. Cancer,1999,86:821-825.

[3] Rosenblatt KA, Thomas DB, McTiernan A, et al. Breast cancer in men: aspects of familial aggregation. J Natl Cancer Inst,1991,83:849-854.

[4] Storm HH, Olsen J.Risk of breast cancer in offspring of male breast-cancer patients. Lancet,1999,353:209.

[5] Teixeira MR, Pandis N, Dietrich CU, et al. Chromosome banding analysis of gynecomastias and breast carcinomas in men. Genes Chromosom Cancer,1998,23:16-20.

[6] Lacle MM, Kornegoor R, Moelans CB, et al. Analysis of copy number changes on chromosome 16q in male breast cancer by multiplex ligation- dependent probe ampliication. Mod Pathol,2013,26:1461-1467.

[7] Jacobs PA, Maloney V, Cooke R, et al. Male breast cancer, age and sex chromosome aneuploidy. Br J Cancer,2013,108:959-963.

[8] Miki Y, Swensen J, Shattuck-Eidens D, et al. A strong candidate for the breast and ovarian cancer susceptibility geneBRCA1. Science,1994,266:66-71.

[9] Wooster R, Neuhausen SL, Mangion J, et al. Localization of a breast cancer susceptibility gene, BRCA2, to chromosome 13q12-13. Science,1994,265:2088-2090.

[10] Stratton MR, Ford D, Neuhasen S, et al. Familial male breast cancer is not linked to the BRCA1 locus on chromosome 17q. Nat Genet,1994,7:103-107.

[11] Thorlacius S, Tryggvadottir L, Olafsdottir GH, et al. Linkage to BRCA2 region in hereditary male breast cancer. Lancet,1995,346:544-545.

[12] Thorlacius S, Olafsdottir G, Tryggvadottir L, et al. A single BRCA2 mutation in male and female breast cancer families from Iceland with varied cancer pheno-types. Nat Genet,1996,13:117-119.

[13] Basham VM, Lipscombe JM, Ward JM, et al. BRCA1 and BRCA2 mutations in a population-based study of male breast cancer. Breast Cancer Res,2002,4(1):R2.

[14] Thompson D, Easton D.Variation in cancer risks, by mutation position, in BRCA2 mutation carriers. Am J Hum Genet,2001,68:410-419.

[15] Deb S, Jene N, Kconfab Investigators, et al.Genotypic and phenotypic analysis of familial male breast cancer shows under representation of the HER2 and basal subtypes in BRCA- associated carcinomas. BMC Cancer,2012,12:510. doi:10.1186/1471-2407-12-510.

[16] Sverdlov RS, Barshack I, Bar Sade RB, et al. Genetic analyses of male breast cancer in Israel. Genet Test,2000 ,4:313-317.

[17] Rahman N, Seal S, Thompson D, et al. PALB2, which encodes a BRCA2-interacting protein, is a breast cancer susceptibility gene. Nat Genet,2007,39:165-167.

[18] Adank MA, van Mil SE, Gille JJ, et al. PALB2 analysis in BRCA2-like families. Breast Cancer Res Treat,2011,127:357-362.

[19] Ding YC.Mutationsin BRCA2 and PALB2 in male breast cancer cases from the United States. Breast Cancer Res Treat,2011,126:771-778.

[20] Blanco A, de la Hoya M, Balmaña J, et al. Detection of a large rear-rangement in PALB2?in Spanish breast cancer families with male breast cancer. Breast Cancer Res Treat,2012,132:307-315.

[21] Fernandes PH, Saam J, Peterson J, et al. Comprehensive sequencing of PALB2 in patients with breast cancer suggests PALB2 mutations explain a subset of hereditary breast cancer. Cancer,2014,120:963-967.

[22] Vietri MT, Caliendo G, Casamassimi A, et al. A novel PALB2 truncat-ing mutation in an Italian family with male breast cancer. Oncol Rep,2015,33:1243-1247.

[23] Silvestri V, Zelli V, Valentini V, et al. Whole-exome sequencing and targeted gene sequencing provide insights into the role of PALB2 as a male breast cancer sus-ceptibility gene. Cancer,2016, doi:10.1002/cncr.30337. [Epub ahead of print].

[24] Vaz F, Hanenberg H, Schuster B, et al. Mutation of the RAD51C gene in a Fanconi anemia-like disorder. Nat Genet,2010,42:406-409.

[25] Meindl A, Hellebrand H, Wiek C, et al. Germline mutations in breast and ovarian cancer pedigrees establish RAD51C as a human cancer susceptibility gene. Nat Genet,2010,42:410-414.

[26] Orr N, Lemnrau A, Cooke R, et al. Genome-wide association study identiies a novel variant inRAD51B associated with male breast cancer risk. Nat Genet,2012,44:1182-1184.

[27] Hughes-Davies L, Huntsman D, Ruas M, et al. EMSY links the BRCA2 pathway to sporadic breast and ovarian cancer. Cell,2003,115:523-535.

[28] Navazio AS, Rizzolo P, Silvestri V, et al. EMSY copy number variation in male breast cancers characterized for BRCA1 and BRCA2 mutations. Breast Cancer Res Treat,2016,160:181-186.

[29] Lose F, Arnold J, Young DB, et al. BCoR-L1 variation and breast cancer. Breast Cancer Res,2007,9(4):R54.

[30] Deb S, Do H, Byrne D, et al. PIK3CA mutations are frequently observed in BRCAX but not BRCA2 -associated male breast cancer. Breast Cancer Res,2013,15:R69. http:// breast-cancer-research.com/content/15/4/.

[31] Deb S, Wong SQ, Li J, et al. Mutational proiling of familial male breast cancers reveals similarities with luminal A female breast cancer with rare TP53 mutations. Br J Cancer,2014,111:2351-2360.

[32] Wooster R, Mangion J, Eeles R, et al. A germline mutation in the andro-gen receptor gene in two brothers with breast cancer and Reifenstein syndrome. Nat Genet,1992,2:132-134.

[33] Lobaccaro J-M, Lumbroso S, Belon C, et al. Androgen receptor gene muta-tion in male breast cancer. Hum Mol Genet,1993,2:1799-1802.

[34] Haraldsson K, Loman N, Zhang Q-X,et al. BRCA2 germ-line mutations are frequent in male breast cancer patients without a family history of the disease. Cancer Res,1998,58:1367-1371.

[35] Young IE, Kurian KM, MAF M, et al. The CAG repeat within the androgen receptor

gene in male breast cancer patients. J Med Genet,2000 ,37:139-140.

[36] Syrjäkoski K, Hyytinen ER, Kuukasjärvi T, et al. Androgen recep-tor gene alterations in Finnish male breast cancer. Breast Cancer Res Treat,2003,77:167-170.

[37] Carey AH, Waterworth D, Patel K, et al. Polycystic ovaries and premature male pattern baldness are associated with one allele of the steroid metabolism gene CYP17. Hum Mol Genet,1994,3:1873-1876.

[38] Young IE, Kurian KM, MacKenzie MAF, et al. A polymorphic tetra-nucleotide repeat in the CYP19 gene and male breast cancer. Br J Cancer,2000 ,82:1247-1248.

[39] Young IE, Kurian KM, Annink C, et al. A polymorphism in the CYP17 gene is associated with male breast cancer. Br J Cancer,1999,81:141-143.

[40] Gudmundsdottir K, Thorlacius S, Jonasson JG, et al.CYP17 promoter polymorphism and breast cancer risk in males and females in relation to BRCA2 status. Br J Cancer,2003,88:933-936.

[41] Low-penetrance susceptibility to breast cancer due to $CHEK2^*$1100delC in noncarriers of $BRCA$1 or $BRCA$2 mutations. TheCHEK2-Breast Cancer Consortium. Nat Genet,2002,31:55-59.

[42] Ofit K, Pierce H, Kirchhoff T, et al. Frequency of $CHEK2^*$1100delC in New?York breast cancer cases and controls. BMC Med Genet,2003,4:1.

[43] Neuhausen S, Dunning S, Steele L, et al. Role of $CHEK2^*$1100delC in unselected series of non-BRCA1/2 male breast cancers. Int J Cancer. 108:477-478.

[44] Ohayon T, Gal I, Baruch RG, et al.$CHEK2^*$1100delC and male breast cancer risk in Israel. Int J Cancer,2004,108:479-480.

[45] Easton DF, Pooley KA, Dunning AM, et al.Genome-wide association study identiies novel breast cancer susceptibility loci. Nature,2007,447:1087-1093.

[46] Orr N, Cooke R, Jones M, et al. Genetic variants at chromosomes 2q35, 5p12, 6q25.1, 10q26.13, and 16q12.1 inluence the risk of breast cancer in men. PLoS Genet,2011,7(9):e1002290. doi:10.1371/journal.pgen.1002290.

[47] Johansson I, Lauss M, Holm K, et al.Genome methylation patterns in male breast cancer-Identiication of an epitype with hypermethylation of polycomb target genes. Mol Oncol,2015,9:1565-1579.

[48] Piscuoglio S, Ng CK, Murray MP, et al.The genomic landscape of male breast cancers. Clin Cancer Res, 2016. pii: clincanres.2840.2015. [Epub ahead of print].

[49] Lerman C, Schwartz MD, Lin TH, et al.The inluence of psycho-logical distress on use of genetic testing for cancer risk. J Consult Clin Psychol,1997,65:414-420.

[50] Zanna I, Rizzolo P, Sera F, et al. The BRCAPRO 5.0 model is a useful tool in genetic counseling and clinical management of male breast cancer cases. Eur J Hum Genet,2010,18:856-858.

[51] Kast K, Rhiem K, Wappenschmidt B, et al. Prevalence of BRCA1/2 germ-line mutations in 21 401 families with breast and ovarian cancer. J Med Genet,2016,53:465-471.

[52] Deb S, Lakhani SR, Ottini L, et al. The cancer genetics and pathology of male breast cancer. Histopathology,2016,68:110-118.

[53] Silvestri V, Barrowdale D, Mulligan AM, et al. Male breast cancer in *BRCA*1 and *BRCA*2 mutation carriers: pathology data from the Consortium of Investigators of Modiiers of *BRCA*1/2. Breast Cancer Res,2016,18(1):15.doi:10.1186/s13058-016-0671-y.

第 5 章

组织病理学

摘 要

目前，关于男性乳腺癌存在广泛的组织病理学信息与缺乏将长期随访信息转化为准确的预后数据之间不匹配的情况。浸润性导管癌以乳头状癌和分泌性癌变异为主，与女性乳腺癌患者相比，这类癌在男性乳腺癌患者中所占比例更大，也更常见。单纯黏液癌预后良好，而微乳头浸润性癌可能更具侵袭性。浸润性小叶癌很少见，有时发生于服用雌激素的男性和克兰费尔特综合征（Klinefelter syndrome）患者。可手术的乳腺肉瘤以手术治疗为主，而化疗和放疗的作用还有待确定。

如果病理只是异常生理，患病的生命只是受到各种内外界因素干扰的健康生命，那么病理必须回到细胞层面上。

——Rudolf Virchow

引 言

目前，还没有一家研究机构能够获得足够数量的男性乳腺癌病例来进行组织病理学评价，并将其与女性乳腺癌进行比较。大量可供分析的已发表文献均来自国家性的研究[1-3]。1948 年，美国武装部队病理学研究所（Armed Forced Institute of Pathology, AFIP）的 Norris 和 Taylor

© Springer International Publishing Switzerland 2017
I. Fentiman, *Male Breast Cancer*, DOI 10.1007/978-3-319-04669-3_5

回顾了113例男性乳腺癌标本，其占乳腺癌总材料的2.4%。

据他们报告，男性乳腺癌的总体特征与女性乳腺癌相似，肿瘤组织大多质地坚硬，含有淡黄色和出血性条纹样病灶。由于周围乳腺组织缺失，所以在男性乳腺癌中上述特征往往比女性乳腺癌更明显。在显微镜下，8例（7%）为导管内原位癌（DCIS），组织学特征为无特殊类型的导管癌92例（81%）。结果如表5.1所示，其中9例（10%）为乳突型。虽然有12例患者（11%）的表皮中发现了佩吉特细胞（Paget cell），但尚未发现佩吉特病（Paget disease）的临床病例。

Visfeldt收集了265个丹麦的男性乳腺癌病例，对其中的187例进行了组织学分类和分级，发现他们的组织学分类以浸润性导管癌为主，未发现浸润性小叶癌病例。浸润性导管癌150例，其中Ⅰ级44例（29%），Ⅱ级81例（54%），Ⅲ级25例（17%）。特殊类型包括髓样癌4例、乳头状癌5例、筛孔状癌5例和佩吉特病3例。

Hultborn等用1958—1967年瑞典癌症登记处（Swedish Cancer Registry）获得的数据进行分析，报告了190个男性乳腺癌病例，并对这些样本进行了中央组织病理学检查[4]，结果显示所有病例均为导管型乳腺癌，但其中4例为DCIS，未发现单纯黏液癌，但有3例表现为部分黏液样变，另有3例表现为髓样变。斯隆-凯特琳纪念小组（Sloane-Kettering Memorial group）从106例乳腺癌患者中收集了104个男性乳腺癌病例[5]，他们的组织病理学类型多数是浸润性导管癌（IDC），但其中也出现了2例髓样癌和导管癌。Donegan等对威斯康星州的18个肿瘤登记处报告的217个男性乳腺癌病例进行了回顾性分析，结果显

表5.1 男性和女性乳腺癌患者的组织学和免疫组化比较

特征	男性乳腺癌	女性乳腺癌
Ⅲ级	85%	50%
ER（+）	81%	69%
PR（+）	63%	56%
HER2（+）	5%	24%
P53	9%	28%
Bcl-2	79%	76%

示绝大多数男性乳腺癌病例为浸润性导管型（196/217，90%）[6]，其中DCIS 12 例，侵袭性乳头状癌 4 例，叶状瘤 1 例，平滑肌肉瘤 1 例，炎性癌 1 例。

Muir 等对 1970—1996 年喀彻温省癌症基金会（Saskatchewan Cancer Foundation）的 59 例患者进行了病例对照研究[7]，对照组为相匹配的女性乳腺癌病例。他们对这些病例进行了肿瘤分级回顾，同时评估了肿瘤组织中 ER、PR、HER2、P53、Bcl-2 的免疫组化组织学表达水平，结果见表 5.1。在男性乳腺癌病例标本中，85% 的病例的肿瘤分级为Ⅲ级，而这一比例在女性乳腺癌中仅占 50%，但 ER 阳性在男性乳腺癌患者中更为常见（81% vs. 69%）。值得注意的是，男性乳腺癌病例标本中 p53 过表达（9% vs. 28%）和 HER2 基因表达均相对较少（5% vs.17%）。

1979—1999 年 Ben Dhiab 等收集了 123 个突尼斯的男性乳腺癌病例，并将研究结果总结于 Burga 等在 2006 年向 AFIP 报告的 759 例大规模病例档案中[8]，其中 85% 为 IDC，26 例 IDC 和黏液混合癌，21 例纯黏液癌，34 例（4%）乳房佩吉特病伴癌，其中 19 例恶性肿瘤是乳房继发性肿瘤，最常见的原发灶为黑色素瘤。而单纯浸润性小叶癌仅有 3 例，另有 3 例被诊断为导管和小叶混合型癌。

2010 年 Cutuli 等报道了法国的一项包含 489 个病例的大型队列研究[9]。该队列研究中 IDC 共 462 例（95%），其中Ⅰ级占 22%，Ⅱ级占 51%，Ⅲ级占 20%。摩洛哥拉巴特国家肿瘤研究所（National Institute of Oncology, Rabat Morocco）的 Bourhafour 等获得了 1985—2007 年的 127 例男性乳腺癌患者的相关数据[10]。在这项数据中 IDC 占 96%，其中 82% 为Ⅱ或Ⅲ级，另外还有 2 例佩吉特病和 2 例浸润性小叶癌（ILC）。Aggarwal 等报道了退伍军人事务医疗中心（Veterans Affairs Medical Center）的 51 个男性乳腺癌病例的数据，数据显示这些病例中有 90% 为 IDC，5 例 DCIS 和 1 例肉瘤[11]。在尼日利亚的 42 例男性乳腺癌患者中，15 例为Ⅰ级，7 例为Ⅱ级，20 例为Ⅲ级[12]，其中 IDC 37 例（88%），乳头状病变 1 例，ILC 2 例，IDC 和 ILC 混合型 2 例（表 5.2）。

表 5.2 男性乳腺癌组织病理学的大型系列研究

作者	病例数	IDC	乳头状癌	黏液癌	佩吉特病（湿疹样癌）	DCIS	其他
Norris, 1969[1]	113	92	9	1	0	8	3
Visfeldt, 1973[2]	265	157	5	0	3	0	22
Hultborn, 1987[4]	190	166	12		5	4	
Borgen, 1992[5]	106	87				16	3
Donegan, 1998[6]	217	196		1		12	4
Ben Dhiab, 2005[8]	123	113				3	5
Burga, 2006[3]	759	645		21	34		
Cutuli, 2010[9]	489	462					
Bourhafour, 2012[10]	127	122			2		3
Aggarwal, 2012[11]	51	45				5	1

IDC：浸润性导管癌；DCIS：导管内原位癌

乳腺包裹性乳头状瘤

与欧洲西部高卢人（Gaul）相似，乳腺包裹性乳头状病变可分为良性、非浸润性癌（DCIS）和浸润性癌三种。上述三种病变在男性中较为罕见，但多数情况下缺乏长期随访，所以目前我们对这些不同的乳腺包裹性异常病变所知甚少。

良性乳头状瘤

1946 年，Moronet 报道了一例 31 岁男性患者，该患者有长达 2 年的间歇性右侧乳头溢血病史，他接受了乳房全切术治疗[13]。该患者的病灶组织学检查结果显示为广泛的导管内乳头状瘤（intraductal papilloma, IDP），没有证据支持其为恶性肿瘤。Simpson 和 Barson 回顾了多伦多儿童医院（Toronto Hospital for Sick Children）40 多年来的儿科乳腺病变，描述了一例 7 个月大的美国原住民男童患者，该患者的右侧乳腺下方出现肿块 4 个月[14]，大小为 5cm，后将肿块与乳头一并切除并证实为良性乳头状瘤。这是一例最年轻的男性良性 IDP 病例，后续报告见表 5.3。

表 5.3　男性良性乳头状瘤病例研究

作者	年龄	临床表现	治疗
Moroney, 1946[13]	31 岁	血性分泌物	乳房切除术
Simpson, 1969[14]	7 个月	肿块	WE
Volmer, 1984[15]	26 岁	肿块	WE
Detraux, 1985[16]	51 岁	浆液性分泌物	WE
	52 岁	血性分泌物	
Sara, 1987[17]	71 岁	肿块	WE
Martorano Navas, 1993[18]	82 岁	肿块	乳房切除术
Georgountzos, 2005[19]	56 岁	肿块、分泌物	WE
Shim, 2008[20]	44 岁	肿块、分泌物	WE
Yamamoto, 2006[21]	57 岁	肿块、分泌物	WE
Durkin, 2010[22]	14 岁	肿块	WE
De Vries, 2016[23]	29 岁	肿块	WE

WE：全切术

Volmer 等报道了一例 26 岁的男性患者，该患者有垂体腺瘤和男性乳腺异常发育症，表现为弥漫性 IDP[15] 肿块。

Detraux 等使用乳腺导管造影[16] 对 7 例出现乳头分泌物的男性患者进行了研究，其中 2 例为 IDP，2 例为导管内癌，1 例为脓肿，2 例为导管扩张。Sara 等报道了一例 71 岁的男性患者，该患者服用吩噻嗪超过 10 年，主诉为出现左侧乳头咖啡色分泌物[17]，其左侧乳腺有一个大小为 10cm 的肿块，切除后证实为 IDP。据 Martorano Navas 等报道，一例 82 岁的男性患者的乳房发现一个直径 10cm 的肿块，由于细胞学上的非典型性，对该 IDP[18] 患者进行了乳房切除术。Georgountzos 等报道了一例 56 岁的男性患者，该患者出现左侧乳头[19] 间歇性出血 2 年余，无药物服用史，穿刺活检发现非典型细胞，切除后被证实为 IDP。

Shim 等报道了一例 22 岁的患者，发现其胸壁有肿块，活动度差，超声检查显示该肿块为复杂的囊性病变，切除后被证实为 IDP[20]。Yamamoto 等报道了一例 57 岁的患精神分裂症的患者，他长期服用吩噻嗪，乳腺病理结果为 IDP[21]。Durkin 等报道了一例 IDP 导致单侧乳房增大的 14 岁男孩患者[22]。De Vries 等报道了一例 29 岁的男性患者，该患者的左侧乳头下方出现了一个直径为 1cm 的肿块，超声显示病灶呈小叶状且质地坚硬。这些病例表明，IDP 可发生在男性的任何年龄段，通常表现为肿块，有时伴有血性分泌物。迄今为止，IDP 的治疗是手术为主，但小的病变也可以通过导管镜切除。

乳腺包裹性乳头状癌（DCIS 型）

乳腺包裹性乳头状癌（DCIS 型）这类罕见的病变在临床、影像学和细胞学上可能难以与 IDP 区分，但在组织学上乳头状癌病变细胞多为圆形或多边形，轻度异型性，有丝分裂极少见，无基质浸润。如表 5.4 所示，乳腺包裹性乳头状癌病例主要发生于年龄为 60~70 岁的人群，通常表现为无痛性乳房肿块[21,24-45]。

Imoto 和 Hasebe 报道了一例 62 岁的乳腺包裹性乳头状癌病例和日本文献中记录的 4 例乳腺包裹性乳头状癌病例[29]。Pacelli 等首次报道了超声引导的核心活检术前诊断。对于乳腺包裹性乳头状癌的手术治疗以改良根

表 5.4 男性乳腺包裹性乳头状癌病例研究

作者	年龄(岁)	表现	治疗	结局
Noguchi, 1983[24]	80	肿块	TM	存活 3 年
Watanabe, 1986[25]	46	肿块	MRM	未知
Sasahashi, 1992[26]	64	肿块	RM	存活 11 个月
Sonksen, 1996[27]	62	肿块	TM, AS	存活 1 年
Kato, 1997[28]	54	肿块	MRM	存活 7 年
Imoto, 1998[29]	62	肿块	WE	存活 1 年
Anan, 2000[30]	75	肿块	MRM	存活 6 年半
Tochika, 2001[31]	66	肿块	MRM	未知
Pacelli, 2002[32]	67	肿块	TM, SNB	未知
Inoue, 2003[33]	73	分泌物	WE	存活 4 年
Andres, 2003[34]	74	肿块	WE	未知
Kihara, 2004[35]	68	肿块	MRM	未知
Kinoshita, 2005[36]	71	肿块和分泌物	SM	>
Sinha, 2006[37]	75	肿块	WE	存活 1 年
Yamamoto, 2006[21]	57	肿块和分泌物	WE	存活 1 年
Dragoumis, 2008[38]	75	肿块	WE, ANC	存活 4 年
Romics, 2009[39]	44	肿块	TM, SSM RT	未知
Pandey, 2010[40]	50	肿块	WE	存活 1 年 3 个月
Kelessis, 2011[41]	61	肿块	MRM	未知
Muallaoglu, 2012[42]	48	肿块	WE	存活 2 年
Hariprasad, 2013[43]	50	肿块	TM, SNB	存活 2 年
A lSaloom, 2015[44]	53	肿块	MRM	存活 2 年
Hu, 2016[45]	59	血性分泌物	TM	未知

TM：全乳房切除术；MRM：改良根治性乳房切除术；RM：乳腺癌根治术；AS：
腋窝切除手术；WE：全切术；SM：乳腺区段切除术；ANC：腋窝淋巴结清扫；
SSMRT：保留皮肤的乳房切除术联合放射治疗；SNB：前哨淋巴结活检

治术（modified radical mastectomy, MRM）或全乳房切除术（total mastectomy, TM）为主 [32]。虽然没有 5 年的随访数据，但早期结果显示在没有辅助放疗或全身治疗的情况下，男性乳腺包裹性乳头状癌的预后良好。

浸润性乳头状癌

浸润性乳头状癌是一种罕见的，有时具有侵袭性的男性乳腺癌变异，其特征是肿瘤细胞排列成桑椹状或小乳头状，乳头无纤维血管轴心，小管上皮结构在透明空隙样结构中自由浮动；1958 年 Benet 描述了一个 64 岁病例，该患者因 2 年来体积逐渐增大的乳房肿块在毛里求斯接受了乳房切除术治疗 [46]，之后被诊断为导管内乳头状瘤，肿瘤有恶变可能，但术后 4 年无复发（如表 5.5 所示）。

Blaumeiser 等报道了一例 77 岁的有乳房肿块的男性病例 [47]。作为研究的一部分，研究人员对其进行了乳房 MRI 检查。由于患者呼吸困难，Blaumeiser 等用 T1 加权自旋回波（SE）序列进行修改后，在 T2 加权上显示出一个不规则的低密度肿块。加入钆元素后，TI 自旋回波呈现

表 5.5　男性侵袭性乳头状癌病例研究

作者	年龄（岁）	表现	治疗	结局
Benett, 1958[46]	64	肿块	TM	存活 4 年
Blaumeiser, 2002[47]	77	肿块	MRM	未知
Zeppa, 2003[48]	55	肿块	WE	未知
Erhan, 2005[56]	66	肿块	WE	IV 期
Khalbuss, 2006[49]	67	肿块	WE	
Pant, 2009[50]	78	肿块	MRM	未知
Arora, 2010[51]	62	肿块	TM	存活 1 年
	81	肿块	TM	存活 1 年
Yoshida, 2010[52]	64	肿块	WE, ANC	未知
Tsushimi, 2013[54]	63	肿块	MRM	存活 1 年
Vagholkar, 2014[55]	55	肿块	MRM	存活 6 个月
Trepant, 2014[57]	73	肿块	TM, SNB	未知

TM：全乳房切除术；MRM：改良根治性乳房切除术；WE：全切术；ANC：腋窝淋巴结清扫；SNB：前哨淋巴结活检

出不均匀增强的信号。这些结果并未得到明确的术前诊断。其后该患者接受了 MRM 治疗，0/9 个淋巴结受累。

Zeppa 等对一例 55 岁的男性患者的 3cm 乳房肿块进行了细胞学研究[48]，涂片显示细胞数目增多且密集分布，以单个细胞和乳头状结构为主，细胞胞质大，细胞质边缘清晰。细胞 DNA 直方图显示肿瘤细胞为非整倍体细胞，组织学结果证实为乳头状癌并伴有向胸壁转移的淋巴结浸润。Erhan 等报道了一例 66 岁的男性患者，该患者有一个大小为 1.5cm 的 Ⅲ 级侵袭性微乳头状癌，在诊断时已有肺和肾上腺转移。上述微乳头状浸润性肿瘤通常具有侵袭性，并且与早期淋巴管浸润有关。Khalbuss 等报道了一例 67 岁的前列腺癌患者，该患者主诉一侧乳晕后无痛性肿块[49]，针吸细胞学检查显示肿瘤细胞呈乳头状团簇；细胞团块免疫组化显示乳腺珠蛋白阳性，前列腺特异性抗原阴性。对该患者的病灶广泛切除后证实为 Ⅱ 级浸润性乳头状癌合并 DCIS。Pant 等对经组织学证实为中分化侵袭性乳头状癌患者进行了术前细胞学诊断[50]。Arora 等报道了 2 例侵袭性乳头状癌，均行乳房切除术，术后 1 年无复发[51]。

据报道，在女性浸润性乳腺乳头状癌患者中 16q 位点杂合子缺失（loss of heterozygosity, LOH），但 Yoshida 等在一例 64 岁男性患者[52]中并没有发现 LOH。Petinato 等报道了 62 例微乳头浸润性癌，其中 1 例为男性[53]。在 41 例患者的随访资料中，71% 的患者在平均 30 个月后出现局部复发，49% 的患者死于转移性疾病，表明这种癌症的预后较差。在活检显示浸润性癌后，Tsushimi 等对淋巴结阴性的浸润性乳头状癌[54]进行了乳房切除和腋窝淋巴结清除术。另外 Vagholkar 还对一例 55 岁的男性浸润性乳头状癌患者进行了改良根治性乳房切除术，与其他患者一样，该患者被证明为淋巴结阴性[55]。

浸润性小叶癌

由于正常男性不存在小叶分化，浸润性小叶癌是一种十分罕见的男性乳腺癌，占病例总数的 2%。它的显微镜下特征是圆形癌细胞单行排列，即其浸润通常为单排细胞浸润。通常有单纯的浸润性小叶癌，但有时可见肺泡型小叶癌。多形型小叶癌、印戒细胞组织细胞或顶浆分泌性柱状变均较少见。免疫组织化学（IHC）染色显示细胞呈 E- 钙黏蛋白阴性。

最初 Norris 和 Taylor 在 1969 年将其命名为小细胞癌[1]。自此浸润性小叶癌病例逐渐趋于稳定并被总结汇总在表 5.2 中。Giffler 和 Kay 于 1976 年[58]年描述了弗吉尼亚医学院的 16 个男性乳腺癌病例中的 2 个。1986 年，Sanchez 等报道了一例 61 岁的白人男性乳腺浸润性小叶癌（ILC）病例[59]。诊断后对该患者进行了内分泌和核型分析。内分泌分析显示血清睾酮在正常范围内，但卵泡刺激素（FSH）和黄体生成素（LH）升高，尿中 17 种酮类物质减少。对患者的白细胞进行细胞遗传学分析发现 94% 的细胞为 47XXY（Klinefelter）。

Chandrasekaran 等报道的 4 个男性乳腺癌病例中有 2 个为 Klinefelter 基因型，并且均为 ILC[60]。Briest 等在治疗一例 52 岁的 ILC 患者时发现该患者携带 *BRCA2* 的病理性突变[61]。Mariolis-Sapsakos 等报道了一例 ILC 病例，患者 74 岁，育有两子，1 号染色体异染色质区重复[62]。他们回顾了现有的文献，随后对之前的 18 例 ILC 病例中的 9 例（50%）进行了细胞遗传学分析，其中 Klinefelter，47XXY 占 3 例（33%）。

Moten 等使用监测、流行病学和 1988—2008 年的 ER 数据库等方法来确定 ILC 患者[63]。结果发现在 133 339 例患者中，171 例（0.1%）为男性，他们比女性更容易患Ⅲ级癌症（26% *vs.* 15%）。此外，男性更有可能出现Ⅳ期疾病（9% *vs.* 4%）。Spencer 和 Shutter 描述了第一例 58 岁的男性患者，该患者表现为双侧 ILC，并且腹围也因双侧癌而增加[64]。

多形性浸润性小叶癌

Maly 等报道了一例 44 岁的德系犹太人患者，其左侧乳房肿块经活检证实为多形性浸润性小叶癌（pleomorphic invasive lobular carcinoma，PILC）[65]。在显微镜下，这些浸润性癌的癌细胞为深染的多形性细胞，且核 / 质比例高，核仁明显，细胞质呈中度嗜酸性，细胞排列于缺乏 E- 钙黏蛋白表达的非黏合层中。常有印戒细胞形成，胞质内形成新腔并且有靶向性表现。

自第一次在男性乳腺癌中报道 PILC 之后，后续对 PILC 病例的报道又有了进一步的发现。Rohini 等记述了一例 55 岁的男性患者，该患者的左侧乳房发现肿块 5 个月 [66]，无雌激素或药物使用史等危险因素。尽管 3 例患者都有侵袭性病变，但均存活，未出现复发。病例摘要见表 5.6[1,56,58,60,65,67-84]。

表 5.6　男性乳腺浸润性小叶癌（ILC）的病例特征

作者	年龄（岁）	特征	种族	核型
Norris, 1969[1]				
Giffler, 1976[58]	67		美国黑人	
	74		美国黑人	
Yogore, 1977[67]	56	未标明	美国黑人	
Schwartz, 1982[68]	66			
Vercoutere, 1984[68]				
Wolff, 1983[70]	55		美国白人	
	75		美国黑人	
Sanchez, 1986[59]	61		西班牙人	47XXY
Aghaudino, 1987[71]	75		尼日利亚人	
	60		尼日利亚人	
Nance, 1989[72]	82	未标明	美国白人	
Sawabe, 1992[73]	74		日本人	
Michaels, 1994[74]		未标明	美国白人	46XY
Joshi, 1996[75]	31			
San Miguel, 1997[76]		西咪替丁	西班牙人	46XY
Iwase, 1997[77]			日本人	
Scheidbach, 2000[78]	85		德国人	46XY BRCA1
Chandrasekaran, 2001[60]	53		英国人	47XXY
	73			47XXY
Koc, 2001[79]	52		土耳其人	46XY
Sano, 2001[80]				
Maly, 2005[65]	44	PILC		XY
Erhan, 2006[56]	64	未标明		

作者	年龄（岁）	特征	种族	核型
Madri, 2006[81]	56			46XY
Spencer, 2009[64]	58	癌扩散	美国白人	
Mariolis-Sapsaks, 2010[62]	74	未标明	瑞士人	46XY
Rohini, 2010[66]	55	PILC	印度人	
Ninkovic, 2012[82]	56	放疗联合化疗	塞尔维亚人	
Ishida, 2013[83]	76	PILC	日本人	
Melo-Abreu[86]	52	未标明	葡萄牙人	

PILC：多形性侵袭性小叶癌

分泌性癌

分泌性癌有两种特殊的组织学特征：广泛的细胞内和细胞外分泌物以及胞内的颗粒状嗜酸性细胞质。由于发病年龄尚小，McDivitt 和 Stewart 首次将这种罕见的癌症描述为青少年癌[85]。随后 Tavassoli 等将其命名为分泌性乳腺癌（secretory breast cancer, SBC），并报道了 19 例患者，其中一例是 9 岁的男孩患者[86]。他们在 SBC 的肿瘤组织中发现了两种细胞类型，为 A 型和 B 型。A 型胞浆呈微颗粒状，在恶性细胞和细胞外腔中有大量的分泌物；B 型细胞呈圆形或多边形，胞浆呈颗粒状或空泡状。肿瘤组织中两种细胞类型混合存在。患者接受肿瘤局部切除治疗，术后 21 个月无复发。

有关分泌性癌的第一个病例为一例 6 岁的男孩患者，该患者出现左侧乳房肿块[87]。经活检，包括 Stewart 博士在内的数个著名病理学家一致认为该肿瘤组织为腺癌，而 Stewart 博士也说自己从未见过如此年轻的癌症患者。回顾多伦多儿童医院 40 多年来报道的 9 例婴儿和儿童乳腺肿瘤患者，Simpson 和 Barson 描述了一例患分泌性癌的 5 岁男孩病例。该患者接受了肿瘤切除治疗，截至文章发表时未出现复发[88]。

表 5.7[86-108] 总结了 25 例 SBC 报告病例的具体情况。Karl 等报道了一例 3 岁的 SBC 男孩患者，其淋巴结反应呈阳性，后接受了乳房根治性切除治疗，术后未出现复发，生存时间不详[91]。但是，由于上述罕

表 5.7　男性分泌性癌的病例研究

作者	年龄（岁）	受体	EN	结局
Hartman, 1955[87]				
Simpson, 1969[88]	5			存活 4 年
Tavassoli, 1980[86]	9			存活 1.75 年
Karl, 1985[89]	3			
Kuwabara, 1988[90]	66	ER（ - ）/PR（ - ）		存活 0.75 年
Roth, 1988[91]	23			存活 4 年
Krausz, 1989[92]	24			死后 20 年
Serour, 1992[93]	17	ER（ - ）/PR（ + ）		存活 5 年
Lamovec, 1994[94]	20	ER（ + ）/PR（ + ）		存活 1 年
Pohar-Marinsek, 1994[95]	20	ER（ - ）/PR（ + ）		存活 0.5 年
Vesoulis, 1998[96]	33	ER（ + ）/PR（ +91 ）		
Kameyama, 1998[97]	50	ER（ + ）		
Chevallier, 1999[98]	9	ER（ - ）/PR（ - ）		存活 3.75 年
Yildirim, 1999[99]	11	ER（ - ）		存活 1 年
Bhagwandeen, 1999[100]	9	ER（ - ）/PR（ - ）		
Titus, 2000[101]	9	ER（ - ）/PR（ - ）		存活
De Bree, 2001[102]	17	ER（ - ）/PR（ - ）		存活 0.75 年
Niveditha, 2004[103]	19	ER（ - ）/PR（ - ）		
Grabellus, 2005[104]	46	ER（ - ）/PR（ -103 ）	（ + ）	
Gabal, 2011[105]	10 319	ER-（ + ）/PR（ - ）		
Li, 2012[106]	10	ER-（ + ）/PR（ - ）		存活 1 年
	18	ER-（ - ）/PR（ - ）		存活 1.1 年
Sharma, 2015[107]	12	ER（ - ）/PR（ - ）		存活 0.5 年
MIsra, 2016[108]	8	ER（ + ）/PR（ - ）	（ + ）	存活 3 年

EN：ETV6-NTRK3

见病例的详细情况公布急促，所以这些病例报告缺乏 5 年的随访数据。来自 Hammersmith 医院的 Krausz 等的报告包含了随访数据，该报告包括 4 例女性患者和 1 例男性患者[94]。女性 SBC 患者的 3 年、5 年、8 年后复发 4 例，男性乳腺癌患者 20 年后复发。该男性乳腺癌患者于 1961 年出现乳房肿块，后接受乳房全切术和腋窝放射治疗。1981 年，患者出现上臂淋巴结肿大，后证实存在腋窝淋巴结、头皮和肝转移，且对化疗没有反应。

2002 年，Tognon 等报道，在 SBC 中发现了曾在儿童间质肿瘤中出现的 ETV6-NTRK3（EN）融合基因[109]。该融合基因的表达产物是一种能够转化成纤维细胞的嵌合酪氨酸激酶。为了找出 EN 融合基因的转录产物，他们运用逆转录酶 - 聚合酶链反应（RT-PCR）和荧光原位杂交（FISH）技术检测了 13 例 SBC 和 5 例导管癌中 EN 融合基因的表达。13 例 SBC 病例中有 12 例的 EN 呈阳性，1 例男性患者例外。随后 Grabellus 等报道了一例 46 岁的变性患者，该患者接受过包括隆胸在内的变性手术并长期服用雌激素[106]。患者在 46 岁时怀疑硅胶植入物脱位，但在手术时发现肿瘤，后诊断为 SBC 并且 ETV6-NTRK3 融合基因阳性。最近报道的分泌性癌病例为一例 8 岁男孩患者，该患者接受了乳房切除术治疗，前哨淋巴结活检阴性[110]。经检测，该患者的大小为 1.4cm 的肿块表达 ETV6-NTRK3（EN）融合基因，进一步明确了诊断，患者术后 3 年无复发。

腺样囊性癌

腺样囊性癌（adenoid cystic carcinoma, ACC）是一种非常罕见的男性乳腺癌，最常见的原发部位是唾液腺，组织学特征为典型双层结构，这种双层结构由基底细胞排列成的假腺腔和腺上皮细胞排列的腺体组成。第一例 ACC 是 Woyke 等报道的一例 37 岁的男性患者[110]。该患者接受乳房局部切除术治疗，分别在术后 5 年和 7 年后复发。这种病例的具体情况和预后见表 5.8[110-118]。

Verani 等报道了一例 78 岁的男性 ACC 患者，该患者的右侧乳腺出现肿块 10 年余[111]，冰冻切片诊断为 ACC，后行乳房根治术治疗。虽然病变并未累及腋窝淋巴结，但患者仍在术后 9 个月复发死亡。Ferlito 等曾报道了一例 60 岁的 ACC 患者，该患者接受了简单的乳房切除术，

表 5.8　男性腺样囊性癌的研究总结

作者	年龄（岁）	腋窝	结局
Woyke, 1970[110]	37	（−）	复发
Verani, 1973[111]	78	（−）	死亡
Ferlito, 1974[112]	60	（−）	未知
Hjorth, 1977[113]	21	（−）	存活 2 年
Milauskus, 1991[114]	13	（−）	存活 2.5 年
Kshirsagar, 2006[115]	82	（+）	复发 2 年
Liu, 2012[116]	20	（−）	未知
Yoo, 2013[117]	41	（−）	肺骨转移
Tang, 2015[118]	19	（−）	存活 5.5 年

但之后没有随访[114]。Hjorth 等报道了一例 20 岁的年轻 ACC 患者[115]。Miliauskas 等首次报道了一例幼年男性乳腺腺样囊性癌病例[116]，该患者接受了皮下乳房切除术，术后两年半无复发。

Kshirsagar 等报道了一例 82 岁的患左侧乳房溃疡性肿瘤的男性病例[117]。该患者接受了改良根治性乳房切除术，术后病变诊断为腺样囊性癌，PAS（过碘酸雪夫染色）阳性，3 个腋窝淋巴结受累。术后患者拒绝放疗，术后 2 年，患者出现胸壁肿瘤复发，接受广泛切除术和全厚皮片移植术治疗，术后 9 个月无复发。Liu 等治疗了一例 20 岁但预后不详的 ACC 患者[117]，Yoo 等报道了一例 41 岁 ACC 复发后出现肺转移与骨转移的男性患者[119]。Tang 等报道了一例 19 岁的 ACC 患者，其肿瘤直径约为 30mm，后接受根治性乳房切除术治疗，0/41 个淋巴结受累，术后 67 个月无复发。由于报道和随访的异质性，ACC 术后的预后结果很难总结。由此可见，尽管腋窝淋巴结受累情况在上述所有病例中均为阴性，但只有 1 例除外，其余病例仍有可能发生淋巴管侵犯所致的肿瘤远处转移。

黏液癌

黏液癌为单纯型或混合型，前者的黏液成分大于 90%。单纯黏液癌的侵袭性较小。关于黏液癌的病例报道频率各不相同，但在接受组织学检查的 759 例男性乳腺癌患者中，21 例（3%）为黏液癌 [3]。表 5.9 对已报道的具有临床病理特征的相关病例进行了总结 [119-125]。尽管大多数黏液癌病例的年龄都在 80 岁或 90 岁左右，但 Fujikawa 等报道了一例 35 岁的男性黏液癌患者，该患者的右侧乳房肿块进行性增大并伴疼痛感加重 [121]。超声检查显示为多腔囊肿，囊肿内部回声不均匀，类似叶状瘤。患者行乳房切除术后诊断为黏液癌。术后 2 年无复发。

Peschos 等描述了一个特殊黏液癌病例，患者为 86 岁的男性，患有乳房佩吉特病和潜在黏液癌，并且 ER 或 PR 阳性 [122]。男性黏液癌中淋巴结受累较女性乳腺癌更常见，Hammedi 等报道了一例 75 岁的突尼斯男性患者，该患者患单纯黏液癌，淋巴结受累，但接受乳房切除术、化疗、放疗和内分泌治疗后，3 年无复发 [123]。在确定 ER 表达水平时发现黏液癌病变大多为 ER 阳性，但 Aggarwal 等治疗的 1 例男性肿瘤患者同时为 ER 和 PR 阴性 [124]。Ingle 等使用细针穿刺细胞学（FNAC）对黏液癌进行了术前诊断，结果显示肿瘤为单纯黏液癌，肿瘤累及腋窝淋巴结 [125]。

Dragoumis 等报道了一个 59 岁的男性黏液癌病例，该患者的右侧乳晕后肿块进行性增大，肿瘤边界清，质地软 [126]。接受乳房根治术治疗后被证实为单纯黏液癌，腋窝淋巴结受累。Ishida 等报道了一例 63 岁的日本男性黏液癌患者，该患者的肿瘤组织 ER 阴性、PR 阴性、

表 5.9　男性乳腺单纯黏液癌的研究总结

作者	年龄（岁）	淋巴结状态	ER 状态	生存
Fujikama, 1998[119]	35	未知	未知	A&W30 个月
Peschos, 2008[120]	86	未知	（+）	未知
Hammedi, 2010[121]	75	（+）	（+）	A&W36 个月
Aggarwal, 2011[122]	75	（−）	（−）	A&W12 个月
Ingle, 2012[123]	75	（+）	未知	未知
Dragoumis, 2012[124]	59	（+）	（+）	未知
Ishida, 2014[124]	63	（−）	（+）	未知

A&W: alive and well，存活良好

HER2 阴性，之后接受广泛切除术治疗，前哨淋巴结活检阴性[127]。上述病例的随访数据未达到 5 年，但截至报告时，无 1 例患者死亡。

男性乳腺混合型黏液癌占浸润性导管癌的 10% 以上，但 IDC 的记录很少。Sinha 等记录了一例 50 岁的男性患者，该患者的肿瘤大小为 20mm，为乳腺 Ⅱ 级混合型黏液癌，ER 阳性[126]。接受乳房切除术治疗，前哨淋巴结活检阴性，术后给予他莫昔芬，术后 1 年无复发。Gupta 等报道了一例 75 岁患者，该患者的肿瘤大小为 9.5cm，被诊断为混合型黏液癌，淋巴结未受累，行乳腺癌改良根治术治疗[127]。肿瘤组织的 60% 为黏液癌，40% 为 IDC，ER/PR 阳性，HER2 阴性。这些混合型黏液癌的预后可能与腺癌相似，但没有特别说明。

肉　瘤

乳腺肉瘤在女性中很少见，在男性中更是非常罕见。然而，仍有一部分具有代表性的乳腺肉瘤被归为女性乳腺癌，但这种患者的病例报告以单一病例形式为主。

叶状瘤

1838 年，Johannes Muller 报道了几例罕见的乳腺肿瘤病例，这些肿瘤体积大，经过几年休眠后生长迅速，性质为良性，具有特殊的镜下特征。他称这种病变为叶状囊肉瘤，因为他认为这种病变为恶性病变。Lee 和 Pack 在 1931 年引用了上述成果，他们报告了在纪念医院治疗的 109 个此类病例，其中 3 例（3%）为男性[128]。

世界卫生组织（WHO）将叶状瘤分为良性、交界性和恶性三种。表 5.10 列出了核分裂（10hpf）、肿瘤边界、基质过度生长和非典型基质细胞数等叶状瘤的诊断标准。从放射学角度来看，叶状瘤边界清，超声显示肿瘤呈清晰的分叶状，良性和恶性病变后方回声增强。

Reingold 等报道了一例 54 岁的男性叶状瘤患者，该患者出现右侧乳房无痛性肿块 20 年余[129]。组织学显示导管增生，间质细胞明显增多，

表 5.10 分叶肿瘤的 WHO 分类

特征	良性	边缘性	恶性
有丝分裂数（10hpf）	0~4	5~9	≥ 10
边缘	变形	变形或者渗透	渗透
基质过度生长	轻度或中度	中度	中度或显著
不典型基质细胞数	轻度	中度伴非典型	显著非典型

伴有裂隙和囊肿。由于存在邻近的乳腺组织发育，因此推测导致乳腺增生的内分泌变化也与叶状囊肉瘤有关。Pantoja 等治疗了一例 70 岁的男性叶状瘤患者，该患者出现乳房肿块 50 年[130]，后接受乳房切除术和植皮治疗，术中发现肿瘤重 8.6kg，组织学诊断为恶性囊肉瘤合并乳腺增生。这种恶性囊肉瘤被认为是巨大纤维腺瘤恶性转化的结果。

持续接受高雌激素刺激是乳腺囊肉瘤发生发展的一个驱动因素，Johansson 和 Balldin 报道了一个男性前列腺癌病例，针对前列腺癌给予聚雌二醇磷酸酯治疗，但由于出现乳腺疼痛症状，又给予乳房放疗[131]，后续该患者发展为乳腺恶性叶状囊肉瘤。1987 年，Nielsen 和 Andreasen 描述了一个病例，此时该类肿瘤的命名已改为叶状肿瘤[132]。他们报告的是一例 71 岁的双侧乳腺增生患者，该患者出现左侧乳房 4cm 大小的肿块。激素检测显示血浆 LH、催乳素和 FSH 水平升高，但睾酮水平正常。Bartoli 等报道了一个服用雌激素多年的男性叶状瘤病例[133]。

Hilton 等对一例 15 岁男孩患者进行了皮下乳腺切除术，该患者出现左侧乳房增大的无痛性肿块[134]。肿瘤大小为 7cm，组织学显示肿瘤细胞呈中等多形性基质，细胞偶有核分裂。某些区域显示叶状突起，为叶状瘤的典型特征。该患者被诊断为介于细胞纤维腺瘤和良性叶状瘤之间的肿瘤。Kahan 等从一例 35 岁男性患者的右侧乳房取出一个大小为 9.6cm 的小肿块，该肿块在患者幼年时已经存在，但在 1 年前迅速生长[135]。术后 1 年，患者再次发现乳房肿块，并在 4 年后再行切除术，肿瘤边界清晰。随后患者接受右侧乳房放疗（50Gy），5 年后未复发。该患者患有肝脏疾病和 II 型糖尿病，但除了性激素结合球蛋白（sex hormone binding globulin, SHBG）增加导致的自由睾酮-1 降低外，其他内分泌状况正常。其叶状肿瘤为交界性恶性肿瘤，ER 或 PR 阴性。

Campagnero 等报告了一个 53 岁的患学习困难症的非裔美籍男性病例，该患者的左侧乳房出现一大小为 5cm 的肿块，乳房 X 线片显示肿瘤呈小叶密度并伴粗钙化[136]。肿瘤核心活检显示间质纤维化、导管增生和顶浆分泌腺化生，提示叶状瘤。切除活检证实了诊断，因此患者进行左侧乳房简易切除术，术后 2 年无复发。Konstantakos 和 Graham 描述了一例男性患者，该患者为双侧腋下叶状瘤[137]。

Kim 等描述了一例 39 岁的男性患者，该患者有短暂的左侧乳房肿块病史[138]。肿块大小为 1cm，表面皮肤增厚，乳头内陷，未发现乳房钙化灶。肿块切除后，组织学显示交界性叶状瘤伴男性乳腺发育异常症。

血管肉瘤

Mansouri 等报道了一例 57 岁的男性患者，其左侧乳房有原发性血管肉瘤，接受乳房切除术治疗后 3 年无复发[139]。Granier 等描述了另一例 58 岁的男性乳腺血管肉瘤患者[140]，他们认为标准的治疗方法是乳腺癌根治术联合辅助化疗，但现在很少有人认为淋巴结手术在血管肉瘤的治疗中有作用。Wang 等报道了一例 20 岁的中国患者，其乳房肿块大小为 18cm[141]，行大范围切除后，肿瘤边界清晰，但不幸的是该患者在术后 6 个月死于转移性疾病。在法国肉瘤治疗组治疗的 154 例不同部位的血管肉瘤患者中，有 36 例为男性，5 年生存率为 43%，而女性患者占 45%[142]。Kamat 等描述了一例 57 岁的男性 HIV 阳性患者，其乳房肿块大小为 12mm，超声显示低回声[143]，核心活检显示血管肉瘤，在正常分期研究后，该患者接受了乳房全切术，被证实为低级别血管肉瘤，无随访数据。

脂肪肉瘤

Huebert 报道了 1944—1978 年在马尼托巴省不同地点登记的 104 例脂肪肉瘤病例，其中 59 例（57%）为男性[144]，10 年总生存率为

49%，高于接受过手术治疗但未接受放疗的患者。Sezer 等描述了一例 70 岁的男性患者，其左侧乳房出现无痛性肿块并逐渐增大[145]。超声显示异源性回声清晰的肿块。对比增强（CT）扫描显示胸大肌皮下巨大肿瘤。切除后证实为多形性脂肪肉瘤。术后接受放疗，术后 9 个月痊愈。

Raj 等描述了一例 66 岁的男性患者，在该患者先前有外伤的右侧乳房部位出现了逐渐增大的肿块[146]。乳腺钼靶 X 线和超声检查发现了乳房和腋下肿块，核心活检提示为纤维瘤病。因为影像学特征提示恶性肿瘤，所以该患者接受了乳房切除术。术中标本报告为去分化脂肪肉瘤。随后，患者接受辅助化疗和放疗。Pasta 等对一例 69 岁的乳腺脂肪肉瘤患者进行乳房切除术联合放、化疗[147]，治疗后 4 年无复发。

纤维肉瘤

在斯隆 - 凯特琳纪念医院接受治疗的一系列乳腺肉瘤患者中，有 1 例为 50 岁的男性纤维肉瘤患者[148]，该患者接受了乳腺癌根治术治疗，术后 15 年去世，但无复发。Kidmas 等报道了 2 例尼日利亚男性乳腺纤维肉瘤患者，这两例患者均接受乳房改良根治术治疗[149]，但无后续随访数据。Shukla 等描述了一例 28 岁的男性患者，该患者在确诊前曾有 7 年的右侧乳房肿块病史，而在就诊期间肿块体积增大[150]。肿块大小有 10cm，可移动，FNAC 检查显示梭形细胞肉瘤。对该患者行乳腺癌根治术，术后组织学检查显示梭形细胞交错呈编织状，病灶呈黏液样变，每 10 个高倍镜视野中有 1 个。诊断为 I 级原发性纤维肉瘤，患者治疗后 1 年无复发。

恶性纤维组织细胞瘤（MFH）

1964 年，O'Brien 和 Stout 首次描述了恶性纤维组织细胞瘤（malignant fibrous histiocytoma, MFH），他们称之为恶性纤维性黄瘤[151]。在 21 例 MFH 患者中有 4 例的肿瘤位于乳腺内，并且有 1 例为 70 岁男性患者。

该患者接受了肿瘤广泛切除治疗，术后 6 年无复发。Mahalingam 等报道了一例 71 岁的非洲裔美籍男性患者，该患者的左侧乳房有无痛性肿块，且迅速增大[152]。肿块可以移动，皮肤表面无变化。超声检查显示为一个 3cm 大小的实体分叶状肿块。FNAC 显示恶性肿瘤细胞伴炎症和纤维化。患者在冷冻切片确诊为 MFH 后接受了乳房全切术。术后 3 年无复发。

Hartel 等报道了 19 例原发性乳腺 MFH，其中 1 例为男性[153]。该患者的肿瘤组织免疫组化显示 CD68（71%），平滑肌肌动蛋白（36%），很少存在 ER 和 PR 阳性。所有病例的 CD34、S-100 蛋白、D33、角蛋白（CK7、CK20、CK5/6、CK18）均为阴性。随访的 15 例患者中，5 例（33%）在确诊后 7 个月内死于转移性疾病。

隆突性皮肤纤维肉瘤

隆突性皮肤纤维肉瘤（dermatofibrosarcoma protuberans, DFSP）是一种罕见且具有局部侵袭性的皮肤肿瘤，常见于年轻男性的躯干和肢体近端。据报道，第一个影响乳房的病例是一例 41 岁的中国男性患者，该患者最初表现为右侧乳房肿块[154]。乳腺 X 线检查显示两个肿块，其中一个较大且轮廓清晰，另一个为不规则肿块。乳房 MRI T1 加权像显示，两个肿块的信号比脂肪低，而与胸大肌相关的信号略有增加。在 T2 加权像中，两个肿块的信号都比脂肪组织高。较大的肿块轮廓清晰，它与脂肪界面组织有明显的边界光强度降低。在 T2 加权成像中，较小的肿块边界不清晰，但在脂肪抑制后，病灶边界清晰，较大的肿块对下方胸大肌信号略有影响。肿瘤组织广泛切除后，组织学表现为梭形肿瘤细胞，呈车轮状（层状）与血管呈直角排列。纺锤体细胞核分化良好，有丝分裂少见，故诊断为 DFSP。

表 5.11[154-159] 总结了随后研究的 DFSP 病例。表中可见 DFSP 的发病年龄相对较小。遗憾的是，这次研究又一次未获得长期的研究成果，且无随访数据。对于这种病例处理时最重要的一点是获得清晰的手术切除边界，以尽量减少局部复发风险。

表 5.11 男性乳腺隆突性皮肤纤维肉瘤的病例研究

作者	年龄（岁）	肿瘤大小（cm）	结局
Chen, 2009[154]	41	4.5	未知
Park, 2011[155]	36	—	未知
Akhtar, 2012[156]	22	5	未知
Prabhu, 2014[157]	55	5	未知
Al Tarakji, 2015[158]	27	4	存活 1 年
Saikia, 2016[159]	40	4.5	未知

骨肉瘤

乳腺内发生骨肉瘤的病例极为罕见，需要与已经存在的良性或恶性病变（如叶状瘤）的化生变化相鉴别。Silver 和 Tavasolli 回顾了 1957—1995 年诊断的 50 例乳腺骨肉瘤病例，其中仅有 1 例为男性患者[160]。免疫组化标志物证实了上皮细胞分化缺失。未发现腋窝淋巴结受累的证据，在随访资料中，41% 的患者平均 17 个月后死亡。对于乳腺骨肉瘤建议的治疗方法是广泛切除或不累及腋下的乳房切除术。

参考文献

[1] Norris HJ, Taylor HB.Carcinoma of the male breast. Cancer,1969,23:1428-1435.

[2] Visfeldt J, Scheike O. Male breast cancer. I.Histologic typing and grading of 187 Danish cases. Cancer,1973,32:985-990.

[3] Burga AM, Fadare O, Lininger RA, et al. Invasive carcinomas of the male breast: a morphologic study of the distribution of histologic subtypes and metastatic patterns in 778 cases. Virchows Arch,2006,449:507-512.

[4] Hultborn R, Friberg S, Hultborn KA.Male breast carcinoma. I.A study of the total material reported to the Swedish Cancer Registry 1958–1967 with respect to clinical and histopathologic parameters. Acta Oncol,1987,26:241-256.

[5] Borgen PI, Wong GY, Vlamis V, et al. Current management of male breast cancer. A review of 104 cases. Ann Surg,1992,215:451-457.

[6] Donegan WL, Redlich PN, Lang PJ, et al.Carcinoma of the breast in males: a multiinstitutional survey. Cancer,1998,83:498-509.

[7] Muir D, Kanthan R, Kanthan SC. Male versus female breast cancers. A population-based comparative immunohistochemical analysis. Arch Pathol Lab Med,2003,127:36-41.

[8] Ben Dhiab T, Bouzid T, Gamoudi A, et al. Male breast cancer: about 123 cases collected at the Institute Salah-Azaiz of Tunis from 1979 to 1999. Bull Cancer,2005,92:281-285.

[9] Cutuli B, Le-Nir CC, Serin D, et al. Male breast cancer. Evolution of treatment and prognostic factors. Analysis of 489 cases. Crit Rev Oncol Hematol,2010,73:246-254.

[10] Bourhafour M, Belbaraka R, Souadka A,et al. Male breast cancer: a report of 127 cases at a Moroccan institution. BMC Res Notes,2011,4:219. doi:10.1186/1756-0500-4-219.

[11] Aggarwal A, Liu ML, Krasnow SH.Breast cancer in male veteran population: an analysis from VA cancer registry. J Community Support Oncol,2014,12:293-297.

[12] Ahmed A, Ukwenya Y, Abdullahi A, et al.Management and outcomes of male breast cancer in Zaria, Nigeria. Int J Breast Cancer,2012,2012:845143.

[13] Moroney J. A case of multiple duct papilloma of the male breast. Br J Surg,1946,34:397.

[14] Simpson JS, Barson AJ.Breast tumours in infants and children: a 40-year review of cases at a Children's Hospital. Can Med Ass J, 1969;1:101-103.

[15] Volmer J. Intraductal (intracystic) papilloma of the male breast. Zentralbl Allg Pathol,1984,129:513-519.

[16] Detraux P, Benmussa M, Tristant H, et al. Breast disease in the male: galactographic evaluation. Radiology,1985,154:605-606.

[17] Sara AS, Gottfried MR.Benign papilloma of the male breast following chronic phenothiazine therapy. Am J Clin Pathol,1987,87:649-650.

[18] Martorano Navas MD, Raya Povedano JL, Añorbe Mendivil E, et al. Intracystic papilloma in male breast: ultrasonography and pneumocystography diagnosis. J Clin Ultrasound,1993,21:38-40.

[19] Georgountzos V, Ioannidou-Mouzaka L, Tsouroulas M, et al. Benign intracystic papilloma in the male breast. Breast J,2005,11:361-362.

[20] Shim JH, Son EJ, Kim EK,et al.Benign intracystic papilloma of the male breast. J Ultrasound Med,2008,27(1):397-400.

[21] Yamamoto H, Okada Y, Taniguchi H, et al. Intracystic papilloma in the breast of a male given long-term phenothiazine therapy: a case report. Breast Cancer,2006,13:84-88.

[22] Durkin ET, Warner TF, Nichol PF.Enlarging unilateral breast mass in an adolescent male: an unusual presentation of intraductal papilloma. J Pediatr Surg,2011,46:33-35.

[23] de Vries FEE, Walter AW, Vrouenraets BC.Intraductal papilloma of the male breast. J Surg Case Rep. 2016. pii: rjw014. doi:10.1093/jscr/rjw014.

[24] Noguchi M, Miwa K, Miyazaki I.Intracystic carcinoma of the breast in an elderly man. Jpn J Surg,1983,13:519-523.

[25] Watanabe O, Haga S, Shimizu T, et al. A case of intracystic and non- invasive carcinoma of the male breast accompanied by intracystic papilloma. Nippon Rinsho Geka Gakkai Zasshi,1986,47:1255-1258.

[26] Sasahashi N, Nakajima A, Sato Y, et al. A case of intracystic carcinoma of the male

breast. Rinsho Geka,1992,47:1639-1642.

[27] Sonksen CJ, Michell M, Sundaresan M. Intracystic papillary carcinoma of the breast in a male patient. Clin Radiol,1996,51:438-439.

[28] Kato M, Ishigure H, Matsuda M, et al. A case of intracystic carcinoma of the male breast. Nyugan No RinshoI,1997,12:230-234.

[29] Imoto S, Hasebe T. Intracystic papillary carcinoma of the breast in male: case report and review of the Japanese literature. Jpn J Clin Oncol,1998,28:517-520.

[30] Anan H, Okazaki M, Fujimitsu R, et al. Intracystic papillary carcinoma in the male breast. A case report. Acta Radiol,2000 ,41:227-229.

[31] Tochika N, Takano A, Yoshimoto T, et al. Intracystic carcinoma of the male breast: report of a case. Surg Today,2001,31:806-809.

[32] Pacelli A, Bock BJ, Jensen EA, et al. Intracystic papillary carcinoma of the breast in a male patient diagnosed by ultrasound-guided core biopsy: a case report. Breast J,2002,8:387-390.

[33] Inoue S, Kunitomo K, Okamoto H, et al. A case of male noninvasive intra-cystic papillary carcinoma forming a tumor in the nipple duct. Breast Cancer,2003,10:85-88.

[34] Andrés B, Aguilar J, Torroba A, et al. Intracystic papillary carcinoma in the male breast. Breast J. 2003,9:249-250.

[35] Kihara M, Mori N, Yamauchi A,et al. A case of intracystic papillary carcinoma with a multilocular cyst of the breast in male. Breast Cancer,2004,11:409-412.

[36] Kinoshita T, Fukutomi T, Iwamoto E, et al. Intracystic papillary carcinoma of the breast in a male patient diagnosed by core needle biopsy: a case report. Breast,2005,14:322-324.

[37] Sinha S, Hughes RG, Ryley NG.Papillary carcinoma in a male breast cyst: a diagnostic challenge. Ann R Coll Surg Engl,2006,88:87-89.

[38] Dragoumis DM, Tsiftsoglou AP.Intracystic papillary carcinoma associated with ductal carci-noma in situ in a male breast. J Postgrad Med,2008,54:39-40.

[39] Romics L, O'Brien ME, Relihan N, et al. Intracystic papillary carcinoma in a male as a rare presentation of breast cancer: a case report and literature review. J Med Case Rep,2009,3:13-16.

[40] Pandey P, Dixit A, Kaur S.Intracystic papillary carcinoma in the male breast: a rare presentation. India J Med Sci,2010,64:46-48.

[41] Kelessis NG, Georgiou IT, Markidou S, et al. Papillary carcinoma of the male breast: report of a case. Surg Today,2011,41:537-541.

[42] Muallaoglu S, Ozdemir E, Kutluay L. Intracystic papillary carcinoma of the breast in a male patient. Case Rep Med. 2012:ID 378157. doi:10.1155/2012/378157.

[43] Hariprasad S, Prajna Hariprasad P, Srinivas T.Intracystic papillary carcinoma of the breast in males: a case report and review of the literature. J Clin Diagn Res,2013,7:568-570.

[44] Al Salloom AAM.Intracystic papillary carcinoma in male breast with high nuclear

grade: a case report. J Clin Diagn Res,2015,9:4-5.

[45] Hu ZI, Liu C, Fisher PR, et al. Intracystic papillary carcinoma of the breast in a male patient. Rare Tumors,2016,8:6050. doi: 10.4081/rt.2016.6050.eCollection.2016.

[46] Benett GR.A case of duct papilloma with malignant change in a male breast. Br J Cancer,1958,12:87-89.

[47] Blaumeiser B, Tjalma WA, Verslegers I, et al. Invasive papillary carcinoma of the male breast. Eur Radiol,2002,12:2207-2210.

[48] Zeppa P, Mascolo M, Zabatta A, et al. Aggressive papillary male breast carcinoma on ine-needle cytology sample. Diagn Cytopathol,2003,29:360-363.

[49] Khalbuss WE, Ambaye A, Goodison S,et al. Papillary carcinoma of the breast in a male patient with a treated prostatic carcinoma diagnosed by ine-needle aspiration biopsy: a case report and review of the literature. Diagn Cytopathol,2006,34:214-217.

[50] Pant I, Joshi SC.Invasive papillary carcinoma of the male breast: report of a rare case and review of the literature. J Cancer Res Ther,2009,5:216-218.

[51] Arora R, Gupta R, Sharma A, et al. Invasive papillary carcinoma of male breast. Indian J Pathol Microbiol,2010,53:135-137.

[52] Yoshida M, Mouri Y, Yamamoto S, et al. Intracystic invasive papillary carcinoma of the male breast with analyses of loss of heterozygosity on chromosome 16q. Breast Cancer,2010,17:146-150.

[53] Pettinato G, Manivel CJ, Panico L, et al. Invasive micropapillary carcinoma of the breast. Clinicopathologic study of 62 cases of a poorly recognized variant with highly aggressive behaviour. Am J Clin Pathol,2004,121:857-866.

[54] Tsushimi T, Mori H, Harada T, et al. Invasive micropapillary carcinoma of the breast in a male patient: report of a case. Int J Surg Case Rep,2013,4:988-991.

[55] Vagholkar K, Dastoor K, Gopinathan I. Intracystic papillary carcinoma in the male breast: a rare endpoint of a wide spectrum. Case Rep Onc Med. 2013: ID 129353.http:// dx.doi.org/10.1155/2013/129353.

[56] Erhan Y, Erhan Y, Zekioglu O.Pure invasive micropapillary carcinoma of the male breast: report of a rare case. J Can Chir,2005,48:156-157.

[57] Trépant AL, Hoorens A, No l JC.Pure invasive micropapillary carcinoma of the male breast: report of a rare case with C-MYC ampliication. Pathol Res Pract,2014,210:1164-1166.

[58] Gifler RF, Kay S.Small-cell carcinoma of the male mammary gland. A tumor resembling iniltrating lobular carcinoma. Am J Clin Pathol,1976,66:715-722.

[59] Sanchez AG, Villanueva AG, Redondo C.Lobular carcinoma of the breast in a patient with Klinefelter's syndrome. A case with bilateral, synchronous, histologically different breast tumors. Cancer,1986,57:1181-1183.

[60] Chandrasekharan S, Fasanya C, Macneill FA. Invasive lobular carcinoma of the male breast: do we need to think of Klinefelter's syndrome. Breast,2001,10:176-178.

[61] Briest S, Vang R, Terrell K, et al. Invasive lobular carcinoma of the male breast: a rare

histology in an uncommon disease. Breast Care (Basel),2009,4:36-38.

[62] Mariolis-Sapsakos T, Theodoropoulos G, Flessas II, et al. Lobular breast cancer in men: case report and review of the literature. Onkologie,2010,33:698-700.

[63] Moten A, Obirieze A, Wilson LL.Characterizing lobular carcinoma of the male breast using the SEER database. J Surg Res,2013,185:71-76.

[64] Spencer JT, Shutter J.Synchronous bilateral invasive lobular breast cancer presenting as carcinomatosis in a male. Am J Surg Pathol,2009,33:470-474.

[65] Maly B, Maly A, Pappo I,et al. Pleomorphic variant of invasive lobular carcinoma of the male breast. Virchows Arch,2005,446:344-345.

[66] Rohini B, Singh PA, Vatsala M, et al. Pleomorphic lobular carcinoma in a male breast: a rare occurrence. Patholog Res Int,2010,2010:871369. doi:10.4061/2010/871369.

[67] Yogore 3rd MG, Sahgal S. Small cell carcinoma of the male breast: report of a case. Cancer, 1977,39:1748-1751.

[68] Schwartz IS.Small-cell breast carcinoma in men. Hum Pathol,1982,13:185.

[69] Vercoutere AL, O'Connell TX. Carcinoma of the male breast. An update. Arch Surg,1984,119:1301-1304.

[70] Wolff M, Reinis MS.Breast cancer in the male: clinicopathological study of 40 patients and review of the literature. In:Progress in surgical pathology. Philadelphia: Field and Wood; 1983:77-109.

[71] Aghadiuno PU.Cancer of the male breast: analysis of forty-three cases in Ibadan, Nigeria. Afr J Med Med Sci,1987,16:15-26.

[72] Nance KV, Reddick RL.In situ and iniltrating lobular carcinoma of the male breast. Hum Pathol, 1989,20:1220-1222.

[73] Sawabe Y, Shinoda M, Osawa J, et al. Lobular carcinoma of the male breast-a case report. Nihon Geka Gakkai Zasshi,1992,93:442-444.

[74] Michaels BM, Nunn CR, Roses DF. Lobular carcinoma of the male breast. Surgery,1994,115:402-405.

[75] Joshi MG, Lee AKC, Loda M, et al. Male breast carcinoma: an evaluation of prognostic factors contributing to a poorer outcome. Cancer,1996,77:490-498.

[76] San Miguel P, Sancho M, Enriquez JL, et al. Lobular carcinoma of the male breast associated with the use of cimetidine. Virchows Arch,1997,430:261-263.

[77] Iwase K, Kato K, Ohtani S, et al. The relation between superoxide dismutase in cancer tissue and clinico-pathological features in breast cancer. Breast Cancer,1997,4:155-160.

[78] Scheidbach H, Dworak O, Schmucker B, et al. Lobular carcinoma of the breast in an 85-year-old man. Eur J Surg Oncol,2000 ,26:319-321.

[79] Koc M, Oztas S, Erem MT, et al. Invasive lobular carcinoma of the male breast: a case report. Jpn J Clin Oncol,2001,31:444-446.

[80] Sano D, Dao B, Lankoandé J, et al. Cancer du sein de l'homme en milieu africain. A propos de 5 cas observés au centre hospitalo-universitaire de Ouagadougou (Burkina Faso). Bull Cancer,1997,84:175-177.

[81] Madri K, Sharma J.Invasive lobular carcinoma of male breast-a case report. Indian J Pathol Microbiol,2006,49:272-274.

[82] Ninkovic S, Azanjac G, Knezevic M, et al. Lobular breast cancer in a male patient with a previous history of irradiation due to Hodgkin's disease. Breast Care (Basel),2012,7:315-318.

[83] Ishida M, Mori T, Umeda T, et al. Pleomorphic lobular carcinoma in a male breast: a case report with review of the literature. Int J Clin Exp Pathol,2013,6:1441-1444.

[84] Melo Abreu E, Pereira P, Marques JC, et al. Invasive lobular carcinoma: a rare presentation in the male breast. BMJ Case Rep. 2016. pii: bcr2016215665. doi:10.1136/bcr-2016-215665.

[85] McDivitt RW, Stewart FW. Breast carcinoma in children. JAMA,1966,195:388-390.

[86] Tavassoli FA, Norris HJ.Secretory carcinoma of the breast. Cancer,1980,45:2404-2413.

[87] Hartman AW, Magrish P.Carcinoma of breast in children; case report: six-year-old boy with adenocarcinoma. Ann Surg,1955,141:792-798.

[88] Simpson JS, Barson AJ.Breast tumours in infants and children: a 40-year review of cases at a children's hospital. Can Med Assoc J,1969,101:100-102.

[89] Karl SR, Ballantine TV, Zaino R.Juvenile secretory carcinoma of the breast. J Pediatr Surg,1985,20:368-371.

[90] Kuwabara H, Yamane M, Okada S.Secretory breast carcinoma in a 66 year old man. J Clin Pathol,1998,51:545-547.

[91] Roth JA, Discafani C, O'Malley M.Secretory breast carcinoma in a man. Am J Surg Pathol,1988,12:150-154.

[92] Krausz T, Jenkins D, Grontoft O, et al.Secretory carcinoma of the breast in adults: emphasis on late recurrence and metastasis. Histopathology, 1989,14:25-36.

[93] Serour F, Gilad A, Kopolovic J, et al. Secretory breast cancer in childhood and adolescence: report of a case and review of the literature. Med Pediatr Oncol,1992,20:341-344.

[94] Lamovec J, Bracko M.Secretory carcinoma of the breast: light microscopical, immunohisto-chemical and low cytometric study. Mod Pathol,1994,7:475-479.

[95] Pohar-Marinsek Z, Golouh R.Secretory breast carcinoma in a man diagnosed by ine needle aspiration biopsy. A case report. Acta Cytol,1994,38:446-450.

[96] Vesoulis Z, Kashkari S.Fine needle aspiration of secretory breast carcinoma resembling lac-tational changes. A case report. Acta Cytol,1998,42:1032-1036.

[97] Kameyama K, Mukai M, Iri H, et al. Secretory carci-noma of the breast in a 51-year-old male. Pathol Int,1998,48:994-997.

[98] Chevallier A, Boissy C, Rampal A,et al. Secretory carcinoma of the breast. Report of a case in a 9-year-old boy. Clin Exp Pathol,1999,47:88-91.

[99] Yildirim E, Turhan N, Pak I, et al. Secretory breast carcinoma in a boy. Eur J Surg Oncol,1999,25:98.

[100] Bhagwandeen BS, Fenton L.Secretory carcinoma of the breast in a nine year old boy. Pathology,1999,31:166-168.

[101] Titus J, Sillar RW, Fenton LE.Secretory breast carcinoma in a 9-year-old boy. Aust N Z J Surg,2000 ,70:144-146.

[102] de Bree E, Askoxylakis J, Giannikaki E,et al. Secretory carcinoma of the male breast. Ann Surg Oncol,2002,9:663-667.

[103] Niveditha SR, Bajaj P, Nangia A. Secretory carcinoma of the male breast. J Clin Pathol,2004,57:894-896.

[104] Grabellus F, Worma K, Willruth A, et al. ETV6-NTRK3 gene fusion in a secretory carcinoma of the breast of a male-to-female transsexual. Breast,2005,14:71-74.

[105] Gabal S, Talaat S. Secretory carcinoma of male breast: case report and review of the litera-ture. Int J Breast Cancer,2011,2011:704657. doi:10.4061/2011/704657.

[106] Li D, Xiao X, Yang W, et al. Secretory breast carcinoma: a clinicopathological and immunophenotypic study of 15 cases with a review of the literature. Mod Pathol,2012,25:567-575.

[107] Sharma V, Anuragi G, Singh S, et al. Secretory carcinoma of the breast: report of two cases and leview of the literature. Case Rep Oncol Med,2015,2015:581892. doi:10.1155/2015/581892. Epub 2015 Jul 5.

[108] Misra M, Sagar P, Friedmann AM,et al. Case records of the Massachusetts General Hospital. Case 12-2016. An 8-year-old boy with an enlarging mass in the right breast. N Engl J Med,2016,374:1565-1574.

[109] Tognon C, Knezevich SR, Huntsman D, et al. Expression of the ETV6-NTRK3 gene fusion as a primary event in human secretory breast carcinoma. Cancer Cell,2002,2:367-376.

[110] Woyke S, Domagala W, Olszewski W.Fine structure of mammary adenoid cystic carcinoma. Pol Med J,1970,9:1140-1148.

[111] Verani RR, Van der Bel-Kahn J.Mammary adenoid cystic carcinoma with unusual features. Am J Clin Pathol,1973,59:653-658.

[112] Ferlito A, Di Bonito L. Adenoid cystic carcinoma of the male breast: report of a case. Am Surg,1974,40:72-76.

[113] Hjorth S, Magnusson PH, Blomquist P. Adenoid cystic carcinoma of the breast. Report of a case in a male and review of the literature. Acta Chir Scand,1977,143:155-158.

[114] Miliauskas JR, Leong AS. Adenoid cystic carcinoma in a juvenile male breast. Pathology,1991,23:298-301.

[115] Kshirsagar AY, Wader JV, Langade YB, et al. Adenoid cystic carcinoma of the male breast. Int Surg,2006,91:234-236.

[116] Liu J, Jia W, Zeng Y,et al. Adolescent male adenoid cystic breast carcinoma. Am Surg,2012,78:288-289.

[117] Yoo SJ, Lee DS, Oh HS, et al. Male breast adenoid cystic carcinoma. Case Rep Oncol,2013,6:514-519.

[118] Tang P, Yang S, Zhong X, et al. Breast adenoid cystic carcinoma in a 19-year- old man: a case report and review of the literature. World J Surg Oncol,2015,13:19-22.

[119] Fujikawa T, Sonobe M, Nishimura S, et al.A case of mucinous carcinoma of the male breast with unusual ultrasonographic indings mimicking phyllodes tumor. Breast Cancer,1998,5:83-86.

[120] Peschos D, Tsanou E, Dallas P, et al. Mucinous breast carcinoma presenting as Paget's disease of the nipple in a man: a case report. Diagn Pathol,2008,3:42-45.

[121] Hammedi F, Trabelsi A, Abdelkrim SB, et al. Mucinous carcinoma with axillary lymph node metastasis in a male breast: a case report. N Am J Med Sci,2010,2:111-113.

[122] Aggarwal R, Geetika Khanna R, et al.Mucinous carcinoma in a male breast. J Cytol,2011,28:84-86.

[123] Ingle AP, Kulkarni AS, Patil SP, et al.Mucinous carcinoma of the male breast with axillary lymph node metastasis: report of a case based on ine needle aspiration cytology. J Cytol,2012,29:72-74.

[124] Dragoumis DM, Assimaki AS, Tsiftsoglou AP.Pure mucinous carcinoma with axillary lymph node metastasis in a male breast. Breast Cancer,2012,19:365-368.

[125] Ishida M, Umeda T, Kawai Y, et al. Mucinous carcinoma occurring in the male breast. Oncol Lett,2014,7:378-380.

[126] Sinha A, Kishore M, Siddiqui A, et al. Mixed mucinous carcinoma of male breast: a rare presentation. Indian J?Surg,2010,72:77-78.

[127] Gupta K, Sharma S, Kudva R, et al. Mixed mucinous and iniltrating carcinoma occur-ring in male breast- study of clinico-pathological features: a rare case report. J Clin Diagn Res,2015,9:7-8.

[128] Lee BJ, Pack GT. Giant intracanalicular myxoma of the breast the so-called cystosarcoma phyllodes mammae of Johannes Muller. Am J Cancer,1931,15:2583-2609.

[129] Reingold IM, Ascher GS.Cystosarcoma phyllodes in a man with gynecomastia. Am J Clin Pathol,1970,53:852-856.

[130] Pantoja E, Llobet RE, Lopez E. Gigantic cystosarcoma phyllodes in a man with gynecomastia. Arch Surg,1976,111:611.

[131] Johansson L, Balldin G. Malignant cystosarcoma phyllodes in a man treated with polyestra-diolphosphate. Case report. Acta Chir Scand,1986,152:781-785.

[132] Nielsen VT, Andreasen C. Phyllodes tumour of the male breast. Histopathology,1987,11: 761-762.

[133] Bartoli C, Zurrida SM, Clemente C.Phyllodes tumor in a male patient with bilateral gynaecomastia induced by oestrogen therapy for prostatic carcinoma. Eur J Surg Oncol,1991,17:215-217.

[134] Hilton DA, Jameson JS, Furness PN.A cellular ibroadenoma resembling a benign phyllodes tumour in a young male with gynaecomastia. Histopathology,1991,18:476-477.

[135] Kahán Z, Tószegi AM, Szarvas F, et al. Recurrent phyllodes tumor in a man. Pathol Res Pract,1997,193:653-658.

[136] Campagnaro EL, Woodside KJ, Xiao SY, et al. Cystosarcoma phyllodes (phyllodes tumor) of the male breast. Surgery,2003,133:689-691.

[137] Konstantakos AK, Graham DJ.Cystosarcoma phyllodes tumors in men. Am Surg,2003,69:808-811.

[138] Kim JG, Kim SY, Jung HY, et al.Extremely rare borderline phyllodes tumor in the male breast: a case report. Clin Imaging,2015,39:1108-1111.

[139] Mansouri H, Jalil A, Chouhou L, et al.A rare case of angiosarcoma of the breast in a man: case report. Eur J Gynaecol Oncol,2000 ,21:603-604.

[140] Granier G, Lemoine MC, Mares P, et al. Primary angiosarcoma of the male breast. Ann Pathol,2005,25:235-239.

[141] Wang ZS, Zhan N, Xiong CL, et al. Primary epithelioid angiosarcoma of the male breast: report of a case. Surg Today,2007,37:782-786.

[142] Fayette J, Martin E, Piperno-Neumann S, et al. Angiosarcomas, a heterogeneous group of sarcomas with speciic behavior depending on primary site: a retro-spective study of 161 cases. Ann Oncol,2007,18:2030-2036.

[143] Kamat L, Rosa M, Weinfurtner R, et al. Primary breast angiosar-coma in a male. Breast J,2015, doi:10.1111/tbj.12453. [Epub ahead of print].

[144] Huebert HT.Liposarcoma: the Manitoba experience. Can J Surg,1981,24:391-396.

[145] Sezer A, Tuncbilek N, Usta U, et al. Pleomorphic liposarcoma of the pectoralis major muscle in an elderly man: report of a case and review of literature. Cancer Res Ther,2009,5:315-317.

[146] Raj SD, Rogers S, Del Junco GW,et al. Dedifferentiated liposarcoma of the adult male breast. Radiol Case Rep,2015,9:1-3. doi:10.2484/rcr.v9i2.906.

[147] Pasta V, Monti M, Cialini M, et al. Primitive sarcoma of the breast: new insight on the proper surgical management. J Exp Clin Cancer Res,2015,34:72-77.

[148] Callery CD, Rosen PP, Kinne DW.Sarcoma of the breast. A study of 32 patients with reappraisal of classiication and therapy. Ann Surg,1985,201:527-532.

[149] Kidmas AT, Ugwu BT, Manasseh AN,et al. Male breast malignancy in Jos University Teaching Hospital. West Afr J Med,2005,24:36-40.

[150] Shukla S, Chauhan R, Jyotsna PL, et al. Primary ibrosarcoma of male breast: a rare entity. J Clin Diagn Res,2014,8:11-12.

[151] O'Brien JE, Stout AP. Malignant ibrous xanthomas. Cancer,1964,17:1445-1455.

[152] Mahalingam SB, Mahalingam K, McDonough S.Malignant ibrous histiocytoma in a male breast: a case report. J Clin Oncol,2011,29:682-684.

[153] Hartel PH, Bratthauer G, Hartel JV, et al. Primary malignant ibrous histiocytoma (myxoibrosarcoma/pleomorphic sarcoma not otherwise speciied) of the breast: clini-copathologic study of 19 cases. Ann Diagn Pathol,2011,15:407-413.

[154] Chen X, Chen YH, Zhang Y, et al. Magnetic resonance imaging and mammographic appearance of dermatoibrosarcoma protuberans in a male breast: a case report and literature review. J Med Case Rep,2009,3:8246-8249.

[155] Park JY, Jang YH, Kim YC. Subcutaneous dermatoibrosarcomaprotuberans on the breast. Korean J Dermatol,2011,49:1025-1027.

[156] Akhtar K, Sherwani RK, Ray PS.Dermatoibrosarcomaprotuberans of male breast: an unusual presentation. Oman Med Specialty Board,2012:1-3.

[157] Prabhu VV, Shivani A, Kulkarni SH,et al. Dermatoibrosarcoma protuberans: male breast. Med JDY Patil Univ,2014,7:85-87.

[158] Al Tarakji M, Toro A, Di Carlo I, et al. Unusual presentation of dermatoibrosarcoma protuberans in a male patient's breast: a case report and review of the literature. World J Surg Oncol,2015,13:158-162.

[159] Saikia BK, Das I, Mandal GK.Fibrosarcomatous change in the background of dermatoibrosarcoma protuberans in male breast: Study of a rare case and review of the entity. J Midlife Health,2016,7:45-48.

[160] Silver SA, Tavassoli FA.Primary osteogenic sarcoma of the breast: a clinicopathologic analysis of 50 cases. Am J Surg Pathol,1998,22:925-933.

第 6 章

分子标记

摘　要

在分子水平上对男性乳腺癌和女性乳腺癌进行检测和比较揭示出显著和潜在的可利用差异。超过 90% 的男性乳腺癌雌激素受体（ER）为阳性，而女性乳腺癌只有大约 70% 的 ER 为阳性。雄激素受体（AR）突变可能是个别男性乳腺癌患者的发病原因之一，但与大多数病例没有明确关联。在男性乳腺癌中，MIB1（Ki-67 抗体）和 Bcl-2 的表达并无预后意义。男性乳腺癌的分子分型主要为管腔 A 型，管腔 B 型次之，极少为基底细胞型，HER2 阳性型比较罕见。研究者描述了两种男性乳腺癌的基因组亚群：男性复合型与男性单纯型，后者似乎是男性特有的一种类型。在淋巴结阴性的男性乳腺癌患者中，21 基因检测（Oncotype DX）可能有助于预测预后，以及选择合适的化疗方案。细胞周期蛋白的过表达（例如 cyclin-D 和 c-myc）与淋巴结受累的减少和无病生存期（disease-free survival, DFS）的延长有关。男性乳腺癌组织库的建立将有助于我们更深地了解分子表达谱，并为新的特异性治疗打开大门。

只有持续不断地努力，才能看清眼前的东西。

——George Orwell

© Springer International Publishing Switzerland 2017

I. Fentiman, *Male Breast Cancer*, DOI 10.1007/978-3-319-04669-3_6

引　言

分子生物学技术已经产生了一系列免疫组织化学（IHC）试剂用于增强肿瘤特征，取代了依赖苏木精 – 伊红（H-E）染色后所显示的形态学特征。这不仅提高了诊断的准确性，还发现了更复杂的预后标记。

雌激素和孕激素受体

1960 年，Jensen 发现并鉴定了雌激素受体（ER），这一开创性的工作为乳腺癌的内分泌治疗提供了理论依据[1]。紧接着，1970 年，O'Malley 发现了孕激素受体（PR）[2]。在广泛应用于女性乳腺癌的选择性治疗后，Leclercq 分析了 11 例男性乳腺癌患者的细胞质中的雌激素受体，其中 7 例原发性癌，4 例转移性癌[3]。他们测量了 3H–17β 雌二醇胞质片段的亲和力，结合的解离常数在女性乳腺癌报道的范围内。当它存在时，受体浓度为 59~532fmol/mg。竞争性实验表明，这些受体对雌激素类和抗雌激素类物质具有特异性，说明男性乳腺癌和女性乳腺癌中的 ER 是完全相同的。

Rosen 等分析了 3 例男性乳腺癌患者样本中 ER 的表达情况，均呈阳性，浓度分别为 10fmol/mg、16fmol/mg 和 105fmol/mg[4]。随后，Everson 等进行了更大规模的研究，报道了 34 例男性乳腺癌患者中 29 例为雌激素受体阳性，占比 85%[5]。Andres 等研究了 ER、PR、HER2/neu 和 EGF 受体的状态，在 98 例男性乳腺癌样本中，ER 阳性 82 例（84%），PR 阳性 78 例（80%）[6]。男性乳腺癌中 ER 和 PR 的蛋白水平高于女性。Cutuli 进行的一项法国男性乳腺癌大型研究发现，419 例样本中 ER 阳性 385 例（92%），399 例样本中 PR 阳性 356 例（89%）[7]。该研究中，受体表型占比如下：ER 和 PR 阳性为 86%，ER 阳性、PR 阴性为 6%，ER 阴性、PR 阳性为 3%，ER 阴性、PR 阴性为 5%。

雄激素受体

我们知道男性乳腺癌分子生物学方面的问题之一是缺乏细胞系。

与之相比，女性乳腺癌建立的细胞系过多，这些细胞系成为了广泛的研究模型，尤其是体外内分泌调节行为的研究。AR 通过与睾酮或二氢睾酮结合而被激活，结合后的复合物转移至细胞核。它在男性乳腺癌中的作用一直备受关注，研究结果却总是令人失望。

1992 年，Wooster 等报道了一对患有男性乳腺癌的兄弟，他们都有雄激素抵抗的临床和内分泌证据（赖芬斯坦综合征）[8]。他们通过测序发现，在 X 染色体上，AR 的 DNA 结合结构域编码区内有 AR 基因突变。随后 Lobacarro 等筛选了 13 个男性乳腺癌肿瘤组织在 AR 基因编码 DNA 结合结构域的外显子 2 和 3 上目前已知的种系突变[9]。在这 13 个患者样本中，其中一个样本的单链构象多态性和直接测序结果发现，雄激素受体基因第 2 185 位的鸟嘌呤－腺嘌呤点突变将其第二锌指结构域 608 位点的精氨酸变成了赖氨酸。这一突变是在一例 38 岁的男性患者体内发现的，他患有部分雄激素不敏感综合征，但雄激素的结合正常。作者假设 AR 突变可能使雄激素对男性乳腺组织的保护作用失效。

SyrjäKoski 等在 32 例芬兰男性乳腺癌患者的组织中筛选了 AR 基因整个编码区的突变，并研究了 AR 基因中 CAG 和 GGC 重复长度的作用[10]。他们并未发现任何胚系突变，病例组和对照组的 CAG 和 GGC 重复长度相似，因此他们得出结论，AR 基因突变对男性乳腺癌的发病风险没有重大影响。

表 6.1 概述了在男性乳腺癌中对 AR 进行检测的研究，显示研究结果存在异质性[11-18]。这些差异很可能是方法学上的，但目前很难得出 AR 基因在男性乳腺癌中的表达是否与此具有相关性的结论。

Rayson 等检测了 77 例肿瘤患者样本的 AR 状态，这些肿瘤样本来自 1950—1992 年在梅奥诊所接受治疗的 111 例男性乳腺癌患者，发现其 AR 阳性比例为 95%[12]。由于如此高的 AR 阳性比例，他们无法评估 AR 是否对预后有影响。与此相反，Kwiatkowska 等研究了 43 例男性乳腺癌患者，其中 AR 阳性者占 33%，AR 阴性者占 74%，他们发现 AR 阳性是患者 5 年生存率的不利因素[17]。Wenhui 等检测了 102 例中国男性乳腺癌患者样本的 AR、ER、PR、HER2 以及 Ki-67（MKI67）状态并提供了确切的数据[20]。他们发现高水平的 AR 表达与腋窝淋巴结转

表 6.1　男性乳腺癌中 AR 阳性型的比例

作者	研究病例数	AR 阳性病例数
Sasano, 1996[11]	15	13(87%)
Rayson, 1998[12]	77	73(95%)
Munoz de Toro, 1998[13]	13	5(39%)
Pich, 1999[14]	47	16(34%)
Kidwai, 2003[15]	26	21(81%)
Kwiatowska, 2003[17]	39	15（38%）
Murphy, 2006[18]	16	14（87%）
Sas-Korczynska, 2015[19]	32	20（62.5%）

移相关，并显著降低了 5 年生存期。给予 AR 阴性患者他莫昔芬辅助治疗可改善患者的总生存（OS）。

相反，Sas-Korczyska 等在 32 例乳腺癌样本中检测了 AR 状态，发现表达 AR 者 20 例（63%），且 AR 在 ER 阳性肿瘤中的表达率更高，占 85%（17/20）[19]。AR 阴性肿瘤患者具有更差的 5 年生存率（30% vs. 52%）。

Johannson 等采用高分辨率平铺 BAC 阵列分析了 56 例新鲜冻藏的男性乳腺癌标本，并与 359 例女性乳腺癌基因组数据集的表达谱进行对比[21]。男性乳腺癌中的广谱畸变表明男性乳腺癌基因组插入突变与女性乳腺癌相比更加频繁，但具有更少的基因组缺失突变。他们提出了两种男性乳腺癌基因组亚型，分别为男性复合型和男性单纯型。男性复合型与女性乳腺癌的管腔复合型（Luminal-complex）亚型相似，而男性单纯型似乎是男性特有的亚型。女性乳腺癌和男性乳腺癌在基因组失衡方面有许多相似之处，但高分辨率基因组分析也显示出明显的差异。男性乳腺癌可分为两个综合的基因组亚群，并可能具有一定的预后价值。男性单纯型亚型与女性乳腺癌中迄今为止定义的任何基因组亚群均明显不同。

Callari 等研究了男性乳腺癌转录图谱并对 37 例 ER 阳性男性乳腺癌患者的活检组织和 53 例 ER 阳性女性乳腺癌患者的相似组织学标本的基因表达谱进行了比较[22]。男性乳腺癌与女性乳腺癌中有近千个基因表达不同，表明性别在包括新陈代谢、翻译调节、基质重塑和免疫系统招募在内的关键功能中起着重要作用。此外，对类固醇受体相关基因的分析表明，AR 在男性和女性中的主要作用可能具有很大差异，有可能利用这些差异进行治疗。

Ki67/MIB-1

Ki67 是一种单克隆抗体，能够检测增殖细胞中表达的核抗原，但只能用于新鲜冷冻标本。与之相比，识别 Ki67 抗原重组成分的单克隆抗体 MIB-1 可用于检测福尔马林固定和石蜡包埋组织的增殖。Pich 等使用 MIB1 分析了 27 例男性乳腺癌样本，并根据抗体对恶性细胞染色的比例进行评分[23]。MIB-1 值为 23.76%，且染色仅见于细胞核。MIB-1 的评分与病理分级、分期、ER 或 PR 状态之间没有关联。MIB-1 值 ≤ 23.5% 的患者的中位生存期为 73 个月，而 MIB-1 值 >23.5% 的患者的中位生存期仅为 37 个月（P=0.01）。

Wilsher 等测定了 41 例男性乳腺癌样本中 MIB-1 的表达，40% 为阳性[24]。Rayson 等对 77 例男性乳腺癌样本进行了 IHC 检测，并将细胞着色 ≥ 20% 作为 cut-off 值，48 例（62%）为阴性，29 例（38%）为阳性。MIB-1 阳性患者的 5 年无进展生存率显著降低（48% vs.80%；P=0.012）。相反，科威特的 41 个男性乳腺癌病例报道 Ki67 染色为 100%[25]。Wang-Rodriguez 等对 65 例男性乳腺癌患者的肿瘤组织进行了检测，并用 IHC 方法测定 ER、PR、P53、Her2-neu 和 MIB-1 的状态[26]。他们选取了 17 例年龄匹配的男性乳腺发育异常症样本作为对照。设定 MIB-1 值 >10.6% 为阳性，在此基础上，19 例（29%）男性乳腺癌为阳性，所有男性乳腺发育异常症对照组的 MIB-1 均为阴性。MIB-1 的表达与生存率无关，他们推测男性乳腺癌中 MIB-1 的表达价值有限。

Kanthan 等采用 IHC 方法检测了 75 例男性乳腺癌样本的多项变量表达，包括 Ki-67 和 cyclin-D1 的临床病理变量，例如肿瘤大小、分期、淋巴结状态和 DFS[27]。男性乳腺癌中 MIB-1 主要为阴性。MIB-1 状态与肿瘤分期或 DFS 无关联，因此研究者得出结论，MIB-1 在男性乳腺癌发生发展过程中不起主要作用。Kornegoor 等对来自荷兰的一项男性乳腺癌大型系列研究的样本进行 IHC，包括对 MIB-1 抗体的检测 [28]。MIB-1 阳性例数与肿瘤样本总例数之比为 24/131（18%）。在组织学分级 Ⅲ 级的标本中，MIB-1 显著过表达。MIB-1 的状态与预后之间无显著关联。

Schildhaus 等的研究进一步证实了 MIB-1 状态缺乏预后意义 [29]。在他们分析的 92 例男性乳腺癌患者的肿瘤基因芯片中，69 例（75%）为阴性。尽管表达 Ki-67 病例的中位生存期较短（48 个月 *vs*.102 个月），但并没有达到统计学意义。将 20% 的细胞染色阈值设为阳性，Gargiulo 等报道了男性乳腺癌中 MIB-1 阳性比例为 22/34（65%）[30]。同样，它与生存期无显著相关性。尽管有时 MIB-1 表达的百分比不同，但最近的研究均表明 MIB-1 不是决定男性乳腺癌预后的重要变量。

Bcl-2

Bcl-2（B 淋巴细胞瘤 -2）是 *bcl-2* 基因的产物，它是一种抗凋亡蛋白。Weber-Chappuis 等对比了 66 例男性乳腺癌和 190 例组织学相匹配的女性乳腺癌肿瘤标志物的表达 [30]。他们发现男性乳腺癌中 *bcl-2* 阳性肿瘤的比例较高。在梅奥诊所的 111 例男性乳腺癌患者中，104 例（94%）有 *bcl-2* 的表达 [12]。在 Temmim 报道的 41 例男性乳腺癌患者中，32 例（78%）的 *bcl-2* 呈阳性 [25]。在 Abdel-Fatah 等报道了 Bcl-2 和细胞有丝分裂指数联合确定女性乳腺癌各组预后的显著差异之后 [31]，Lacle 在 151 例男性乳腺癌患者中重新探讨了这一关系 [32]。在这些男性乳腺癌样本中，142 例（94%）表达 *bcl-2*，并与肿瘤大小、分级和细胞有丝分裂指数无关。*Bcl-2* 与细胞有丝分裂指数联合不是男性乳腺癌的预后指标。

分子亚型

Sorlie 等用分层聚类法检测了 115 例女性乳腺癌患者的 534 个固有

基因的表达模式 [33]，揭示了 4 种亚型：管腔 A 型（43%），管腔 B 型
（20%），HER2 阳性型（10%），以及基底细胞型（46%）。随后对
男性乳腺癌的分析揭示出一个非常不同的分子亚型谱。在一项大型多中
心调查研究中，Shaaban 等检测了 251 例男性乳腺癌和 263 例女性乳腺
癌患者的肿瘤受体图谱，女性乳腺癌与男性乳腺癌在肿瘤分级、患者年
龄和淋巴结状态方面相匹配 [34]。在男性乳腺癌和女性乳腺癌中，最常
见的表型都是管腔 A 型。男性乳腺癌中未发现管腔 B 型及 HER2 阳性型，
基底细胞亚型在男性乳腺癌和女性乳腺癌中都很少见。层次聚类分析表
明，在女性乳腺癌中，雌激素受体 α（ER-α）和孕激素受体（PR）聚类；
在男性乳腺癌中，ER-α、雌激素受体 β（ER-β）和雄激素受体（AR）
聚类。

　　Kornegor 等的研究进一步得出了同样的结果，他们通过免疫组化
染色分析了 134 例男性乳腺癌的 ER、PR、HER2、EGFR、CK5/6、
CK14 和 Ki67[28]。在这些样本中，75% 为管腔 A 型，21% 为管腔 B 型，
剩下的有 4 例为基底细胞型，1 例为不可归类的三阴性。Nilsson 等回
顾分析了 197 例男性乳腺癌患者的肿瘤样本，并将组织芯片进行免疫
组化染色，用常规切片进行组织学分级 [35]。结果显示大多数为 ER 阳
性（93%）和 PR 阳性（77%），HER2 阳性仅占 11%。诺丁汉组织
学分级（Nottingham histological grade，NHG）Ⅲ级的比例为 41%，
HER2 阳性比例为 11%。

　　使用免疫组化结果并基于 5 种生物标记物（ER、PR、HER2、
CK5/6 和 EGFR）将肿瘤组织进行分子分型分类显示管腔 A 型与管腔 B
型分别为 81% 和 11%。基底细胞样型乳腺癌有 2 例，但没有 HER2 阳
性型肿瘤病例。乳腺癌死亡率在管腔亚型之间没有差异，暗示了在男性
乳腺癌和女性乳腺癌中分子亚型对预后的影响不同。

　　这些研究的结果见表 6.2 所示 [28,29,35-39]。为了与女性乳腺癌进行比
较，Inwald 等报告了来自 Regensburg 癌症登记中心的超过 4 000 例女
性乳腺癌的数据。主要差别在于在男性乳腺癌中管腔 A 型为主要亚型，
基底细胞亚型最少，HER2 富集型亚型未见。

　　Plasilova 等研究了在国家癌症数据库（National Cancer Data Base，

NCDB）登记的 2010—2011 年确诊的女性乳腺癌和男性乳腺癌患者的
三阴性表型情况[40]。在 295 801 例女性乳腺癌患者中，38 628 例（13%）
为三阴性表型；在 3 136 例男性乳腺癌中，185 例（6%）为三阴性表
型。发生率最高的为非裔美国人（24%），最低的为菲律宾人（9%）。
总之，分子表达谱表明女性乳腺癌与男性乳腺癌是两种差别很大的
疾病，男性乳腺癌的 HER2 阳性亚型很罕见，基底细胞亚型也仅占 2%
（表 6.3 ）。

表 6.2　男性乳腺癌的 MIB-1 状态与预后

作者	病例数	MIB-1 阳性	预后
Pich, 1994[23]	27		（+）OS 差
Wilsher, 1997[24]	41	40%	（−）
Rayson, 1998[12]	77	38%	（+）5 年 PFS 差
Temmim, 2001[25]	41	100%	（−）
Wang-Rodriguez, 2002[26]	65	29%	无效
Kanthan, 2010[27]	75	20%	无效
Kornegoor, 2012[28]	131	18%	无效
Schildhaus, 2013[29]	92	25%	无效
Gargiulo, 2016[30]	34	65%	无效

表 6.3　男性与女性乳腺癌的分子表达谱情况

作者	病例数	管腔 A 型	管腔 B 型	HER2 阳性型	基底细胞型
Ge, 2009[37]	42	35(83%)	7(17%)	0	0
Shabaan, 2012[35]	251	246(98%)	0	0	5(2%)
Kornegoor, 2012[28]	134	100(75%)	28(21%)	0	4(4%)
Nilsson, 2013[36]	183	160(87%)	21(11%)	0	2(1%)
Schildhaus, 2013[29]	96	56(58%)	37(39%)	0	3(3%)
Abreu, 2016[38]	111	99(89%)	8(7%)	1（15）	3(3%)
FBC(Inwald, 2015)[39]	4 344	2 102(48%)	1 078(25%)	774（18%）	390(9%)

FBC：女性乳腺癌

细胞周期蛋白

细胞周期由 4 个阶段组成，分别为 DNA 合成前期（G1 期）、DNA 合成期（S 期）、DNA 合成后期（G2 期）和有丝分裂期（M 期）。在细胞周期中，有 3 个重要的检查点，G1 期（验证 DNA 合成的生长和环境适宜性）、G2 期（检查 DNA 的合成和细胞分裂的条件）和最后的分裂期（检查纺锤体上染色体的排列）。Kanthan 等用免疫组化方法将 75 例男性乳腺癌样本进行分类，检测了细胞增殖核抗原（proliferating cell nuclear antigen, PCNA）的表达，即 Ki67、p16、p21、p27、p57、cyclin-D1 和 c-myc[27]。PCNA 是一个 DNA 夹，锚定 DNA 的增殖和修复蛋白，在 98% 的样本中过表达。Ki67 是一个核标记物，其出现贯穿整个细胞周期，并在细胞增殖条件下表达升高，但在男性乳腺癌样本中 78% 为阴性。P16、p21、p27、p57 均为细胞周期蛋白依赖性激酶（cyclin dependent kinase, CDK）的抑制剂，并在细胞增殖中起到刹车作用。这些样本中表达 p16 的占 77%，表达 p21 的占 41%，表达 p27 的占 81%，表达 p57 的占 59%。细胞周期蛋白调控 G1 期到 S 期的转变，当 cyclin-D1 被诱导并过表达时，G1 到 S 期的转变会被缩短，这一现象在 84% 的男性乳腺癌样本中被观察到。C-myc 蛋白与 DNA 结合，启动细胞周期依赖性激酶的转录，在 90% 的男性乳腺癌样本中有表达。这些结果如图 6.1 所示，黑色方块代表基因的表达。

蛋白	G1	S	G2	M
Cyclin D1	■			
P16	■			
P21, P27, P57		■		
Ki67	■	■	■	■
P53			■	
PCNA	■	■	■	■

图 6.1　细胞周期中细胞周期蛋白的表达（Kanthan，2010）

在预后方面，过表达肿瘤的 DFS 降低，这与 Ki67 表达主要为阴性（78.3%）呈负相关。Cyclin-D1 阳性肿瘤有更低的淋巴结转移率和增加的 DFS（大于 150 个月），$P=0.04$。C-myc 的过表达（90%）与更少的淋巴结受累相关，也与 DFS 的增加相关。P16 的过表达并没有显著影响 DFS，但它在过表达 p21 和 p57 的肿瘤中表达降低。

Oncotype DX™

Oncotype DX™ 通过对从标本中提取的 RNA 进行逆转录酶聚合酶链反应检测 21 种基因的表达。该检测采用了 16 个癌症相关基因和 5 个内参基因，并设定了一个复发风险评分标准，即 RS 评分［低风险评分 <18 分；中风险 ≥ 18~（<31）分；高风险 ≥ 31 分］。Paik 等分析了 668 例参与 NSABP B14 研究的淋巴结阴性、激素受体阳性被随机分为他莫昔芬治疗组或空白对照组的乳腺癌患者的肿瘤样本 [41]。低风险组的 10 年远处复发率为 7%，中风险组为 14%，高风险组为 31%。多变量分析表明，oncotype DX 检测结果是与肿瘤大小和分级无关的独立预后因子。它不仅可预测各组的 OS，还可以作为一个连续变量显示个体的复发风险。

Henry 等对 29 例乳腺癌患者的肿瘤样本进行了 *Oncotype DX* 基因检测，其中包括一个男性乳腺癌样本 [42]。他们试图确定该检测对肿瘤医生关于辅助化疗建议的影响。对于这例男性乳腺癌患者，最终的化疗决策由无须化疗变为需要化疗。Kiluk 等对接受治疗后的 73 例男性乳腺癌患者进行回顾性分析，报道了近期的 3 例患者符合 *Oncotype Dx* 的检测标准 [43]。这些患者中，两例为中等 RS 评分，被建议接受化疗。另一例男性乳腺癌患者具有低 RS 评分，采用了内分泌治疗，而没有使用化疗。

随后，Grenader 等检测了 65 例以色列男性乳腺癌患者的 RS 分布情况 [44]。这些患者中，29 例（45%）为低风险，27 例（42%）为中度风险，9 例（13.9%）为高风险。这些复发风险分组的分布情况与同一时期检测的 2 455 例女性肿瘤患者相似。Yokoyama 等用 *oncotype DX* 检测的结果对一例确诊为Ⅰ期乳腺癌的60岁男性制订了治疗策略。手术方面进行了乳房全切术和前哨淋巴结活检，随后因为前哨淋巴结有微转移行腋窝淋巴结清扫。对肿瘤组织做了 *oncotype DX* 基因检测，复发风险评分为8分（低复发风险），随后他接受了内分泌治疗和附加的辅助化疗。*Oncotype DX* 基因检测在男性乳腺癌中的作用需要国家和国际规模的试验来证实，但在此之前，务实地接受似乎是最好的策略。

参考文献

[1] Jensen EV, Suzuki T, Kawashima TK, et al.A two-step mechanism for the interaction of estradiol with rat uterus. Proc Natl Acad Sci USA,1958,59:632-638.

[2] O'Malley BW, Sherman MR, Toft DO.Progesterone "receptors" in the cytoplasm and nucleus of chick oviduct target tissue. Proc Natl Acad Sci USA,1970,67:501-508.

[3] Leclercq G, Verhest A, Deboel MC, et al.Oestrogen receptors in male breast cancer. Biomedicine,1976,5:327-330.

[4] Rosen PP, Menendez-Botet CJ, Nisselbaum JS, et al. Estrogen receptor protein in lesions of the male breast. A preliminary report. Cancer,1976,37:1866-1868.

[5] Everson RB, Lippman ME, Thompson EB, et al. Clinical correlations of steroid receptors and male breast cancer. Cancer Res,1980,40:991-997.

[6] Andres SA, Smolenkova IA, Wittliff JL.Gender-associated expression of tumor markers and a small gene set in breast carcinoma. Breast,2014,23:226-233.

[7] Cutuli B, Cohen-Solal Le-Nir C, Serin D, et al. Male breast cancer. Evolution of treatment and prognostic factors. Analysis of 489 cases. Crit Rev Oncol/Hematol,2010,73:246-254.

[8] Wooster R, Mangion J, Eeles R, et al. A germline mutation in the androgen receptor gene in two brothers with breast cancer and Reifenstein syndrome. Nat Genet,1992,2:132-134.

[9] Lobaccaro JM, Lumbroso S, Belon C, et al. Androgen receptor gene mutation in male breast cancer. Hum Mol Genet,1993,2:1799-1802.

[10] Syrjkoski K, Hyytinen ER, Kuukasjrvi T, et al. Androgen receptor gene alterations in Finnish male breast cancer. Breast Cancer Res Treat,2003,77:167-170.

[11] Sasano H, Kimura M, Shizawa S, et al. Aromatase and steroid receptors in gynecomastia and male breast carcinoma: an immunohistochemical study. J Clin Endocrinol Metab,1996,81:3063-3067.

[12] Rayson D, Erlichman C, Suman VJ, et al. Molecular markers in male breast carcinoma. Cancer,1998,83:1947-1955.

[13] Muñoz-de-Toro MM, Mafini MV, Kass L, et al.Proliferative activity and steroid hormone receptor status in male breast carcinoma. J Steroid Biochem Mol Biol,1998,67:333-339.

[14] Pich A, Margaria E, Chiusa L, et al. Androgen receptor expression in male breast carcinoma: lack of clinicopathological association. Br J Cancer,1999,79:959-964.

[15] Kidwai N, Gong Y, Sun X, et al. Expression of androgen receptor and prostate-speciic antigen in male breast carcinoma. Breast Cancer Res,2004,6:18-23.

[16] Mabuchi K, Bross DS, Kessler Ⅱ. Risk factors for male breast cancer. J natl Cancer Inst,1985,74:371-375.

[17] Kwiatkowska E, Teresiak M, Filas V, et al. *BRCA*2 mutations and androgen receptor expression as independent predictors of outcome of male breast cancer patients. Clin Cancer Res,2003,9:4452-4459.

[18] Murphy CE, Carder PJ, Lansdown MR,et al.Steroid hormone receptor expression in male breast cancer. Eur J Surg Oncol,2006,32:44-47.

[19] Sas-Korczynska B, Adamczyk A, Niemiec J, et al. Androgen receptor in male breast cancer. Pol J Pathol,2015,66:347-352.

[20] Wenhui Z, Shuo L, Dabei T, et al. Androgen receptor expression in male breast cancer predicts inferior outcome and poor response to tamoxifen treatment. Eur J Endocrinol,2014,171:527-533.

[21] Johansson I, Nilsson C, Berglund P, et al. High-resolution genomic proiling of male breast cancer reveals differences hidden behind the similarities with female breast cancer. Breast Cancer Res Treat,2011,129:747-760.

[22] Callari M, Cappelletti V, De Cecco L, et al. Gene expression analysis reveals a different transcriptomic landscape in female and male breast cancer. Breast Cancer Res Treat,2011,127:601-610.

[23] Pich A, Margaria E, Chiusa L.Proliferative activity is a signiicant prognostic factor in male breast carcinoma. Am J Pathol,1994,145:481-489.

[24] Willsher PC, Leach IH, Ellis IO, et al. Male breast cancer: pathological and immunohistochemical features. Anticancer Res,1997,17:2335-2338.

[25] Temmim L, Luqmani YA, Jarallah M, et al. Evaluation of prognostic factors in male breast cancer. Breast,2001,10:166-175.

[26] Wang-Rodriguez J, Cross K, Gallagher S, et al. Male breast carcinoma: Correlation of ER, PR, Ki-67, Her2-Neu, and p53 with treatment and survival, a Study of 65 Cases. Mod Pathol,2002,15:853-861.

[27] Kanthan R, Fried I, Rueckl T, et al. Expression of cell cycle proteins in male breast carcinoma. World J Surg Oncol,2010,8:10.

[28] Kornegoor R, Verschuur-Maes AHJ, Buerger H, et al. Immunophenotyping of male breast cancer. Histopathology,2012,61:1145-1155.

[29] Schildhaus H-U, Schroeder L, Merkelbach-Bruse S, et al. Therapeutic strategies in male breast cancer: clinical implications of chromosome 17 gene alterations and molecular subtypes. Breast,2013,22:1066e1071.

[30] Gargiulo P, Pensabene M, Milano M, et al. Long-term survival and BRCA status in male breast cancer: a retrospective single-center analysis. BMC Cancer,2016,16:375.

doi:10.1186/s12885-016-2414-y.

[31] Weber-Chappuis K, Bieri-Burger S, Hurlimann J.Comparison of prognostic markers detected by immunohistochemistry in male and female breast carcinomas. Eur J Cancer,1996,32A:1686-1692.

[32] Abdel-Fatah TM, Perry C, Dickinson P, et al. Bcl2 is an independent prog-nostic marker of triple negative breast cancer (TNBC) and predicts response to anthracycline combination (ATC) chemotherapy (CT) in adjuvant and neoadjuvant settings. Ann Oncol,2013,24:2801-2807.

[33] Lacle MM, van der Pol C, Witkamp A, et al.Prognostic value of mitotic index and Bcl2 expression in male breast cancer. PLoS One,2013,8:e60138. doi:10.1371/journal.pone.0060138.

[34] S?rlie T, Perou CM, Tibshirani R, et al. Gene expression patterns of breast carcinomas distinguish tumor subclasses with clinical implications. Proc Natl Acad Sci USA,2001,98:10869-10874.

[35] Shaaban AM, Ball GR, Brannan RA, et al. A comparative bio-marker study of 514 matched cases of male and female breast cancer reveals gender-speciic biological differences. Breast Cancer Res Treat,2012,133:949-958.

[36] Nilsson C, Johansson I, Ahlin C, et al. Molecular subtyping of male breast cancer using alternative dei nitions and its prognostic impact. Acta Oncol,2013,52:102-109.

[37] Ge Y, Sneige N, Eltorky MA, et al. Immunohistochemical characterization of subtypes of male breast carcinoma. Breast Cancer Res,2009,11:R28. doi:10.1186/bcr2258.

[38] Abreu MH, Afonso N, Abreu PH, et al. Male breast cancer: looking for better prognostic subgroups. Breast,2016,26:18-24. doi:10.1016/j.breast.2015.12.001. Epub 2016 Jan 3.

[39] Inwald EC, Koller M, Klinkhammer-Schalke M, et al. 4-IHC classiication of breast cancer subtypes in a large cohort of a clinical cancer registry: use in clinical routine for therapeutic decisions and its effect on survival. Breast Cancer Res Treat,2015,153:647-658.

[40] Plasilova ML, Hayse B, Killelea BK, et al. Features of triple-negative breast cancer: analysis of 38,813 cases from the national cancer database. Medicine (Baltimore),2016,95(35):e4614.

[41] Paik S, Shak S, Tang G, et al. A multigene assay to predict recurrence of tamoxifen-treated, node-negative breast cancer. N Engl J Med,2004,351:2817-2826.

[42] Henry LR, Stojadinovic A, Swain SM,et al. The inluence of a gene expression proile on breast cancer decisions. J Surg Oncol,2009,99:319-323.

[43] Kiluk JV, Lee MC, Park CK, et al. Male breast cancer: management and follow-up recommendations. Breast J,2011,17:503-509.

[44] Grenader T, Yerushalmi R, Tokar M, et al. The 21-gene recurrence score assay (Oncotype DX™) in estrogen receptor-positive male breast cancer: experience in an Israeli cohort. Oncology,2014,87:1-6.

第 7 章

社会心理

摘 要

由于证据相对较少，目前关于男性乳腺癌患者心理学方面的结论还有待商榷。在携带 *BRCA* 基因突变的男性中，很少有人认为自己的患病风险高，但他们可能会产生内疚和孤立感。他们进行基因检测主要是出于对其他家庭成员患病风险的担忧。尽管推荐了测试标准，但只有 1/4 符合条件的案例可以用来参考。研究表明，在诊断出乳腺癌后，男性的焦虑和抑郁水平似乎明显低于女性。在 1/4 的病例中，癌症带来的特有的心理痛苦程度很高。和女性乳腺癌患者相比，男性患者在生理功能、角色功能、疼痛感、精力、社交能力和心理健康方面的得分较高，但与普通的男性人群相比，他们的心理和生理功能明显较差。而且男性无法从照顾他们的人那里获得相关信息，可能会感到孤立无援。尽管目前有几个网站可以咨询男性乳腺癌相关的问题，但这还不能满足男性乳腺癌患者在个人和局部层面进行良好沟通的需求。

人们总是坚信他们所希望的，尤其是男人。

——Julius Caesar

引 言

对女性乳腺癌患者心理方面的研究已成"工业化"规模，与之相比，

© Springer International Publishing Switzerland 2017
I. Fentiman, *Male Breast Cancer*, DOI 10.1007/978-3-319-04669-3_7

对男性乳腺癌的研究仍处于"家庭手工业"的水平。然而，这个空白现在正逐渐被更加严谨的、统计学上更有力的证据所填补，这些证据将能够全面满足男性乳腺癌患者的需求。本研究主要考察了两个方面：男性乳腺癌风险的评估和管理及其在社会心理层面的诊断和治疗。

风　险

大多数男性不认为自己有患男性乳腺癌的风险，但随着越来越复杂的基因筛查，目标群体被识别了出来。加拿大的一项研究评估了 59 名携带 *BRCA1* 或 *BRCA2* 突变的男性，以确定他们要求咨询和检测的原因 [1]。此外，该研究还调查了这些男性的家庭参与程度、主观风险认知、参与筛查的意愿和患者的满意度。

研究结果是，他们咨询的主要原因是担心女儿有患乳腺癌的风险。大多数人（88%）曾与家人讨论过乳腺癌和卵巢癌，而近一半（47%）的人曾考虑过预防性手术。尽管他们被认为患前列腺癌、乳腺癌、结肠癌和皮肤癌的风险增加，但在得知自己是病理性突变的携带者后，只有 43% 的人改变了前列腺的筛查模式。基因筛查的结果使 55% 的人对未来发展成癌症有了不安的想法。作者强调，对于医疗行业来说，关于男性的经历信息不足。

Strømsvik 等采访了 15 名挪威的 *BBRCA1* 或 *BRCA2* 突变的男性，在第一次采访中他们都是独自一人，在第二次采访中，7 人是与女性伴侣一起出现的 [2]。当被告知他们是基因突变的携带者时，所有男性都承认他们有严重的情绪反应，包括对恶性肿瘤的恐惧和内疚，因为他们认为将后代置于危险之中自己是有责任的。部分由于这个原因，他们希望保持这些信息的私密性。另外他们无法与其他男性讨论这一情况，因此转而向女性寻求支持。由于缺乏社会的支持，他们在心理上很脆弱。

为了研究 *BRCA1* 或 *BRCA2* 测试结果遗传给后代的程度和性质，Hallowell 等对 17 例男性乳腺癌患者、8 名他们的伴侣和 4 名成年子女进行了访谈 [3]。该访谈考察了这些男性的癌症和基因测试的经历，揭示了基因测试的原因，关于结果的交流，以及结果是否传达给直系亲属。

男性乳腺癌患者和他们的伴侣都认为，将结果告知孩子是他们自己的责任，而不是医生的责任。基于他们对儿童权利的看法以及父母希望保护孩子免受这些可能引起焦虑信息的影响，这些信息可能会完全披露、有限的沟通或者完全保密。

在对男性乳腺癌的看法进行的一次调查中，随机采访了 36 名马来西亚的男性大学生[4]。大多数人都认为男性乳腺癌的风险比较低，但他们认为其主要病因是吸烟。虽然大多数人都会敦促家庭成员进行乳房自我检查，但由于风险较低，这在男性中被认为是不重要的。这表明即使是头脑聪明的大学生，也会对男性乳腺癌的病因和早期发现存在重大误解。

Hesse Biber 对 101 名携带 *BRCA* 突变的男性进行了在线调查[5]，其中 26 名男性作为一个子集参加了一次深度访谈，包括填写基因测试动机量表，以及 Bem 性别角色清单（Ben Sex Role Inventory, BSRI）。参与者主要是白人（96%）和中上阶层人员（87%），其中 45 人（70%）寻求基因检测的主要原因是担心家庭风险，14 人（22%）是出于健康的考虑，5 人（8%）是由于社会支持。年龄 ≤ 50 岁或者没有孩子的男性更有可能是由于健康方面的理由选择基因检测，且年龄 ≤ 50 岁的人更容易产生耻辱感。已婚男性更加脆弱，而工作的人比退休的人有更多的担忧。

而医疗机构内部的惰性可能会使情况变得更糟。Chun 等调查了美国退伍军人管理局（Veterans Administration, VA）关于美国国立综合癌症网络（National Comprehensive Cancer network, NCCN）发布的基因测试建议的遵守情况[6]。通过 VA 癌症注册中心和 Myriad Genetics 的 *BRCA* 测试订单的信息，他们发现，在符合 NCCN 标准的 426 名退伍军人中，只有 126 名（27%）被推荐进行咨询或检测。在 98 个 VA 医疗中心中，49 个（50%）没有转送基因检测机构。此外，那些患有第二原发癌的病例更不可能被推荐咨询或进行基因检测。

诊断后的问题

1991 年，JohnWNick 死于转移性男性乳腺癌，随后他的女儿成立了 John W Nick 基金会（www.malebreastcancer.org）。基金会的目标是提高男性对乳腺癌的认识。这是第一次专门针对男性乳腺癌的可访问在线资源的尝试。那时，男性乳腺癌的诊断心理学还没有被探索。

在来自威尔士的一项小型试点研究中，6 例男性乳腺癌患者参加了深度访谈，尽管这些访谈没有结构化，但访谈的重点放在了诊断和治疗对身体和心理的影响上 [7]。患者的伴侣被鼓励在场，然后在有（或无）伴侣在场的情况下，访谈在患者家中进行。访谈中呈现了 7 个主要问题：治疗延迟、震惊、耻辱、身体形象、因果因素、信息匮乏和缺乏情感支持。这项工作被扩展为 4 个焦点小组的讨论，共有 27 人参加，包括男性乳腺癌和女性乳腺癌患者及医疗保健专业人员 [8]。在记录和转录之后，通过主题分析对讨论内容进行了检查，最终得出了 4 个主题：诊断、披露、支持和基于男性的信息。在这项研究中，延迟并不是一个问题，但健康专家有一些刻板的印象，他们认为男性在得到诊断结果时表现得很坚忍，而女性则更情绪化。可能由于男性更容易得到自我认可与自我肯定，因此他们面对乳腺癌时表现得更坦然，但还是有一部分患者不愿在公共场合吐露心声。男性们的大多数支持来自合作伙伴，他们不希望得到特定的男性乳腺癌信息，而是希望将与男性乳腺癌有关的信息纳入女性乳腺癌的情况说明中。

然后，同一组人员继续对 161 例男性乳腺癌患者进行横断面问卷调查 [9]。问卷包括医院焦虑和抑郁量表（hospital anxiety and depression scale，HADS）、事件影响量表（impact of events scale，IES）、身体形象量表（body image scale，BIS）、应对方式（COPE42），以及与活动、外观和疼痛相关的压力评估。据报道，6% 的患者的焦虑达到临床上可治疗的水平，而抑郁者仅占 1%。而有 23% 的患者出现了癌症相关的焦虑、抑郁。焦虑主要来自对未来的恐惧，而抑郁主要是身体形象改变所导致。身体形象、回避性应对、不确定性和缺乏性别信息是导致癌症相关困扰的主要因素。

Smolin 和 Massies 的病例报告中举例说明了焦虑和孤立感 [10]。T 先生曾注意到右侧乳头内陷，但医生打消了他的疑虑。1 年后，另一位医生将其介绍给外科医生，然后他接受了右侧乳腺癌改良根治术，切除了大小为 3cm 的浸润性癌，并累及 7/25 个淋巴结。肿瘤是 ER 和 PR 阳性，他又接受了辅助化疗，包括阿霉素、环磷酰胺、紫杉醇和顺铂，然后接受了他莫昔芬治疗，随后进行了干细胞移植。由于担心复发，之后他被肿瘤医生推荐给心理医生。

T 先生有长期的焦虑和抑郁史，当他的母亲死于乳腺癌时，这种焦虑和抑郁尤其严重，而他的父亲随后的再婚使情况更加恶化。他从大学辍学，虽然有几份报酬合理的工作，但是一直缺乏安全感，觉得"天随时有可能塌下来"。他有一个双胞胎兄弟和一个女朋友，尽管在治疗过程中两个人都给予了支持，但是他们之间的关系被描述为"充满矛盾的"。他被诊断为混合情绪适应障碍，并被推荐接受心理治疗。治疗每月进行 3~4 次，主要是帮助他调整自己并且有更充实的存在感。在第一年，由于他莫昔芬的副作用——抑郁、性欲丧失和腿部痉挛，他暂时停止了治疗。但当剂量减少到每天 10mg 时，情况有所改善。第二年，他的治疗依从性增加，在获得一笔意外之财后，他的担忧从担心疾病复发转变为对生活其他方面，包括扩大生意、结婚的愿望和乳房再造的可能性。作者认为，他对诊疗的反应与患有乳腺癌的单身年轻女性相似。

通过应用不同的方法，Donovan 和 Flynn 使用半结构化访谈对 5 个男性乳腺癌案例中所谓的"生活经验"（AKA "life"）进行了现象学分析[11]。部分是由于调查人员不准确的感知和与健康专业人员的沟通不足，他们描述了一种潜在的耻辱和丧失男子气概的感觉。

美国 2009 行为风险因素监测系统（Behavioral Risk Factor Surveillance System, BRFSS）通过随机数字拨号收集信息[12]。通过这一来源的数据，Androwski 进行了一项病例对照研究，包括 66 个男性乳腺癌病例和 198 个对照组（年龄、性别、种族相匹配）病例。目的是检查男性乳腺癌患者的身体和精神健康，以及生活方式等方面，其中收集到的项目包括身高和体重，以及一般健康状况，健康状况从"差"到"优秀"共分 5 个等级。社会和情感的支持从"经常"到"从不"分为 5 个等级。生活满意度从"非常不满意"到"非常满意"共分 4 个等级。更高的得分代表更差的生活满意度、更少的支持和更差的健康状况。

除了以上内容匹配之外，两组人群的伴侣地位、教育程度、就业和收入方面也是相似的，结果汇总在表 7.1 中。男性乳腺癌患者更有可

表 7.1　男性乳腺癌患者和对照组的行为对比（Androwski, 2011）[12]

变量	男性乳腺癌	对照组
生活满意度	1.78*	1.53
获得支持	1.84	1.95
过去 1 个月身体健康状况不佳的天数	6.45	3.81
过去 1 个月精神状态不佳的天数	4.83*	1.56
一般健康评价	3.15	2.70
过去 1 个月睡眠不佳天数	8.90	5.60
合并疾病	2.67*	1.88
体重指数（BMI）	29.21	27.72

* $P < 0.05$

能肥胖，而且承担着更重的合并其他疾病的负担，包括糖尿病、心脏病、哮喘和关节炎。男性乳腺癌患者的生活满意度显著降低，而且在过去 1个月中他们心理状况不佳的时间更长。这些后遗症还不能肯定是男性乳腺癌诊断造成的，但由于诊断和电话访谈之间的平均间隔是 12 年，这表明男性乳腺癌的诊断对患者来说有长期的影响。

Kowalski 等调查了德国男性乳腺癌患者的健康相关生活质量（health-related quality of life, HRQoL）。在完成 HRQoL（SF–36）问卷调查的 20 673 例乳腺癌患者中，有 84 例男性乳腺癌患者。他们将男性乳腺癌患者的 HRQoL 评分与其他参考人群进行比较。与女性乳腺癌患者相比，男性患者在生理功能、角色功能、疼痛、精力、社交能力和心理健康方面的得分较高。与一般男性相比，男性乳腺癌患者在 SF–36量表中得分较低，心理和身体功能明显较差。

Ruddy 等招募了 42 例男性乳腺癌患者，对他们进行在线调查，调查的内容包括扩展性前列腺指数复合（expanded prostate cancer index composite, EPIC）量表、医院焦虑和抑郁量表（hospital anxiety and depression scale, HADs），以及乳腺癌治疗功能评估（function assesment of cancer therapy-breast, FACT-B）指数 [13]。在 EPIC 性激素量表中，40% 的男性乳腺癌患者认为他们在前几个月的性功能非常差。EPIC 性激素评分是基于前 4 周的潮热、乳房疼痛、抑郁、体重减轻和能量水平的综合评价。该评分的平均分数为 85 分（范围 45~100 分），分数越低表示荷尔蒙带来的副作用症状越多，其中包括情绪等重要的问题。在接受和不接受内分泌治疗的患者之间，EPIC 性激素评分似乎没有显著差异。男性乳腺癌患者的 FACT-B 平均得分为 111.1 分，表明他们的生活质量较差。

此后，Dana-Farber 癌症研究所成立了一个男性乳腺癌电话支持小组，该小组可以免费拨打电话并且具有编码接入功能[14]。会议在中午进行，由一名专职的社会工作者提供协助，偶尔会有性健康专家和肿瘤医生提供意见。在最后一次会议的 6 个月之后，参与者被要求反馈这种方法是否对他们有所帮助，回复率为 72%。3/4 的参与者认为这些会议有用或非常有用，因为他们获得了很多信息，并且遇到了其他有相同问题的人。当被问及他们是否会向其他男性乳腺癌患者推荐这种在线帮助时，90% 的人回答是肯定的。

Kipling 等对在 18 个月内参加一站式诊所的 78 名男性进行了调查[15]，其中大多数为男性乳腺发育异常症，只有 1 例患有恶性肿瘤（DCIS）。调查的问题包括症状的持续时间（平均 6.7 个月），年龄范围（18~78 岁），对等待时间更长的男性诊所的优先选择（1%），以及对该诊所临床经验的满意度（良好 / 非常满意 100%）。在接受调查的人群中，37% 描述了他们有与疾病相关的负面情绪，如果需要等待更长的时间，他们表示不想在男性诊所被看到。作者的结论是：达勒姆地区的男性不想得到男性诊所的评估诊断。

Quincey 等回顾了男性乳腺癌相关的经典文献，并得出结论，这些患者经常被边缘化，导致的多种心理和性心理问题超过了局部和全身治疗所导致的问题[16]。他们断言："乳腺癌意识"的粉色丝带符号可能会对患有乳腺癌的男性产生潜在的异化和阉割作用，"粉红化"应该被逐步去除。

在约翰内斯堡，RSA 和 Rayne 等研究了男性乳腺癌的诊断是否会影响患者对阳刚之气的认知[17]。在回顾了 23 例患者的病例之后，18 例患者完成了电话调查。大多数受访者（17/18）将诊断结果告诉了家人和朋友。他们被问及在诊断之前是否知道男性乳腺癌的存在，有 33%

的人回答"是"，但没有一个黑人曾知道男性乳腺癌。在去政府医院的人中，只有 11% 对男性乳腺癌有了解，而在 65 岁以上的人群中，只有 33% 的人知道男性乳腺癌。在有女性乳腺癌家族史的人中，62% 的人知道男性乳腺癌的存在。

有 2/3 的男性乳腺癌病例延迟提交调查结果（>3 个月），中位延迟时间为 7.5 个月。这对黑人男性（100%）、政府医院（89%）和年龄 >65 岁的人（86%）是一个特别的问题。参与者被要求对 3 个陈述做出回复：

· 我因为乳腺癌而感到缺乏阳刚之气（72% 不同意）

· 乳腺癌影响了我的性关系（83% 不同意）

· 我不好意思在公众场合脱掉衬衫（83% 不同意）

当进行亚组分析时，这些明显乐观的结果有所改变，如表 7.2 所示。

综上所述，这些研究结果表明，对于患有乳腺癌的男性来说，他们对更好地沟通和支持的需求在很大程度上还没有得到满足。在国家和国际合作机构重点关注与这些罕见疾病的男性进行接触和充分沟通的技术之前，这一目标还很难实现。

表 7.2　男性气质受损的病例研究 [17]

研究分组	无影响	有影响
总计	10（56%）	8（44%）
黑人	2（29%）	5（71%）
政府部门患者	3（33%）	6（67%）
年龄 >65 岁	3（43%）	4（57%）
有男性乳腺癌认识	5（83%）	1（17%）
延迟提交病例	6（50%）	6（50%）
处于恋爱期	10（62%）	6（38%）

参考文献

[1] Liede A, Metcalfe K, Hanna D, et al. Evaluation of the needs of male carriers of mutations in *BRCA*1 or *BRCA*2 who have undergone genetic counselling. Am J Hum Genet, 2000,67:1494-1504.

[2] Strφmsvik N, Răheim M, Oyen N, et al. Stigmatization and male identity: Norwegian males' experience after identification as *BRCA1/BRCA2* mutation carriers. J Genet Couns, 2010,19:360-370.

[3] Hallowell N, Arden-Jones A, Eeles R,et al. Guilt, blame and responsibility: men's understanding of their role in the transmission of *BRCA1/BRCA2* mutations within their family. Sociol Health Illn, 2006,28:969-988.

[4] Al-Naggar RA, Al-Naggar DH. Perceptions and opinions about male breast cancer and male breast self-examination: a qualitative study. Asian Pac J Cancer Prev, 2012,13:243-246.

[5] Hesse-Biber S, An C. Within-gender differences in medical decision making among male carriers of the BRCA genetic mutation for hereditary breast cancer. Am J Mens Health, 2015. pii: 1557988315610806. [Epub ahead of print].

[6] Chun DS, Berse B, Venne VL, et al. BRCA testing within the Department of Veterans Affairs: concordance with clinical practice guidelines. Fam Cancer,2016. [Epub ahead of print].

[7] FranceL MIS, Barrett-Lee P, Brain K,et al. Male cancer: a qualitative study of male breast cancer. The Breast,2000,9:343-348.

[8] Williams BG, Iredale R, Brain K, et al. Experiences of men with breast cancer: an exploratory focus group study. Br J Cancer, 2003,89:1834-1836.

[9] Brain K, Williams B, Iredale R, et al. Psychological distress in men with breast cancer. J Clin Oncol,2006,24:95-101.

[10] Smolin Y, Massie MJ. Male breast cancer: a review of the literature and a case report. Psychosomatics, 2002,43:326-330.

[11] Donovan T, Flynn M. What makes a man a man. The lived experience of male breast cancer. Cancer Nurs, 2007,30:464-470.

[12] Andrykowski MA. Physical and mental health status and health behaviors in male breast cancer survivors: a national, population-based, case-control study. Psychooncology, 2012,21:927-934.

[13] Ruddy KJ, Giobbie-Hurder A, Giordano SH, et al. Quality of life and symptoms in male breast cancer survivors. Breast,2013,22:197-199.

[14] Farrell E, Borstelmann N, Meyer F, et al. Male breast cancer networking and telephone support group: a model for supporting a unique population. Psychooncology,2014,23: 956-958.

[15] Kipling M, Jane EM, Ralph JEM, et al. Psychological impact of male breast disorders: literature review and survey results. Breast Care (Basel), 2014,9:29-33.

[16] Quincey K, Williamson I, Winstanley S. 'Marginalised malignancies': a qualitative synthesis of men's accounts of living with breast cancer. Soc Sci Med,2016,149:17-25.

[17] Rayne S, Schnippel K, Thomson J, et al. Male breast cancer has limited effect on survivor's perceptions of their own masculinity: a record review and telephone survey of patients in Johannesburg, South Africa. Am J Mens Health,2016. pii: 1557988316631512.[Epub ahead of print].

第 8 章

手术治疗

摘 要

　　大多数男性乳腺癌患者都接受了乳房切除术，而不考虑体形改变对心理的影响。目前部分男性乳腺癌可通过保乳手术（breast conserving surgery, BCS）治疗，即乳头保留术。在缺乏随机对照试验的情况下，对大型数据库例如 SEER 进行分析，结果表明，与乳房切除术相比，接受肿瘤切除和放疗的男性乳腺癌患者的癌症特异性生存率相似。在另一项研究中，BCS 后的淋巴水肿或肩部运动受限的发病率降低，但在无病生存（DFS）和总生存（OS）率方面无显著差异。使用染料和（或）同位素的前哨淋巴结活检已被证明在男性乳腺癌和女性乳腺癌中具有可比的识别率，这将有助于降低随后的淋巴水肿风险。对于广泛的胸壁病变，乳房切除术后可应用皮瓣重建闭合皮肤切口。可以使用横行腹直肌肌皮瓣（transverse rectus abdominis, TRAM），因为其不仅可以提供皮肤和脂肪，还可以提供与男性乳房皮肤本身相类似的毛发。高达 10% 的男性乳腺癌是导管内原位癌（DCIS），通常表现为肿块或乳头分泌物。对于能够达到切缘阴性、术后进行乳房放疗的男性 DCIS 患者，保留乳头的手术是一个有效的选择。

　　我生活在这样一个世界，做坏事被赞扬，做好事有时被认为是危险的愚蠢。

——William Shakespeare

© Springer International Publishing Switzerland 2017
I. Fentiman, *Male Breast Cancer*, DOI 10.1007/978-3-319-04669-3_8

引　言

与其他治疗方式一样，男性乳腺癌的手术治疗在很大程度上复制自女性乳腺癌的大量研究结果。自 20 世纪 80 年代以来，女性乳腺癌一直尽可能采用保乳治疗，所有浸润性疾病均由腋窝淋巴结清扫转变到术前细胞学或组织学证实，或前哨淋巴结阳性后的选择性清扫。对于因疾病程度或保乳治疗后复发而需要乳房切除术的患者，大多数情况下都考虑乳房重建。男性乳腺癌的治疗需要相当长的时间才能赶上女性乳腺癌的治疗进展。困扰现有结果的原因是缺乏随机对照试验，因为直到最近，关于这种罕见病的合作研究仍开展很少。

乳房切除术和保乳手术

乳房切除术一直是男性可手术乳腺癌的标准治疗方法，对因体形改变产生的心理影响不太重视。保乳手术已经逐渐出现，对于男性乳腺癌而言，保乳手术的本质是保留乳头的手术。1973 年丹麦发表的一篇文献报道了 1943—1972 年诊断的 257 例男性乳腺癌患者，其中 197 例（78%）可手术[1]，只有 15 例（8%）进行了局部切除（表 8.1）。77% 的患者进行了放射治疗，但有 6 例患者将放射治疗作为唯一的初始治疗方法。1942—1971 年，曼彻斯特的克里斯蒂医院收治了 200 例男性乳腺癌患者[2]，其中 159 例接受局部治疗的患者中，76 例为 I 期，38 例为 II 期，45 例为 III 期。5 例因合并症无法耐受全身麻醉的 I 期患者只接受了放射治疗。

表 8.1　男性乳腺癌的局部治疗病例研究

作者	病例数	RM(例)	SM(例)	LE(例)	放疗[n(%)]
Scheike, 1974[1]	257	57	100	15	141(77%)
Ribeiro, 1977[2]	200	77	50	仅行放疗 32	
Guinee, 1993[3]	308	220	58	30	245(80%)
Goss, 1999[4]	229			20	126(55%)
Cutuli, 2010[5]	489	447		42	417(85%)

RM：根治性切除；SM：单纯切除；LE：局部切除

在 11 个癌症中心参与的一项国际患者数据交换合作研究中，共搜集到了 335 例男性乳腺癌患者的病例资料[3]。在 308 例可手术患者中，近期从根治性手术转向保乳手术者为 30 例（10%）。Goss 报道了 229 例来自加拿大的病例，其中 168 例接受根治性切除（radical mastectomy, RM）或单纯切除（simple mastectomy, SM），20 例接受局部切除（local excision, LE），8 例接受局部切除联合腋窝淋巴结清扫术（3.5%）[4]。

Golshan 等报道了 7 例单用肿瘤切除术切除原发性肿瘤的男性乳腺癌患者[6]。患者诊断时的平均年龄为 61 岁（范围 38~86 岁）；平均肿瘤大小为 1.7cm（T1 期 5 例，T2 期 1 例，Tis 期 1 例）。在 6 例浸润性癌中，ER 均呈阳性，有趣的是，有 2 例（33%）被证明是 HER2 阳性。所有患者均接受他莫昔芬辅助治疗和放射治疗，其中 3 例接受辅助化疗。中位随访 67 个月后无复发。

Lanitis 等报道了一例 50 岁的男性乳腺癌患者的诊疗情况，肿瘤位于左乳头 6 点钟方向，直径大约 1cm，患者拒绝接受任何保留乳头的手术[7]，接受了乳房全切术、前哨淋巴结活检和腋窝淋巴结清扫。病理组织学检查显示肿瘤为浸润性导管癌伴中核级导管内原位癌（DCIS），浸润灶直径为 7mm，完全切除，1/9 腋窝淋巴结受累。他接受了 4 个周期的辅助化疗（阿霉素和环磷酰胺），之后接受胸壁放疗，服用他莫昔芬 5 年后改用来曲唑。术后 8 年无复发迹象。随后 Niikura 等报道一例 70 岁的男性非浸润性乳腺包裹性癌患者，经局部切除治疗，前哨淋巴结活检阴性，并行术后放疗[8]。手术取得了很好的美容效果，未报告复发。

最大的系列研究来自法国 1990—2005 年确诊的 489 个病例，即使是在这一相对较新的队列研究中也只有 42 例（8.6%）接受了保乳手术[5]。尽管如此，腋窝淋巴结状况的重要性越来越受到重视，469 例（96%）患者接受了腋窝手术。行腋窝淋巴结清扫的病例数为 436 例（90%），行前哨淋巴结活检的病例数为 33 例（7%），前哨淋巴结活检后进行了腋窝淋巴结清扫的病例数为 24 例（5%）。

1960—2011 年，斯坦福大学医学中心治疗了 22 例男性乳腺癌新发病例，其中 14 例（64%）采用根治性或改良乳房切除术，4 例（18%）采用单纯乳房切除术，4 例（18%）采用保乳手术[9]，21 例（95%）接受了腋窝手术。

Cloyd 等分析了 1983—2009 年收治的男性乳腺癌患者的监测、流行病学和最终结果（SEER）的数据[10]。在 5 425 例男性患者中，4 707 例（87%）接受了乳房切除术，718 例（13%）接受了肿瘤切除术。随着时间的推移，肿瘤切除术的开展越来越广泛。1983—1986 年有 11% 的患者接受了肿瘤切除术，2007—2009 年这一比例上升到了 15%。34% 的患者未进行淋巴结取样，只有 35% 的患者在肿瘤切除后接受了辅助放射治疗。肿瘤切除术患者的 10 年乳腺癌特异性生存率为 83%，接受乳房切除术患者的 10 年生存率为 77%。乳房肿块切除与较差的乳腺癌特异性生存之间没有独立的关联性。

在一项部分重叠的研究中，2013 年 Fields 等报告了美国男性乳腺癌手术治疗的分期特异性分析，使用 SEER 数据库分析了 1973—2008 年诊断的 4 276 例男性乳腺癌患者[11]。大多数病例都接受了乳房切除术，只有 10% 的患者接受了保乳手术。对于局部疾病患者，接受肿瘤切除联合放疗的男性患者的癌症特异性生存率与接受乳房切除者相似 [HR=1.33；95%CI（0.49，3.61）；P=0.57]。

Fogh 等报道了 1990—2003 年在马萨诸塞州总医院或波士顿医疗中心接受治疗的 42 例男性乳腺癌患者[12]。手术方式包括改良根治术（modified radical mastectomy, MRM）30 例，单纯乳房切除术 4 例，保乳手术 8 例（19%）。由多学科小组评估患者的肌肉和骨骼功能，包括组织纤维化、手臂水肿和肩关节活动范围。结果如表 8.2 所示，保乳手术后淋巴水肿或肩部活动受限的发病率降低。在无病生存（OFS）和总生存（OS）率方面，这 3 种方法没有发现任何差异。

Zaenger 等对 SEER 数据库进行了另一项分析，重点分析了 1998—2011 年接受治疗的 1 777 例 Ⅰ、Ⅱ期、T1 或 T2 期、淋巴结阴性的男性患者[13]。大多数患者接受根治性或单纯乳房切除术，并接受（或不接受）术后放疗。如表 8.3 所示，仅 296 例（17%）接受保乳手术，135 例（46%）

表 8.2　男性乳腺癌手术治疗后的并发症情况

手术方式	组织纤维化	淋巴水肿	肩关节活动受限
改良根治术（n=30）	4（13%）	7（23%）	8（27%）
单纯乳房切除术（n=4）	2（25%）	0	2（50%）
保乳手术（n=8）	1（13%）	0	0

表 8.3　与局部治疗方法相关的男性乳腺癌患者的 5 年特异性生存率 (Zaenger, 2015)[13]

治疗方法	Ⅰ 期		Ⅱ 期	
	病例数	5 年生存率	病例数	5 年生存率
改良根治术	490	97%	275	91%
改良根治术 + 放疗	33	100%	42	94%
单纯乳房切除术	399	97%	198	91%
单纯乳房切除术 + 放疗	23	100%	21	73%
保乳手术	117	96%	44	92%
保乳手术 + 放疗	103	100%	32	100%

接受术后放射治疗。早期结果显示，接受乳房切除或保乳手术治疗的患者在接受术后放射治疗时没有发生死亡。接受保乳手术和放射治疗的 Ⅰ 期或 Ⅱ 期患者的存活率无差异，也无死亡病例，但是对这个结论应谨慎解读，因为研究的随访时间相对较短。

　　Ⅰ 期乳腺癌患者行改良根治术后的 5 年生存率为 97.3%，Ⅱ 期为 91.2%。如果接受术后放疗，无论处于哪个临床分期，BCT 组均无死亡记录；如果接受术后放疗，则在 3 个 Ⅰ 期手术组中均无死亡记录，每个保乳手术组的 5 年肿瘤特异性生存（cancer-specific survival, CSS）率为 100%。

前哨淋巴结活检

　　在截至 2009 年 11 月的 3 年中，16 例男性乳腺癌患者在纪念斯隆 – 凯特琳癌症中心（MSKCC）接受了前哨淋巴结活检（SNB），使用染料（异硫蓝）和放射性同位素（99mTc 未经过滤的硫胶体）[14]，前哨淋巴结被正确识别的 15 例（94%）中有 14 例为蓝染和发热，只有 1 例仅为蓝染。前哨淋巴结阳性 5 例（33%；冰冻切片诊断 2 例，深部切片或免疫组织化学诊断 3 例）。该研究和其他系列研究的结果如表 8.4 所示 [14–22]。当 78 个前哨淋巴结活检达到 97% 的识别率时，Flynn 等对 MSKCC 的经验进行了更新 [21]。

　　密歇根大学综合癌症中心报道了 6 例男性乳腺癌前哨淋巴结活检，

表 8.4　男性乳腺癌的前哨淋巴结活检结果

作者	病例数	淋巴结活检技术	淋巴结检出率	淋巴结转移率
Port, 2001[14]	16	IB 和 Tc	94%	33%
Cimmino, 2002[15]	6	IB 和 Tc	100%	50%
Albo, 2003[16]	7	IB 和 Tc	100%	14%
De Cicco, 2004[17]	18	Tc	100%	33%
Boughey, 2006[18]	30	IB 和 Tc	100%	37%
Rusby, 2006[19]	31	IB/Tc 16, IB 5, Tc 10	90%	55%
Gentilini, 2007[20]	32	Tc	100%	19%
Flynn, 2008[21]	78	IB 和 Tc	97%	49%
Maraz, 2014[22]	25	IB 和 Tc	100%	48%

IB：异硫蓝；Tc：放射性同位素 ^{99m} Tc

识别率为 100%。在 MD 安德森癌症中心的第一份报告中，7 个行前哨淋巴结活检的病例[16] 均被识别，而在后续报告的 30 个行前哨淋巴结活检的病例[18] 中，这一数据得到了维持。欧洲肿瘤研究所也在 2004 年[17] 和 2006 年[20] 报告了 100% 的识别率。在巴克斯 - 基斯昆县教学医院进行的一项匈牙利研究中，SNB 成功地对所有 16 例患者进行了染色和同位素检测[22]。中位随访 48 个月后，前哨淋巴结活检术后无腋窝复发。

重建手术

为了实现乳房切除后男性乳腺癌患者的皮肤闭合，通常采用皮瓣重建。1984 年 Chastel 等报道了两例接受乳腺癌改良根治术的男性患者[23]。由于皮瓣严重缺损，采用了 Limberg 转移皮瓣，取得了满意的效果。Spear 和 Bowen 采用横行腹直肌肌皮瓣（transverse rectus abdominis musculocutanesous, TRAM）重建，并被认为可能是男性乳腺癌乳房切除后重建的最佳选择，因为它不仅可以替代皮肤和脂肪，还提供了类似于男性乳房皮肤上的毛发[24]。其他报道也成功地使用 TRAM 皮瓣重建乳房切除术后的组织缺损[25,26]。

Nakao 等报告了一例罕见的需要血液透析治疗的有慢性肾衰竭的

晚期男性乳腺癌患者[27]。他有多处肺转移,用氟尿嘧啶和表柔比星
(280mg)行新辅助治疗,术后肺转移消失。然后行根治性乳房切除及
delto-pectoral(DP)皮瓣重建胸壁缺损。患者恢复良好,术后2年无明
显的局部复发和远处转移。作者认为这是一种针对一般状况较差的男性
乳腺癌患者的有效治疗方法。

Yamamura报告了一例61岁的男性患者,其左侧腋窝处有一个
85mm×51mm的硬质肿块[28]。这是一种发生于副乳的乳腺癌。分期结果
显示无远处转移,因此他接受了6个周期的新辅助FEC方案治疗,肿瘤
直径缩小到55mm。随后,他接受了乳房切除手术,手术切缘阴性,并使
用背阔肌皮瓣(latissimus dorsi, LD)填补皮肤缺损。术后无病生存期达4年。

导管内原位癌

导管内原位癌(DCIS)是一种组织学分型较罕见的疾病,所以相
关资料相对有限。在更大的男性乳腺癌病例研究(病例数 >100)中,
DCIS的发病率为1.7%~15.3%,均值为12.2%,见表8.5[1,4,29-38]。在3

表 8.5　男性乳腺癌病例中 DCIS 的发生率

作者	病例数	DCIS 发病率	中位年龄
Treves, 1955[29]	146	7(4.8%)	
Holleb, 1968[30]	198	12(6.1%)	
Norris, 1969[31]	113	8(7.1%)	
Schieke, 1973[31]	176	5(2.8%)	
Borgen, 1992[32]	104	16(15.3%)	
Salvadori, 1994[33]	170	4(2.4%)	
Stierer, 1995[34]	169	8(4.7%)	
Cutuli, 1997[35]	621	31(5%)	58 岁
Donegan, 1998[36]	217	12(9.4%)	
Goss, 1999[4]	229	4(1.7%)	
Anderson, 2005[37]	2 984	280(9.4%)	62 岁
Harlan, 2010[38]	512	58(11.3%)	60 岁

组单独的男性 DCIS 病例中，诊断的中位年龄分别为 58 岁[35]、62 岁[37] 和 60 岁[38]。这与男性乳腺癌诊断的中位年龄形成对比，在未筛选的较大病例数量研究中，男性乳腺癌的诊断中位年龄约为 65 岁。

Anderson 和 Devesa 使用 SEER 数据库比较了在 1973—2001 年诊断为男性乳腺癌和女性乳腺癌的病例，并报告男性乳腺癌中 DCIS 占 9.4%（280/2 984），女性乳腺癌中 DCIS 占 11.9%（53 928/454 405）[37]。可能是由于调查更为彻底，男性的 DCIS 发病率增加了 1.2 倍，由于乳腺 X 线钼靶检查的普及，在这段时间内，女性乳腺癌的患者数增加了 5.5 倍。

症　状

Hittmair 等回顾了武装部队病理学研究所（Armed Forces Institute of Pathology, AFIP）的标本档案，发现了 84 例单纯 DCIS[39]。患者的中位发病年龄为 65 岁，症状持续时间中位数为 2 个月。最常见的症状是乳房肿块，为 49 例（58%）；其次是乳头溢血，为 29 例（35%）；单侧男性乳腺发育异常症 15 例（18%），1 例为双侧乳腺发育异常症，1 例为乳腺炎。在法国的一项大型系列男性乳腺癌研究中，有 31 例 DCIS，占总乳腺癌数量的 5%[36]，出现的症状为肿块 19 例（61%），乳头溢血 12 例（39%）。

组织学

已经有 3 项综合性研究分析了男性 DCIS 的组织学亚型，总结见表 8.6[36,38,40]。考虑到命名上的差异，乳头状亚型是最常见的变异，其次是乳头状和筛状混合型。Hittair 等报道，74% 的病例是乳头状亚型，常伴有筛网状结构[40]。DCIS 通常延伸至主要乳头状肿瘤之外。单纯 DCIS 病例中无高级别疾病，低级别 48 例（57%），中级别 36 例（43%）。

表 8.6 男性导管内原位癌（DCIS）的组织学亚型

组织学亚型	Cutuli, 1997	Hittmair, 1998	Anderson, 2005
乳头状	7	39	49
乳头状 + 筛状混合型	5	23	
筛状	3	16	
大汗腺型	1		
粉刺型	3		12
实体型		5	
微乳头型		1	
非特殊性 DCIS	12		39

手 术

外科手术在根治性乳房切除术和单纯乳房肿瘤切除术两种极端情况之间存在差异，即使在缺乏随机对照试验数据的情况下，也可以从不同的报告中得出某些结论。1979 年，Cole 和 Qizilbash 报道了 2 例 DCIS[40]。第一例为一名 64 岁男子，发现右侧乳头溢血，乳头内侧 1cm 处无痛肿块 6 个月。肿瘤切除后病理证实为 DCIS，未见浸润。4 年后，在同一部位发现一个肿块，活检病理显示为浸润性癌。在失去随访之前，患者再次复发，包括骨转移。第二例为一名 32 岁男子，发现右侧乳房肿块 6 个月，该患者无乳头溢液和疼痛，且身体状况良好，未服用任何药物。乳晕下活动性肿块大小为 3cm×2cm。手术切除了乳头，病理组织学检查结果为伴有 DCIS 的男性乳腺发育异常症。术后 1 年未复发。作者回顾了 233 例男性乳腺发育异常症患者的病理标本，在所有标本中均未发现恶性肿瘤。

Norris 和 Taylor 回顾了武装部队病理学研究所（AFIP）的 113 个病例，其中 8 例为 DCIS，9 例为乳头状癌[32]。后一组中有 2 例死于转移性疾病，但 8 例 DCIS 患者中无死亡病例。Noguchi 等治疗了一例 80 岁的男性患者，超声检查提示左侧乳房有一个大小约 3cm 的边界光滑、质地柔软的囊性肿块，囊液不含恶性肿瘤细胞，但切除囊壁后发现米粒大小的肿块，为非浸润性髓样管状癌，后续行单纯乳房切除术后未发现残余癌。

1968—1991 年，Lahey 诊所治疗了 23 例男性乳腺癌患者，其中 4 例（17%）为 DCIS，无浸润性癌[41]。DCIS 病例中有 3 例为乳晕后肿块，1 例为乳头溢血。3 例为乳腺包裹性乳头状亚型，另一例为乳头状亚型。2 例行部分乳房切除术，术后 30 个月和 108 个月均复发，因此有必要行挽救性乳房切除术。3 例患者进行了腋窝淋巴结清扫，未发现淋巴结转移。所有患者在平均随访 78 个月后均达到无病生存。中位随访时间 83 个月，4 例出现局部复发，3 例接受了乳房肿瘤切除术。复发病例中 3 例为浸润性癌，1 例为 DCIS，其中 1 例患者在 30 个月后死于转移性疾病。

Harlan 进行的一项包含 58 例男性 DCIS 患者的研究中，有 38 例（66%）接受了乳房切除术，其中 1 例术后接受了放疗[39]。18 例患者行保乳手术，其中 7 例接受术后乳房放疗。2 例未接受手术治疗。41 例（70%）未行腋窝手术，8 例（14%）行腋窝淋巴结清扫术，9 例（16%）行前哨淋巴结活检，其中 2 例因前哨淋巴结活检阳性进行了腋窝淋巴结清扫术。6 例（10%）接受了他莫昔芬辅助治疗。遗憾的是，没有关于这些病例无复发生存的数据。

建 议

对于一些肿瘤切缘能够达到阴性的男性 DCIS 病例，保乳手术是一个有效的选择。其次是乳房放疗，根据女性的随机对照试验结果，不论 DCIS 的级别或程度，放疗可使所有类型的 DCIS 患者获益。EORTC10853 试验确定复发的危险因素是患者的年龄、切缘阳性、未接受放疗[42]。在多因素分析中，切缘状态比不进行乳房放疗更能预测复发风险。单纯 DCIS 不会转移，但由于浸润的小病灶被忽略，所以在广泛切除或乳房全切除时须进行前哨淋巴结活检。辅助他莫昔芬治疗在 ER 阳性肿瘤患者中可降低复发和进展为浸润性疾病的风险，此外还可降低对侧乳房患病的概率。

参考文献

[1] Scheike O.Male breast cancer 5. Clinical manifestations in 257 cases in Denmark. Br J Cancer,1973,28:552-561.

[2] Ribeiro GG.Carcinoma of the male breast: a review of 200 cases. Br J Surg, 1977,64:381-383.

[3] Guinee VF, Olsson H, Moller T, et al. The prognosis of breast cancer in males. A report of 335 cases. Cancer,1993,71:154-161.

[4] Goss PE, Reid C, Pintilie M, et al.Male breast carcinoma: a review of 229 patients who presented to the Princess Margaret Hospital during 40 years: 1955-1996. Cancer,1999,85:629-639.

[5] Cutuli B, Le-Nir CC, Serin D, et al. Male breast cancer. Evolution of treatment and prognostic factors. Analysis of 489 cases. Crit Rev Oncol Hematol, 2010,73:246-254.

[6] Golshan M, Rusby J, Dominguez F, et al.Breast conservation for male breast carcinoma. Breast, 2007,16:653-656.

[7] Lanitis S, Filippakis G, Al Mufti R, et al.Breast conserving surgery with preservation of the nipple-areola complex as a feasible and safe approach in male breast cancer: a case report. J Med Case Reports,2008,2:126-128.

[8] Niikura N, Kimura M, Hirabayashi K, et al.Breast conserving surgery for male noninvasive intracystic papillary carcinoma: a case report. Tokai J Exp Clin Med, 2010,35:13-16.

[9] Bratman SV, Kapp DS, Horst KC.Evolving trends in the initial locoregional management of male breast cancer. Breast, 2012,21:296-302.

[10] Cloyd JM, Hernandez-Boussard T, Wapnir IL.Outcomes of partial mastectomy in male breast cancer patients: analysis of SEER, 1983-2009. Ann Surg Oncol,2013,20:1545-1550.

[11] Fields EC, DeWitt P, Fisher CM, et al.Management of male breast cancer in the United States: a surveillance, epidemiology and end results analysis. Int J Radiat Oncol Biol Phys,2013,87:747-752.

[12] Fogh S, Kachnic LA, Goldberg SI, et al.Localized therapy for male breast cancer: functional advantages with comparable outcomes using breast conservation. Clin Breast Cancer, 2013,13:344-349.

[13] Zaenger D, Rabatic BM, Dasher B, et al.Is breast conserving therapy a safe modality for early-stage male breast cancer. Clin Breast Cancer, 2016,16:101-104.

[14] Port ER, Fey JV, Cody 3rd HS, et al.Sentinel lymph node biopsy in patients with male breast carcinoma. Cancer, 2001,91:319-323.

[15] Cimmino VM, Degnim AC, Sabel MS, et al.Efficacy of sentinel lymph node biopsy in male breast cancer. J Surg Oncol,2004,86:74-77.

[16] Albo D, Ames FC, Hunt KK, et al.Evaluation of lymph node status in male breast

cancer patients: a role for sentinel lymph node biopsy. Breast Cancer Res Treat, 2003,77:9-14.

[17] De Cicco C, Baio SM, Veronesi P, et al. Sentinel node biopsy in male breast cancer. Nucl Med Commun,2004,25:139-143.

[18] Boughey JC, Bedrosian I, Meric-Bernstam F, et al. Comparative analysis of sentinel lymph node operation in male and female breast cancer patients. J Am Coll Surg, 2006,203:475-480.

[19] Rusby JE, Smith BL, Dominguez FJ, et al.Sentinel lymph node biopsy in men with breast cancer: a report of 31 consecutive procedures and review of the literature. Clin Breast Cancer, 2006,7:406-410.

[20] Gentilini O, Chagas E, Zurrida S, et al. Sentinel lymph node biopsy in male patients with early breast cancer. Oncologist, 2007,12:512-515.

[21] Flynn LW, Park J, Patil SM,et al.Sentinel lymph node biopsy is successful and accurate in male breast carcinoma. J Am Coll Surg, 2008,206:616-621.

[22] Maráz R, Boross G, Pap-Szekeres J, et al. The role of sentinel node biopsy in male breast cancer. Breast Cancer, 2014,23:85-91.

[23] Michel P, Chastel C, Verhelst G, et al. Importance of the Limberg triple flap in the surgical treatment of cancer of the breast in the male. Acta Chir Belg, 1984,84:138-143.

[24] Spear SL, Bowen DG.Breast reconstruction in a male with a transverse rectus abdominis flap. Plast Reconstr Surg,1998,102:1615-1617.

[25] Cagliá P, Veroux PF, Cardillo P, et al.Carcinoma of the male breast: reconstructive technique. G Chir,1998,19:358-362.

[26] Igun GO.Rectus abdominis myocutaneous flap in reconstruction for advanced male breast cancer: case report. Cent Afr J Med,2000,46:130-132.

[27] Nakao A, Saito S, Naomoto Y, et al.Deltopectoral flap for reconstruction of male breast after radical mastectomy for cancer in a patient on hemodialysis. Anticancer Res, 2002,22:2477-2479.

[28] Yamamura J, Masuda N, Kodama Y, et al. Male breast cancer originating in an accessory mammary gland in the axilla: a case report. Case Rep Med, 2012,2012:286210. doi:10.1155/2012/286210.

[29] Treves N, Holleb AI. Cancer of the male breast; a report of 146 cases. Cancer, 1955,8:1239-1250.

[30] Holleb AI, Freeman HP, Farrow JH.Cancer of male breast. II. N Y State J Med, 1968,68:656-663.

[31] Norris HJ, Taylor HB.Carcinoma of the male breast. Cancer,1969,23:1428-1435.

[32] Borgen PI, Wong GY, Vlamis V, et al. Current management of male breast cancer. A review of 104 cases. Ann Surg, 1992,215:451-457.

[33] Salvadori B, Saccozzi R, Manzari A, et al. Prognosis of breast cancer in males: an analysis of 170 cases. Eur J Cancer,1994,30A:930-935.

[34] Stierer M, Rosen H, Weitensfelder W, et al. Male breast cancer: Austrian experience.

World J Surg, 1995,19:687-692.

[35] Cutuli B, Dilhuydy JM, De Lafontan B, et al. Ductal carcinoma in situ of the male breast. Analysis of 31 cases. Eur J Cancer, 1997,33:35-38.

[36] Donegan WL, Redlich PN, Lang PJ, et al.Carcinoma of the breast in males: a multiinstitutional survey. Cancer, 1998,83:498509.

[37] Anderson WF, Devesa SS.In situ male breast carcinoma in the Surveillance, Epidemiology, and End Results database of the National Cancer Institute. Cancer, 2005,104:1733-1741.

[38] Harlan LC, Zujewski JA, Goodman MT, et al. Breast Cancer in Men in the US: a population-based study of diagnosis, treatment and survival. Cancer,2010,116:3558-3568.

[39] Hittmair AP, Lininger RA, Tavassoli FA.Ductal carcinoma in situ (DCIS) in the male breast: a morphologic study of 84 cases of pure DCIS and 30 cases of DCIS associated with invasive carcinoma—a preliminary report. Cancer, 1998,83:2139-2149.

[40] Cole FM, Qizilbash AH.Carcinoma in situ of the male breast. J Clin Pathol, 1979,32:1128-1134.

[41] Camus MG, Joshi MG, Mackarem G, et al. Ductal carcinoma in situ of the male breast. Cancer,1994,74:1289-1293.

[42] Bijker N, Peterse JL, Duchateau L, et al. Risk factors for recurrence and metastasis after breast-conserving therapy for ductal carcinoma-in-situ: analysis of European Organization for Research and Treatment of Cancer Trial 10853. J Clin Oncol, 2001,19:2263-2271.

第 9 章

辅助治疗

摘 要

因为没有对男性乳腺癌（MBC）患者进行辅助治疗的随机对照试验，因此基于女性乳腺癌的大型试验的结果已经被应用于治疗男性乳腺癌，并取得了不同程度的成功。辅助内分泌治疗已经广泛应用于高表达 ER 阳性的男性乳腺癌患者。报道的研究包含对照试验，有历史对照的或未经治疗的对照，但除了治疗，其他方面并不完全相同。所有这些研究都显示出他莫昔芬可使患者获益。男性通常会受到他莫昔芬的副作用影响，包括性欲下降、体重增加、潮热和情绪变化，这些副作用导致多达 35% 的患者停止治疗。调整年龄、肿瘤大小和分级，以及腋窝淋巴结状况的影响后，使用芳香化酶抑制剂的患者对比使用他莫昔芬的患者死亡率增加了 1.5 倍。使用各种化疗方案对复杂的混合病例进行辅助化疗，接受与未接受化疗的患者在总生存率上没有差异。乳腺癌切除术后放疗可以降低局部复发率，但并不能显著改善预后，可能是因为研究的非随机化和不充分所导致。

在解释受多种因素影响的数字时需要使用统计学方法，其目的是确定是否可以孤立个别影响因素并测量其影响。这种方法的本质在于确定我们确实是在进行同类之间的比较，并且没有忽略一个相关的因素存在组间差异。人类在患有疾病和对疾病的反应上的差异是计划进行临床试验的一个根本原因，我们对其不应该持反对态度。

——Austin Bradford Hill

© Springer International Publishing Switzerland 2017
I. Fentiman, *Male Breast Cancer*, DOI 10.1007/978-3-319-04669-3_9

辅助内分泌治疗

内分泌治疗是雌激素受体阳性男性乳腺癌患者的主要辅助治疗方法。1978 年，Ribeiro 和 Swindell 开创了男性乳腺癌治疗的先河，他们对腋窝淋巴结转移的患者进行了非随机试验[1]，研究了他莫昔芬（TAM）的作用，最初的剂量是每天 20mg，持续 1 年。1988 年之后，牛津大学对女性乳腺癌的他莫昔芬试验进行的综述中描述了 2 年的他莫昔芬疗效良好。在 39 例接受他莫昔芬治疗的病例中，2 例因出现副作用（脱发和皮疹）而停止治疗，7 例复发后改变了治疗方法，其余 30 例均完成他莫昔芬治疗。如表 9.1 所示，患者的无病生存（DFS）有显著改善（56% *vs.*25%）。

1955—1997 年，多伦多玛格丽特公主医院收治了 229 例男性乳腺癌患者，其中 215 例接受了手术，以乳房切除术为主（96.5%），仅有 8 例接受了乳房肿瘤切除术[6]。治疗包括手术（49 例）、放疗（98 例）、手术联合内分泌治疗（29 例）、手术联合化疗（13 例）、手术联合放疗与内分泌治疗（23 例）。多因素分析表明，接受辅助化疗与无病生存和总生存（OS）的显著改善有关。

Takei 等报道了一例 40 岁的男性乳腺癌患者，肿瘤分级为 Ⅱ 级、

表 9.1　男性乳腺癌的辅助内分泌治疗结果

作者	治疗方法	生存率	备注
Ribeiro, 1992[1]	TAM 30 例	5 年 DFS 56% *vs.*25%	历史性对照
Giordano, 2005[2]	TAM 36 例	10 年 OS 65% *vs.*45%	未经处理的历史性对照
Cutuli, 2010[3]	TAM	无转移生存 62% *vs.*24%	淋巴结阳性病例
Fogh, 2011[4]	TAM	10 年 OS 100% *vs.*65%	TAM 联合放疗 *vs.*TAM
Hong, 2016[5]	TAM	中位生存期 8.5 年 *vs.*4.2 年	未处理对照

TAM：他莫昔芬

临床分期Ⅰ期，行乳房切除术，术后行氟尿嘧啶化疗，并服用2年他莫昔芬[7]。在完成该治疗后不久，他出现了肿瘤复发（ER阳性）。尽管进行了激素治疗和化疗，病情仍持续进展，2年半后患者死亡。在此期间，血清雌二醇从18.0pg/mL升至892.3pg/mL。作者认为在转移性疾病期间存在芳香化酶活性升高，因此辅助他莫昔芬治疗应延长至5年或更长时间，以降低早期ER阳性肿瘤的复发风险。

美国退伍军人管理局全国癌症登记处报告的结果令人沮丧[8]。该研究对65例男性乳腺肿瘤标本在组织病理学和免疫组织化学受体状态特征方面进行了回顾性分析。尽管在单因素分析中，那些ER阳性肿瘤患者的存活率高于ER阴性患者，但是这在多因素分析中却失去了意义。此外，多因素分析显示，他莫昔芬的疗效并不显著，PR阳性病例亦是如此。

Giordano等回顾分析了1944—2001年在MD安德森癌症中心治疗的156个男性乳腺癌病例[2]。在135例非转移性乳腺癌患者中，74例（55%）为淋巴结阳性，115例（85%）为ER阳性，96例（71%）为PR阳性。38例患者接受辅助激素治疗，其中36例（92%）接受他莫昔芬治疗，1例接受睾丸切除术和黄体酮治疗，1例接受GnRH类似物治疗（8%）。在接受辅助激素治疗的患者中，31例（82%）为ER阳性乳腺癌，6例（2%）的ER未知，1例为ER阴性。接受内分泌治疗的患者（39例）与未接受辅助内分泌治疗的97例患者相比，10年总生存率有显著改善，分别为65%和45%（HR=0.45；P=0.01）。

Ngoo等报道了2003—2007年在马来西亚医疗中心治疗的6个男性乳腺癌病例[9]，其中华裔4人，马来族2人。手术包括乳房切除和腋窝清扫（4例）、单纯乳房切除（1例）和广泛切除（1例）。两例患者接受辅助化疗和胸壁放疗。所有患者均接受他莫昔芬辅助治疗，中位随访37.5个月后均无复发。

一项来自法国的包含了489例男性乳腺癌患者的研究中，352例（72%）接受了辅助内分泌治疗[3]。这包括单独使用他莫昔芬（298例；85%），单独使用芳香化酶抑制剂（35例）和他莫昔芬后连续芳香化酶抑制剂（AI；9例）和其他组合。223例淋巴结阴性患者经内分泌治疗后转移率由 15% 降至 10%，但差异无统计学意义。共有 243 例男性患者经病理证实腋窝淋巴结转移，在这组患者中，内分泌治疗将转移率从 62% 降至 28%。在接受他莫昔芬或芳香化酶抑制剂治疗的患者中，有相似的事件发生率，转移率为 21% *vs.*28%，死亡率为 22% *vs.*24%。

Fogh 等回顾了 1990—2003 年收治的 42 例男性乳腺癌患者，所有患者均为 ER 阳性和 PR 阳性肿瘤[4]。辅助治疗包括他莫昔芬治疗 21 例（50%），化疗 18 例（43%），术后放疗 11 例（26%），中位随访 8 年。接受他莫昔芬联合放疗患者的 10 年总生存率为 100%，而单独接受他莫昔芬治疗的患者为 65%，单独接受放疗的患者为 83%（*P*=0.05），未接受辅助治疗的患者为 65%。在单因素分析中，单独辅助化疗或联合他莫昔芬或联合放疗对 10 年总生存率没有显著影响。

Liu 等报道的一项包含了 87 例中国男性乳腺癌患者的队列研究中，行根治性乳腺癌切除术 40 例，改良根治性乳腺癌切除术 47 例[10]。已知激素受体状态的 58 例患者中，ER 阳性 50 例（86%），PR 阳性 44 例（76%）。术后 56 例（64%）接受辅助化疗 [18 例 CMF（环磷酰胺、氨甲蝶呤、5- 氟尿嘧啶）方案，17 例 CAF（环磷酰胺、多柔比星、氟尿嘧啶）方案，15 例 TA（紫杉醇、阿霉素）方案，6 例 TAC（紫杉醇、蒽环霉素、环磷酰胺）方案]。接受放疗 37 例（43%）和内分泌治疗 45 例（52%），包括他莫昔芬（42 例）和来曲唑（4 例）。对影响 5 年总生存率的因素进行多因素分析，肿瘤大小、分期、淋巴结状态、辅助化疗的使用均有显著差异，与此相反，年龄、放疗、激素治疗对 5 年 OS 无显著影响。

在中山大学癌症中心 2000—2011 年收治的 25 例男性乳腺癌患者中也有类似的发现[11]，其中 20 例采用乳房切除术，1 例采用肿瘤切除术。接受激素受体测定 19 例，ER 阳性或 PR 阳性 16 例（84%）。16 例接受了辅助化疗，3 例接受新辅助治疗，而仅有 7 例患者接受了内分泌治疗（28%），药物采用他莫昔芬或托瑞米芬。1 例接受了胸壁及腺体放疗。中位随访时间为 51 个月，5 年 OS 为 67%。虽然辅助内分泌治疗与更好的总生存率相关，但这并没有达到统计学意义，可能是因为这些男性乳腺癌患者中接受内分泌治疗的病例较少。在生存率方面，新辅助化疗、肿瘤大小、淋巴结状况、远处转移和 TNM 分期是重要的影响因素。

这与之前来自同一癌症中心的研究结果形成了对比。周等研究了 1969—2009 年收治的 72 例男性乳腺癌患者[12]。5 年总生存率为 72%。多因素分析显示肿瘤分期（$P=0.035$）、手术治疗（$P=0.021$）、内分泌治疗（$P=0.019$）是影响患者总生存的重要因素。

最近，Hong 等报告了在 7 个不同的中心接受治疗的 50 例可手术男性乳腺癌患者[5]。42 例患者接受了激素受体检测，其中 ER 阳性 38 例（91%），PR 阳性 27 例（64%）。辅助内分泌治疗提高了 ER 阳性肿瘤患者的总生存率（中位生存期 8.5 年 *vs.* 4.2 年）。

用药依从性

Annelli 等研究了 1990—1993 年辅助他莫昔芬治疗的 24 例男性乳腺癌患者的副作用[13]。19 例为原发 ER 阳性肿瘤，其中 15 例（63%）出现了 1 种或多种副作用。最常见的副作用是性欲下降，7 例（29%）患者出现了这一问题。其他副作用包括：6 例（25%）体重增加，5 例（21%）潮热，5 例（21%）出现情绪变化，其中 4 例患者罹患抑郁。其他副作用包括失眠（3 例）和深静脉血栓形成 1 例。5 例（21%）在确诊 1 年内停止服用他莫昔芬。停药的原因有性欲下降（2 例）、潮热（2 例）和深静脉血栓形成（1 例）。作者得出结论，女性乳腺癌患者的停药率为 10%[14]，而男性患者因副作用导致的停药率为 21%。

1981—2003 年，加拿大渥太华医院癌症中心对 51 例男性乳腺癌患者进行了内分泌治疗[15]，使用药物包括他莫昔芬（31 例）或阿那曲唑（3 例）。在给予他莫昔芬作为辅助或缓解治疗的患者中，有 50% 出现了副作用，最常见的是潮热，其次是性欲减退、体重增加和不适。由于毒副反应，24% 的患者停止服用他莫昔芬，1 例因肺栓塞停药。尽管阿那曲唑引起患者性欲下降、腿部肿胀和抑郁，但是没有患者停止治疗。

Xu 等研究了他莫昔芬的依从性及其对 116 例 ER 阳性男性乳腺癌患者死亡率的影响[16]。在计划服用 5 年他莫昔芬的患者中，1 年后实际服用者只有 75 人（65%）。两年后，依从性降至 46%，3 年后降至

29%，4 年后降至 26%，最后一年仅为 18%。依从性降低的主要因素是社会支持低、年龄和副作用。依从组患者的 10 年 DFS 为 96%，而非依从组为 42%。10 年总生存率分别为 80% 和 50%，表明不坚持服药患者的预后较差。

Pemmaraju 等回顾了 MD 安德森癌症中心 1999—2009 年收治的 126 例男性乳腺癌患者[17]，其中 64 人（51%）手术后接受了他莫昔芬治疗。平均随访 3.9 年后，34 例（53%）出现了明显的副作用，其中最常见的副作用是体重增加、性功能障碍，14 例患者的体重增加，14 例患者出现性功能障碍。毒副作用导致 13 例患者停药（20%），原因包括眼部问题（1 例）、腿部抽筋（1 例）、神经认知问题（2 例）、骨痛（2 例）、性功能障碍（3 例）和血栓栓塞（4 例）。

芳香化酶抑制剂

脂肪组织是类固醇生物合成的主要部位，其中 P450 芳香酶表达。Dieudonne 等利用腹部培养的前脂肪细胞研究性激素和瘦素能否调节芳香化酶[18]。重组瘦素下调了女性脂肪细胞中 P450 芳香化酶的活性。相比之下，在男性前脂肪细胞中瘦素上调（1.6 倍）P450 芳香化酶 mRNA 表达。此外，对于女性，P450 芳香化酶活性降低了 50%，而对于男性，调节 P450 芳香化酶的 mRNA 表达上调（2.4 倍）。在男性中，雄激素增加了 2.5~5 倍的 mRNA 表达。这表明，性别差异可能部分解释了人体脂肪分布的性别二型性。

在类似的研究中，脂肪细胞被悬浮培养，并以（$1\beta-3^H$）雄烯二酮为底物进行芳香化酶活性测定[19]。添加皮质醇后，女性的基础芳香化酶活性增加了 3.5 倍，而男性的活性被抑制了约 40%。胰岛素并不能独立地改变芳香化酶的表达，而是皮质醇和胰岛素的结合消除了性别差异。

ATAC 试验显示阿那曲唑在辅助治疗女性乳腺癌方面优于他莫昔芬，因此认为阿那曲唑可成功应用于男性乳腺癌的治疗[20]。相关的病例数量较小的研究显示，辅助药物阿那曲唑和来曲唑有一定的疗效，但数量太少，不能就辅助药物的疗效得出确切的结论[2,15]，需要分析更多

表 9.2　男性乳腺癌不同辅助内分泌治疗的疗效比较 [22]

辅助药物	病例数 [n (%)]	死亡 [n (%)]
他莫昔芬（TAM）	207 (81%)	47 (18%)
芳香化酶抑制剂（AI）	50 (19%)	16 (32%)

的案例来确定这是否属实。Harlan 等分析了 512 个男性乳腺癌病例的 SEER 数据库 [21]，其中，440 例（86%）接受了乳房切除术，124 例（28%）接受了激素治疗（他莫昔芬 95 例，AI 19 例，他莫昔芬联合 AI 8 例，其他 2 例）。与未接受全身治疗的患者相比，使用他莫昔芬患者的癌症死亡率显著降低（HR=0.04）。然而，最引人注目的是辅助 AIs 并没有降低死亡率 [HR=1.2；95%CI（0.4，3.8）]。

Eggemann 等研究了向德国癌症登记处报告的 257 例 ER 阳性男性乳腺癌患者 [22]，其中 207 人（81%）接受了他莫昔芬治疗，50 人（19%）接受芳香化酶抑制剂（AIs）治疗。在中位随访 42.2 个月的后，他莫昔芬治疗组有 47 例死亡（18%），而 AI 组有 16 例死亡（32%；表 9.2）。在调整了年龄、肿瘤大小、分级和腋窝淋巴结状况后，接受 AIs 治疗的患者死亡率增加了 1.5 倍。

这些看似矛盾的结果可能是由于睾丸产生的雌激素并没有被 AIs 所消除导致 [23]。在男性中，大约 20% 的雌激素来自睾丸。因此，如果患者可以耐受，他莫昔芬是男性乳腺癌的辅助内分泌治疗的首选药物。如果 AIs 作为辅助治疗，则应与 GnRH 类似物联合使用，以消除下丘脑对睾丸的驱动作用。

辅助化疗

基于女性乳腺癌辅助化疗随机对照试验令人鼓舞的结果，美国国家癌症研究所（NCI）于 1974 年开展了一项研究，以调查辅助化疗对男性乳腺癌患者的疗效 [24]。这个非随机研究包括 24 个接受 CMF 治疗的男性乳腺癌淋巴结阳性病例。辅助治疗在手术后 4 周内开始，术后均未接受放疗。平均随访 46 个月后，5 年生存率 >80%。

在 MD 安德森医院，连续 11 例男性乳腺癌患者接受辅助化疗[25]。10 例采用氟尿嘧啶、阿霉素和环磷酰胺（FAC）方案治疗，1 例采用 CMF 方案治疗，其中 7 例为 Ⅱ 期，4 例为 Ⅲ 期。平均随访 52 个月后，4 例患者复发，7 例患者无病生存。预计 5 年生存率为 85%。

Izquierdo 等报道了 1964—1990 年在巴塞罗那治疗的 50 例男性乳腺癌患者[26]。1979 年开始辅助治疗，11 例患者接受化疗（CMF 方案 4 例，FAC 方案 1 例，CMF 方案 + 他莫昔芬 5 例，FAC 方案 + 他莫昔芬 1 例）。在中位随访 32 个月后，接受辅助化疗患者的 5 年生存率约为 80%。Donegan 等研究了 1953—1995 年在威斯康星州东部 18 个肿瘤登记处的 217 个男性乳腺癌病例[27]，其中 30 例接受了辅助治疗，22 例接受了辅助化疗联合内分泌治疗。对淋巴结阳性、ER 阳性、化疗联合或不联合内分泌治疗的亚组与未治疗组比较，生存率有显著差异（10 年生存率为 0 *vs.* 50%）。

自体血液和骨髓移植登记处乳腺癌工作委员会报告了在 10 个中心治疗的 13 例男性乳腺癌患者行高剂量辅助治疗联合自体造血干细胞支持（自体移植）的结果[28]。Ⅱ 期病例 6 例，Ⅲ 期 4 例，Ⅳ 期 3 例，均为选定的年轻人群，年龄中位数为 50 岁。所有肿瘤均为 ER 受体阳性，其中 5 人接受环磷酰胺、硫代特帕和卡铂治疗，8 例使用其他烷化剂为基础的方案。3 例患者接受了骨髓移植，8 例患者接受了血液干细胞移植，2 例患者同时接受了这两种移植。在接受自体移植的 10 人中，有 3 人复发并死亡。中位随访时间 23 个月，7 人（70%）无病生存。

1972—1994 年，121 例男性乳腺癌患者在安卡拉肿瘤医院接受了治疗[29]，其中 72 例（60%）接受了全身辅助治疗。接受辅助化疗与生存率显著相关 [无化疗 *vs.* 化疗；RR=1.4；95%CI（1.3，3.9）]。

Vinod 和 Pendlebury 回顾了英国皇家阿尔弗雷德亲王医院对男性乳腺癌的辅助治疗结果[30]。在 1983—1996 年，24 名男性被转至该院治疗乳腺癌，其中 19 人表现为局部疾病，具体分期为 T1 期 12 人，T2 期 5 人，T4 期 2 人。11 例（58%）患者有淋巴结转移。中位年龄 57.5 岁，随访 6.2 年。受体状态为 ER 阳性 10 例，ER 阴性 2 例，未知 7 例。所有患者都进行了乳房切除术，11 例（58%）接受了放射治疗，10 例接受全身辅助治疗，

4 例单纯化疗, 3 例接受化疗和他莫昔芬治疗, 3 例接受单纯他莫昔芬治疗。7 例复发 (1 例局部复发, 5 例远处复发, 1 例局部与远处均复发)。在远处复发的 6 例患者中, 4 例未接受全身治疗。未接受全身治疗的 2 例淋巴结阳性患者均复发。仅行乳房切除术患者的局部控制率为 88% (7/8), 术后接受辅助放疗患者的局部控制率为 91% (10/11)。

Wang-Rodriguez 等报告了来自美国退伍军人管理局癌症登记处的一系列男性乳腺癌患者的治疗结果[8], 其中 15 人接受了辅助化疗, 但遗憾的是, 适应证和方案并不一致, 没有标准化。与单纯手术治疗的 47 例男性乳腺癌患者相比, 接受辅助化疗患者的生存率无明显差异。

2005 年 MD 安德森医院对男性乳腺癌辅助治疗方面的经验进行了更新[2]。截至目前, 32 例男性患者接受了辅助化疗, 其中有 19 人也接受了内分泌治疗。这些患者采用了多种化疗方案, 23 例患者以蒽环类为主: 氟尿嘧啶、阿霉素、环磷酰胺 (FAC), 氟尿嘧啶、阿霉素、环磷酰胺、氨甲蝶呤、长春碱 (FAC-MV), 长春碱、阿霉素、环磷酰胺、泼尼松 (VACP), 环磷酰胺、阿霉素、长春碱、泼尼松 (CHOP), 阿霉素、环磷酰胺 (AC)。5 例接受 CMF 方案化疗, 3 例增加了紫杉烷。接受化疗的淋巴结阳性患者无复发, 总生存风险均较低, 但无统计学差异。

Walshe 报告了 1974—1988 年在美国国家癌症研究所 (NCI) 进行的 MB-82 研究, 包含 31 例使用辅助 CMF 方案治疗的男性乳腺癌患者 20 年的生存数据[31]。患者的中位年龄为 61 岁, 均为淋巴结阳性, 21 例 (68%) 患者有 1~3 个淋巴结阳性, 10 例 (32%) 患者有 ≥ 4 个淋巴结阳性。治疗 12 个周期。10 例患者平均存活 19.2 年。10 年、15 年、20 年的生存率分别为 65%、52%、42%, 提示淋巴结阳性男性乳腺癌患者可能从辅助化疗中获益。

在法国男性乳腺癌系列病例研究中, 164/489 (34%) 接受了辅助化疗[3]。化疗比例与年龄呈反比: 年龄 <50 岁的患者有 61% 接受化疗, 50~70 岁的患者有 42% 接受化疗, 70 岁的患者仅有 13% 接受化疗。化疗方案各不相同, 但 120 例 (73%) 接受了以蒽环类药物为基础的化疗方案 (FAC 18 例, FEC 102 例)。目前尚无与辅助化疗相关的无复发或生存数据。

Liu 等报道了中国天津医科大学肿瘤研究所 1961—2008 年收治的

87 例男性乳腺癌患者的 5 年无病生存数据 [10]，其中年龄 ≥ 60 岁者 39 例
（45%），淋巴结阳性者 39 例（45%）。接受辅助化疗者 56 例（64%），
辅助化疗未统一标准化：CMF 方案 18 例，CAF 方案 17 例，TA 方案 15 例，
TAC 方案 6 例。矛盾的是，接受辅助化疗患者的 5 年 DFS 为 54%，而未
接受化疗的患者为 74%。可能的解释是，接受化疗的患者本身预后较差。

Kiluk 等报道了 58 例可手术的男性乳腺癌患者的治疗情况，并与
NCCN 推荐的辅助治疗方案进行比较 [32]，其中 28 例为 Ⅰ 期，推荐 6 例
接受化疗，但实际上 4 例接受了化疗；Ⅱ 期有 21 例，推荐 14 例接受化疗，
实际上 12 例接受了化疗；Ⅲ 期有 9 例，接受辅助化疗 6 例（68%）。
结果显示辅助化疗和无病生存无相关性。泰安市中心医院报告 42 例男
性乳腺癌患者中 24 例接受化疗，5 年生存率为 56%，未接受化疗的患
者的 5 年生存率为 49%[10]。韩国最近发表的一篇文章表明，很难理清
辅助内分泌治疗和化疗的单独作用 [5]。在 59 例男性乳腺癌患者中，45
例接受了根治性手术，其中 19 例出现淋巴结转移。已知 ER 状态的 42
例患者中，ER 阳性 38 例（90.5%）。辅助化疗 19 例（42%），ACT
方案 7 例，FAC 方案 5 例，CMF 方案 2 例，表柔比星、多西他赛（ET）
方案 1 例，表柔比星、卡铂方案 1 例，阿霉素 1 例，紫杉醇 1 例，氟尿
嘧啶 1 例。77%（27/45）的 ER 阳性患者接受内分泌治疗。从这些复杂
的病例和系统治疗中，接受化疗的患者与未接受化疗患者的总生存率未
发现显著差异。

放 疗

在缺乏随机对照试验的情况下，放疗有效性的唯一证据来自对
比研究，在这些对比研究中，未公开的筛选可能导致结果产生偏倚。
Robison 和 Montague 报告了 1948—1978 年在 MD 安德森医院确诊的 39
个首诊男性乳腺癌病例 [33]，其中 21 例接受了乳房切除术，15 例接受
了胸壁和腺体的术后放疗。腋窝淋巴结转移的患者中行单纯乳腺癌根
治术 1 例，同时接受术后放疗 8 例。手术联合放疗组患者的 5 年 OS 为
53%，单独手术组的 OS 为 33%（表 9.3）。

表 9.3　男性乳腺癌的辅助放疗效果研究

作者	病例数	随访时间（月）	5 年 OS 率
Robison, 1982[32]	15	—	53%
Erlichman, 1984[33]	57	—	67%
Molls, 1986[34]	34	—	70%
Schuchardt, 1996[35]	17	53	42%
Ulutin, 1988[36]	15	227	60%
Stranzl, 1999[37]	31	—	77%
Chakravarthy, 2002[38]	13	96	75%
Zabel, 2005[38]	31	52	57%
Atahan, 2006[40]	42	29	77%
Cutuli, 2010[7]	356	58	81%
Yu, 2011[42]	46	46	60%

OS：总生存

　　在多伦多玛格丽特公主医院的一份报告中包含 89 个男性乳腺癌病例，57 例接受了术后放疗 [34]。比较放疗组和非放疗组的 5 年 OS 分别为 50% 和 67%。这可能是因为接受放疗组的疾病范围更广。

　　Molls 等报告了 34 例男性乳腺癌患者，5 周内接受 45Gy 剂量的放疗，5 年生存率为 70%[35]。研究无法确定放疗是否能提高生存率，但结论是治疗确实降低了局部复发的风险。Schuchardt 等对 17 例男性乳腺癌患者行乳腺癌根治术后辅助放疗 [36]。中位随访 53 个月后，42% 的患者无复发生存。虽然淋巴结阴性、年龄较轻、延迟治疗时间 <3 个月的患者预后较好，但未达到统计学意义。1980—1995 年，Ulutin 等治疗了 15 例男性乳腺癌患者，其中 2 例Ⅰ期，9 例Ⅱ期，4 例Ⅲ期 [37]。所有患者均行乳房切除术，术后每天行外照射治疗（剂量为 2Gy）。平均随访 227 个月，5 年生存率为 60%。

　　Stranzl 等对 31 例男性乳腺癌患者进行胸壁照射（平均剂量为 50Gy），其中 16 例接受腺野照射治疗 [38]。肿瘤分期为：0 期 2 例，Ⅰ期 8 例，Ⅱ期 10 例，Ⅲ期 11 例。9 例接受内分泌治疗，3 例接受化疗。仅有 1 例患者出现局部复发，5 年总生存（OS）率为 77%。对于淋巴结阴性病例，5 年总生存率为 91%。Chakravarthy 和 Kim 回顾了 1967—1995 年治疗的 44 个男性乳腺癌病例[39]。所有患者均行乳房切除术，术后接受放射治疗 13 例（45~64Gy，包括腋窝、锁骨上窝及内乳链）。单纯手术治疗的 31 例中，Ⅰ期 15 例，Ⅱ期 13 例，Ⅲ期 3 例。而在 13 例放疗患者中，Ⅰ期 0 例，Ⅱ期 6 例，Ⅲ期 7 例。5 年总生存率为 75%。Zabel 等介绍了行放疗的 31 例男性乳腺癌患者的情况，胸壁接受 60Gy，腋窝接受 46Gy[40]。淋巴结阳性患者的 5 年总生存率为 57%，比淋巴结阴性患者的预后明显更差。1 例患者 29 个月后发生局部复发。

Atahan 等回顾分析了 42 例土耳其男性乳腺癌患者，所有患者术后接受放疗，剂量为 50Gy，胸壁为 2Gy[41]。26 例（62%）腋窝淋巴结转移，11 例接受新辅助治疗，36 例接受阿霉素为基础的辅助化疗。中位随访 29 个月后，局部复发 9 例（21%），远处复发 2 例（5%），局部及远处均复发 1 例（2.5%）。5 年总生存率为 77%，但临床病理单因素分析显示，治疗方式与无病生存无关联，提示放疗虽能减少男性乳腺癌局部复发，但对总生存无影响。

在库图利的包括 417 个法国男性乳腺癌病例的研究中，356 例（85%）接受了局部放疗[3]，其中腋窝淋巴结转移 220 例（53%）。锁骨上窝（supraclavicular fossa, SCF）接受放疗 249 例（70%），内乳区 263 例（74%），腋窝 53 例（15%）。有趣的是，在接受 SCF 治疗的病例中，112 例（45%）淋巴结阴性。虽然提供的中位剂量为 48Gy，但各参与中心的治疗方法各不相同。在多因素分析中，影响远处转移的唯一显著变量是肿瘤分级及腋窝淋巴结转移程度。

为了确定乳腺癌切除术后放疗（PMRT）对男性乳腺癌的有效性，Yu 等比较了 1977—2006 年加拿大安大略省伦敦地区癌症项目的治疗结果[42]。在此期间，PMRT 被建议用于接近或累及肿瘤边缘、腋窝淋巴结阳性或 T3 期肿瘤的患者。对符合辅助 PMRT 条件的患者进行分析。接受 PMRT 的男性乳腺癌患者 46 例，未接受 PMRT 的男性乳腺癌患者 29 例，两组比较特征见表 9.4。在未接受放疗的病例中，Ⅲ期病例较少，尽管这种差异在统计学上并不显著。在 PMRT 中局部区域复发显著减少，这在高危病例中尤其明显。尽管有这种局部控制的优点，但在接受

PMRT 治疗的患者中，远处转移的风险增加了。在缺乏随机试验的情况下，这项工作为 PMRT 在改善男性乳腺癌局部控制方面的价值提供了相当有说服力的证据。

表 9.4 乳腺癌 PMRT 与非 PMRT 的结果比较（Yu, 2011）[42]

	PMRT（n=46）	非 PMRT（n=29）
分期		
Ⅰ 期	6（13%）	9（31%）
Ⅱ 期	24（52%）	16（55%）
Ⅲ 期	16（35%）	4（14%）
肿瘤分级		
未知	16（35%）	14（48%）
Ⅰ 级	8（17%）	5（17%）
Ⅱ 级	13（28%）	6（21%）
Ⅲ 级	9（20%）	4（14%）
淋巴结状态		
阴性	21（46%）	16（55%）
阳性	25（54%）	13（45%）
切缘		
未知	8（17%）	7（24%）
≤ 2mm	8（17%）	3（10%）
≥ 2mm	30（66%）	19（66%）
局部复发		
全部	2（5%）	7(24%)
低风险	2（5%）	2(7%)
高风险	0	5（17%）
远处转移		
全部	17（37%）	2（7%）
低风险	2（4%）	1（3.5%）
高风险	15（33%）	1（3.5%）

PMRT：术后放疗

　　量化 PMRT 效果的主要问题是治疗的病例数相对较少，Eggemann 等解决了这一问题，WHO 报告了一项基于人群的研究，研究对象为前东德治疗的 664 例男性乳腺癌患者[43]。所有人均行根治性乳房切除术，348 例接受了 PMRT 治疗（52%）。所有患者均未接受系统辅助治疗，随访时间为 19~38 年（平均 26.2 年）。接受和不接受 PMRT 治疗的患者的总生存率相似，但这掩盖了分析病例分期时出现的重要差异。单纯手术治疗的 I 期患者的 20 年总生存率为 30%，而接受 PMRT 治疗的患者为 20%。II 期患者的 20 年生存率无显著差异，而接受 PMRT 治疗的 III 期患者的生存率显著提高（20% vs.8%）。

　　由于未接受放疗患者的年龄明显大于接受 PMRT 治疗的患者，因此对年龄 <75 岁的患者应进行亚组分析。在这个年龄组中，PMRT 显著提高了 III 期癌症患者的总生存率。无放疗组的 10 年总生存率为 12%，PMRT 组的 10 年总生存率为 31%（$P<0.001$）。相反，I 期患者的 10 年总生存率分别为无放疗组 59% 和放疗组 50%，20 年总生存率分别为无放疗组 43% 和放疗组 26%（$P=0.028$）。作者建议，I 期疾病死亡率增加的结果归因于放疗对心脏、肺和食管的副作用，因此需要利用现代放疗技术来评估 PMRT 的风险效益比。

　　Madden 等分析了 1983—2002 年诊断的 1 337 例男性乳腺癌的 SEER 数据库[44]。所有患者都接受了手术治疗，根治性手术治疗 19 例（1%），改良根治术治疗 1 062 例（79%），乳房全切术治疗 143 例（11%），广泛切除治疗 113 例（9%）。术后放疗 329 例（25%）。在中位随访 7.3 年后，手术类型对病因特异性或总生存率没有显著影响。这与 Eggemann 等的研究结果相反。在 10 年的时间中，I 期患者的总生存率有所提高（81% vs.63%，$P=0.03$）。虽然 II 期和 III 期的生存率有提高的趋势，但这并没有达到统计学意义（$P=0.15$）。多因素分析显示，年龄、分期、分级越高，术后无放疗，则总生存率越低。在平衡了已知的 ER 状态（$n=978$）后，放疗的影响不再显著，只有年龄、分期、分级越高和 ER 阴性，预后的总生存率才较差。

　　Upadyhay 等回顾了全印度医学科学研究所 2005—2015 年收治的 96 例男性乳腺癌患者[45]。8 例（8%）为 I 期，27 例（28%）为 II 期，

39 例（41%）为Ⅲ期，22 例（23%）为Ⅳ期，其中 69 例（72%）接受乳房切除或局部广泛切除手术，33 例（34%）接受放疗。在接受放疗的患者中，25% 仅对胸壁进行治疗，75% 同时对局部淋巴进行放疗。全身治疗包括辅助化疗（41%），以及他莫昔芬（44%）和赫赛汀（2%）药物治疗。平均随访 12 个月后，接受放疗患者的 2 年无病生存率为 92%，而未接受放疗的患者为 53%。由于涉及多个变量，因此很难用统计学的方法来确定生存的显著差异是由放疗造成的。PMRT 是否获益只能通过大型多中心随机试验来证明。

问 题

· 缺乏随机对照试验
· 平衡 ER 阳性乳腺癌的疗效与依从性
· AIs 需要与 GnRH 类似物结合
· 辅助化疗的益处尚未得到证实
· PMRT 的益处也未经证实
· 充足的多中心随机对照试验（RCT）亟待推出

参考文献

[1] Ribeiro G, Swindell R. Adjuvant tamoxifen for male breast cancer (MBC). Br J Cancer, 1992,65:252-254.

[2] Giordano SH, Perkins GH, Broglio K, et al. Adjuvant systemic therapy for male breast carcinoma. Cancer,2005,104:2359-2364.

[3] Cutuli B, Cohen-Solal Le-Nir C, et al. Male breast cancer. Evolution of treatment and prognostic factors. Analysis of 489 cases. Crit Rev Oncol/Hematol, 2010,73:246-254.

[4] Fogh S, Hirsch AE, Langmead JP, et al. Use of tamoxifen with postsurgical irradiation may improve survival in estrogen and progesterone receptor-positive male breast cancer. Clin Breast Cancer,2010,11:39-45.

[5] Hong JH, Ha KS, Jung YH, et al. Clinical features of male breast cancer: experiences from seven institutions over 20 years. Cancer Res Treat (CRT),2016 Accepted Article'. doi:10.4143/crt.2015.410.

[6] Goss PE, Reid C, Pintilie M, et al.Male breast carcinoma. A review of 229 patients

who presented to the Princess Margaret Hospital during 40 years: 1955-1996. Cancer, 1999,85:629-639.

[7] Takei H, Iino Y, Horiguchi J, et al. Tamoxifen-failed male breast cancer with a high level of circulating estrogen: report of a case. Surg Today,2001,31:149-151.

[8] Wang-Rodriguez J, Cross K, Gallagher S, et al. Male breast carcinoma: correlation of ER, PR, Ki-67, Her2-Neu, and p53 with treatment and survival, a Study of 65 Cases. Mod Pathol, 2002,15:853-861.

[9] Ngoo KS, Rohaizak M, Naqiyah I, et al.Male breast cancer: experience from a Malaysian tertiary centre. Singap Med J,2009,50:519-521.

[10] Liu T, Tong Z, He L, et al.Clinicopathological characteristics and survival. Analysis of 87 male breast cancer cases. Breast Care, 2011,6:446-451.

[11] Xia Q, Shi Y-X, Liu D-G, et al.Clinicopathological characteristics of male breast cancer: analysis of 25 cases at a single institution. J South Med Univ,2011,31:1469-1473.

[12] Zhou FF, Xia LP, Wang X, et al. Analysis of prognostic factors in male breast cancer: a report of 72 cases from a single institution. Chin J Cancer, 2010,29:184-188.

[13] Anelli TFM, Anelli A, Tran KN, et al.Tamoxifen administration is associated with a high rate of treatment-limiting symptoms in male breast cancer patients. Cancer, 1994,74:74-77.

[14] Love RR, Cameron L, Connell BL,et al.Symptoms associated with tamoxifen treatment in postmenopausal women. Arch Intern Med, 1991,151:1842-1847.

[15] Visram H, Kanji F, Dent SF.Endocrine therapy for male breast cancer: rates of toxicity and adherence. Curr Oncol, 2010,17:17-21.

[16] Xu S, Yang Y, Tao W, et al. Tamoxifen adherence and its relationship to mortality in 116 men with breast cancer. Breast Cancer Res Treat, 2012,136:495-502.

[17] Pemmaraju N, Munsell MF, Hortobagyi GN, et al. Retrospective review of male breast cancer patients: analysis of tamoxifen-related side-effects. Ann Oncol, 2012,23:1471-1474.

[18] Dieudonne MN, Sammari A, Dos Santos E,et al.Sex steroids and leptin regulate 11β-hydroxysteroid dehydrogenase I and P450 aromatase expressions in human preadipocytes: Sex specificities. J Steroid Biochem Mol Biol, 2006,99:189-196.

[19] McTernan PG, Anwar A, Eggo MC, et al.Gender differences in the regulation of P450 aromatase expression and activity in human adipose tissue. Int J Obes Relat Metab Disord, 2000,24:875-881.

[20] Cuzick J, Sestak I, Baum M, et al. Effect of anastrozole and tamoxifen as adjuvant treatment for early-stage breast cancer: 10-year analysis of the ATAC trial. Lancet Oncol,2010,11:1135-1141.

[21] Harlan LC, Zujewski JA, Goodman MT, et al. Breast cancer in men in the US: a population-based study of diagnosis, treatment and survival. Cancer,2010,116:3558-3568.

[22] Eggemann H, Ignatov A, Smith BJ, et al. Adjuvant therapy with tamoxifen compared to aromatase inhibitors for 257 male breast cancer patients. Breast Cancer Res Treat, 2013,137:465-470.

[23] Doyen J, Italiano A, Largillier R, et al.Aromatase inhibition in male breast cancer patients: biological and clinical implications. Ann Oncol, 2010,21:1243-1245.

[24] Bagley CS, Wesley MN, Young RC, et al. Adjuvant chemotherapy in males with cancer of the breast. Am J Clin Oncol, 1987,10:55-60.

[25] Patel H, Buzdar AU, Hortobagyi GN.Role of adjuvant chemotherapy in male breast cancer. Cancer, 1989,64:1583-1585.

[26] Izquierdo MA, Alonso C, de Andres L, et al.Male breast cancer report of a series of 50 cases. Acta Oncol, 1994,33:767-771.

[27] Donegan WJ, Redlich PN, Lang PJ, et al.Carcinoma of the breast in males a multiinstitutional survey. Cancer, 1998,83:498-509.

[28] McCarthy PL, Hurd DD, Rowlings PA, et al. Autotransplants in men with breast cancer. Bone Marrow Transplant, 1999,24:365-368.

[29] Yildirim E, Berberolu U. Male breast cancer: a 22-year experience. Eur J Surg Oncol, 1998,24:548-552.

[30] Vinod SK, Pendlebury SC.Carcinoma of the male breast: a review of adjuvant therapy. Australas Radiol, 1999,43:69-72.

[31] Walshe JM, Berman AW, Vatas U, et al. A prospective study of adjuvant CMF in males with node positive breast cancer: 20-year follow-up. Breast Cancer Res Treat, 2007,103:177-183.

[32] Kiluk JV, Lee MC, Park CK, et al. Male breast cancer: management and follow-up recommendations. Breast J,2011,17:503-509.

[33] Robison R, Montague ED.Treatment results in males with breast cancer. Cancer, 1982,49:403-406.

[34] Erlichman C, Murphy KC, Elhakim T.Male breast cancer: a 13-year review of 89 patients. J Clin Oncol, 1984,2:903-907.

[35] Molls M, Krnke C, Bamberg M, et al.Breast carcinoma in men: radiotherapy and treatment results. Strahlenther Onkol, 1988,164:574-580.

[36] Schuchardt U, Seegenschmiedt MH, Kirschner MJ, et al.Role of percutaneous radiotherapy in male breast carcinoma. Strahlenther Onkol, 1996,172:369-375.

[37] Ulutin C, Güden M, Sürenkk S, et al.Fifteen cases of male breast carcinoma treated between 1980 and 1995. Radiat Med, 1998,16:383-386.

[38] Stranzl H, Mayer R, Quehenberger F, et al. Adjuvant radiotherapy in male breast cancer. Radiother Oncol, 1999,53:29-35.

[39] Chakravarthy A, Kim CR.Post-mastectomy radiation in male breast cancer. Radiother Oncol, 2002,65:99-103.

[40] Zabel A, Milker-Zabel S, Zuna I, et al.External beam radiotherapy in the treatment of male breast carcinoma: patterns of failure in a single institute experience. Tumori, 2005,91:151-155.

[41] Atahan L, Yildiz F, Selek U, et al.Postoperative radiotherapy in the treatment of male breast carcinoma: a single institute experience. J Natl Med Assoc, 2006,98:559-563.

[42] Yu E, Suzuki H, Younus J, et al. The impact of post-mastectomy radiation therapy on male breast cancer patients–a case series. Int J Radiat Oncol Biol Phys, 2012,82:696-700.

[43] Eggemann H, Ignatov A, von Minckwitz SG, et al.?Male breast cancer: 20-year survival data for post-mastectomy radiotherapy. Breast Care,2013,8:270-275.

[44] Madden NA, Macdonald OK, Call JA, et al.Radiotherapy and male breast cancer. A population-based registry analysis. Am J Clin Oncol, 2016,39:458-462.

[45] Upadhyay R, Sharma DN, Gandhi AK, et al. Role of radiation therapy and its impact on survival of male breast cancer patients: experience from a tertiary cancer center. Int J Radiat Oncol Biol Phys, 2016,96(2S):E29. doi:10.1016/j.ijrobp.2016.06.666.

第 10 章

晚期男性乳腺癌的治疗

摘 要

大多数男性乳腺癌病例在确诊时已经处于Ⅲ期或Ⅳ期。随着时间的推移，这方面的治疗研究进展甚微。过去使用的姑息疗法包括切除手术如睾丸切除术、肾上腺切除术和垂体切除术。最早使用的辅助疗法包括雌激素、己烯雌酚、炔雌醇和己烷雌酚，但是这些药物都存在明显的副作用，都已经被 20 世纪 70 年代问世的他莫昔芬取代。在转移性男性乳腺癌的姑息治疗方面，他莫昔芬是应用最广泛的药物，对比研究表明他莫昔芬的疗效优于芳香化酶抑制剂。约 15% 的雌二醇来自睾丸，当雌二醇外周合成时，会反馈性地导致睾丸产生的雌二醇激增，进而刺激肿瘤的生长。目前还需要多中心研究来明确在特定的病例中，他莫昔芬和促性腺激素释放激素（GnRH）类似物作为三线化疗药物的潜在益处。

重症还需冒险的方法治疗。

——Guy Fawkes

引 言

因为男性乳房解剖结构的特殊性和男性心理功能的频繁失调，男性乳腺癌病情进展往往表现延迟。问题的严重程度如表 10.1 所示，其

© Springer International Publishing Switzerland 2017
I. Fentiman, *Male Breast Cancer*, DOI 10.1007/978-3-319-04669-3_10

表 10.1　男性乳腺癌大宗病例研究中的疾病分期情况

作者	国家	病例数	Ⅰ期	Ⅱ期	Ⅲ期	Ⅳ期
Ramantanis, 1980[1]	希腊	120	44（37%）	37（31%）	27（22%）	12（10%）
Ribeiro, 1985[2]	英国	292	111（38%）	61（21%）	76（26%）	44（15%）
Gough, 1993[3]	美国	105	21（20%）	27（26%）	43（41%）	14（13%）
Yildirim, 1999[4]	土耳其	121	3（2%）	35（30%）	67（55%）	16（13%）
Bourhafour, 2011[5]	摩洛哥	127	6（5%）	20（16%）	64（50%）	37（29%）
Thuler, 2014[6]	巴西	1 189	170（14%）	455（38%）	406（34%）	158（13%）

中给出了在确诊时所有男性乳腺癌患者的疾病分期 [1-6]。Ⅲ、Ⅳ期病例所占比例为 32%~79%，说明很多男性乳腺癌患者发现时已处于晚期。目前还没有证据表明患者的分期有下降的趋势，大部分晚期和转移性男性乳腺癌患者主要以姑息疗法为主。

历史回顾

因为这些病例是由外科医生处理的，最初的激素治疗方法主要是手术切除，包括睾丸切除术、肾上腺切除术和垂体切除术。1942 年，Farrow 和 Adair 报道了一例男性晚期乳腺癌伴骨转移的患者接受了睾丸切除术，效果良好，后来这种治疗方式便成了晚期男性乳腺癌的标准疗法 [7]。大部分男性认为乳腺癌只发生于女性，睾丸切除术对于男性患者的心理影响还没有文献报道，但是可以预见的是，睾丸切除术对男性心理存在明显的不良影响。Treves 曾写道"接受睾丸切除术作为一种疗法，像是一种医学上的说服" [8]。Bezwoda 报道称：当建议患者行睾丸切除术时，14 例患者中有 8 例拒绝（拒绝率高达 57%）[9]。然而去势手术作为治疗晚期或转移性男性乳腺癌的方式之一，其有效率可达 56%，如表 10.2 所示 [8,10-19]。然而，直到 1977 年国际抗癌联盟（UICC）才总结了该疗法的标准，在此之前关于该疗法效果的报道几乎没有一致性。

表 10.2　男性乳腺癌患者行睾丸切除术的疗效

作者	病例数	有效	无效
Treves, 1959[8]	41	28（68%）	13 (32%)
Holleb, 1968[10]	38	17 (45%)	21 (55%)
Donegan, 1973[11]	6	4 (67%)	1 (33%)
Neifeld, 1976[12]	8	5 (62.5%)	3 (37.5%)
Meyskens, 1976[13]	70	47 (67%)	23 (33%)
Langlands, 1976[14]	14	14 (100%)	—
Ribeiro, 1976[15]	8	0	8 (100%)
Ramantanis, 1980[1]	6	2 (33%)	6 (67%)
Everson, 1980[16]	13	6 (46%)	7 (54%)

作者	病例数	有效	无效
Kraybill, 1981[17]	23	11 (48%)	12 (52%)
Kantarjian, 1983[18]	25	8 (32%)	17 (68%)
Patel, 1984[19]	22	11 (50%)	11 (50%)
Bezwoda, 1987[9]	6	2 (33%)	4 (67%)
合计	268	149 (56%)	67 (44%)

肾上腺切除术

可的松的出现使在不会导致患者死亡的情况下进行双侧肾上腺切除术是可行的。只有很少的患者接受了该手术，但是相关的文献报道是由 20 世纪中期著名的外科医生 Charles Huggins 和 Sir Stanford Cade 撰写的。1952 年，Huggins 报道了一例男性乳腺癌患者在接受睾丸切除术后出现肺部转移癌，之后行肾上腺切除术的疗效[20]。该患者在接受双侧肾上腺切除术后病情得到缓解。表 10.3 总结了后续的一些报道，但

表 10.3　转移性男性乳腺癌患者行肾上腺切除术的疗效研究

作者	病例数	有效例数	无效例数
Huggins, 1952/1955[20, 21]	2	2	0
Taylor, 1953[22]	2	1	1
Pyrah, 1954[23]	2	2	0
Douglas, 1957[24]	1	1	0
Cade, 1958[25]	2	未知	0
Kolodziejsk, 1962[26]	1	1	0
McLaughlin, 1965[27]	2	2	0
Houttuin, 1967[28]	1	1	0
Holleb, 1968[10]	3	0	3
Li, 1970[29]	2	2	0
Eversson, 1980[16]	2	2	0
Ruff, 1981[30]	2	2	—
Patel, 1984[19]	10	8	2

病例数量都较少，其中数量最多的是 Patel 报道的 10 例[10,16,19-30]。这些病例报道显示肾上腺切除术更可能使转移性男性乳腺癌患者获益。

垂体切除术

关于肾上腺切除术有效率的数据报道较少，但关于垂体切除术有效率的报道则更少。表 10.4 所列的已经发表的研究中，没有一个研究的病例数量超过 2 例[10,17,31-35]。除了 Luff 发表的文献报道外，没有证据显示垂体切除术是有效的。相关的手术并发症包括尿崩症、脑脊液漏、手术导致的出血和脑膜炎等。

表 10.4　晚期男性乳腺癌垂体切除术的疗效

作者	病例数	有效例数	无效例数
Luft, 1957[31]	2	2	—
Matson, 1957[32]	—		
Scowen, 1958[33]	1	0	1
Kennedy, 1965[34]	2	0	2
Holleb, 1968[10]	2	0	2
Cortese, 1971[35]	1	0	1
Kraybill, 1981[17]	2	0	2

因为考虑到这些并发症的存在和证明该手术有效证据的缺失，使用增加激素疗法而不是去除激素疗法应运而生。这些增加激素疗法包括大剂量雌激素、孕激素、抗雄激素、雄激素、皮质醇和氨鲁米特等。

雌激素

1944 年，Alexander Haddow 和同事使用合成雌激素三苯氯乙烯治疗了22 例晚期男性乳腺癌患者[36]，其中一例 54 岁的男性已经接受了根治性乳房切除术和放疗，治疗后复发，表现为皮肤和骨的转移癌。该患者接受了3 个月的三苯氯乙烯治疗（剂量 3g/d）后，胸壁复发肿瘤消失，但 6 个月后患者死亡。Huguenin 使用合成己雌酚治疗了 2 例男性乳腺癌患者，均显示有效[37]。Treves 使用多种不同的雌激素（己烯雌酚、炔雌醇和雌二醇）

治疗了 13 例晚期男性乳腺癌患者，其中 2 例使用炔雌醇的患者治疗有效[8]。

Ogilvie 报道了一例采用己烯雌酚治疗效果良好的病例，患者为 66 岁的男性，左侧乳房肿瘤组织呈菜花样生长，直径达到 25cm[38]。治疗初始剂量为 60mg/d，后逐渐降低至 15mg/d。7 个月后，肿瘤组织呈 9cm×20cm 的硬块。这种情况一直维持了 6 年，期间患者的一般状况良好，仍然能够进行日常工作。Donegan 报道了 28 例男性乳腺癌患者，使用雌激素治疗（4 例使用己烯雌酚，1 例使用己二烯雌酚）的 5 例患者中有 3 例有效[11]。

在一项包含 58 例复发性或晚期男性乳腺癌患者的大宗病例对照研究中，Ribeiro 使用己烯雌酚治疗了 55 例患者，14 例客观有效，7 例部分有效，总有效率为 38%[15]。Kraybill 等使用己烯雌酚治疗了 2 例男性乳腺癌患者，1 例使用甲羟孕酮无效，另一例虽然使用甲羟孕酮有效但是之后复发，这两例患者使用己烯雌酚的有效时间分别达到了 4 个月和 14 个月[17]。Lopez 等也使用己烯雌酚治疗了 2 例晚期男性乳腺癌患者，他们分别获得了长达 20 个月和 33 个月的缓解期[39]。Bezwoda 报道称所有使用了己烯雌酚的患者均表现为女性乳房外形和液体潴留[9]。此外，2 例发生了血栓栓塞，另外 2 例发生了心力衰竭。这些副作用的存在和毒性更小的内分泌治疗方式的出现导致使用雌激素治疗男性乳腺癌的疗法逐渐被人们抛弃（表 10.5）。

表 10.5 *雌激素治疗男性乳腺癌的疗效*

作者	病例数	药物	有效率
Haddow, 1944[36]	1	三苯氯乙烯	100%
Huguenin, 1951[37]	2	己雌酚	100%
Treves, 1959[8]	5	己烯雌酚	0
	7	炔雌醇	29%
	1	雌二醇	0
Ogilvie, 1961[38]	1	己烯雌酚	100%
Donegan, 1973[11]	5	己烯雌酚	60%
Ribeiro, 1976[15]	55	己烯雌酚	38%
Kraybill, 1981[17]	2	己烯雌酚	100%
Lopez, 1982[39]	2	己烯雌酚	100%
Kantarjian, 1983[18]	18	雌激素（具体不详）	17%

抗雄激素

醋酸环丙酮（cyproterone acetate, CPA）是一种具有促黄体素和抗促性腺激素特性的甾体类抗雄激素。它的作用机制是阻断雄激素受体，从而抑制雄激素的合成，因此它可能替代睾丸切除术而发挥作用。Lopez 等采用 CPA 100mg、每天 2 次的方案治疗了 10 例复发性或晚期男性乳腺癌患者[40]。使用 UICC 疗效标准作为评价指标，他们发现有效果的 7 例患者的有效中位时间为 8 个月（表 10.6）。

表 10.6　抗雄激素治疗转移性男性乳腺癌的疗效

作者	病例数	抗雄激素	有效率
Lopez, 1985	10	CPA	70%
Doberauer, 1988	5	氟他胺	80%
Di Lauro, 2014	36	CPA ± 乙基酰胺	53%

氟他胺是一种非甾体类抗雄激素药物，能竞争性地阻断雄激素受体。Doberauer 使用 GnRH 类似物布舍瑞林喷鼻剂和氟他胺 250mg、每天 3 次，作为联合方案治疗了 5 例晚期男性乳腺癌患者[4]，其中有 4 例获得了中位数长达 15 个月的部分缓解。

Di Lauro 等使用单药 CPA（14 例）或 CPA 联合 GnRH 类似物（22 例）治疗了 36 例转移性男性乳腺癌患者[42]，总有效率为 53%，其中有 4 例获得了完全缓解（CR），15 例获得部分缓解（PR）。3 例患者因为肿瘤组织没有雄激素受体而无效。

孕激素

孕激素常作为二线或三线治疗药物。1961 年，Geller 等报道使用长效黄体酮（17-α-羟基孕酮己酸酯）治疗一例男性转移性乳腺癌患者获得了客观疗效[43]。使用醋酸甲羟孕酮（medroxyprogesterone acetate, MPA）和黄体酮的治疗效果变异性较大，可能是因为治疗次序的不同导致先前的全身治疗失去其潜在疗效。Kraybill 等使用 MPA 作

为一线药物治疗了 3 例拒绝行睾丸切除术的男性乳腺癌患者，发现其中
2 例有效，有效时间分别为 3 个月和 10 个月 [17]。

Lopez 等使用同步化疗方案［环磷酰胺、氨甲蝶呤和长春新碱
（CMFV）］治疗了一例伴有肺转移的男性乳腺癌患者，但是未观察
到明显疗效 [39]。另一例 67 岁的伴有骨转移的患者使用 CMF 方案联合
MPA，显示病情部分缓解。Bezwoda 使用 MPA 作为二线药物治疗了 8
例男性乳腺癌患者（先前已经接受过他莫昔芬治疗并获益），其中 3 例
病情缓解 [9]，病情缓解持续时间为 4~7 个月。Doberauer 在使用姑息性
CMF 方案治疗了一例合并软组织和骨转移的患者后，继续给予患者使
用 MPA，但是不幸的是病情继续进展。Karakuzu 等报道了一例 58 岁的
男性乳腺癌患者在接受 FAC 方案和他莫昔芬治疗后，病情迅速进展，
发生了皮肤转移 [44]。他们使用甲地孕酮和外放射治疗联合的方案，但
是仍然无法控制病情进展。在先前接受过治疗的男性乳腺癌患者中使用
孕激素进行挽救性治疗，并未使患者显著获益（表 10.7）。

表 10.7 转移性男性乳腺癌患者对孕激素的反应研究

作者	病例数	孕激素	有效率
Geller, 1961[43]	1	羟孕酮	100%
Kraybill, 1981[17]	5	MPA	60%
Lopez, 1985[40]	2	MPA	50%
Bezwoda, 1987[9]	8	MPA	37.5%
Doberauer, 1988[41]	1	MPA	0
Karakuzu, 2006[44]	1	甲地孕酮	0

MPA：醋酸甲羟孕铜

雄激素

有一些关于男性乳腺癌患者使用不同雄激素反应的病例报道，但
是这些报道可能存在发表偏倚。Donegan 使用氟甲睾酮治疗了 1 例接受
根治性乳房切除术 7 个月后胸壁肿瘤复发的 72 岁男性乳腺癌患者 [11]。
该患者获得了长达 16 个月的部分缓解。Horn 和 Roof 报道了 2 例在行

睾丸切除术后复发的患者，给予7α，17β-二甲基睾酮（卡普睾酮）治疗[45]。该疗法使两位患者的骨转移和肺转移均得到了长达5个月和7个月的缓解。来自MD安德森医院的报道显示，Kantarjian等使用雄激素（具体药物类型不详）治疗了3例男性乳腺癌患者，其中2例患者的病情因先前的睾丸切除术而得到缓解，之后其中1例的病情因继续接受雄激素治疗而得到缓解[18]。另1例接受睾丸切除术后病情未得到缓解的患者接受雄激素治疗后病情依旧未得到缓解。

他莫昔芬

选择性雌激素受体调节剂（selective estrogen receptor modulator, SERM）他莫昔芬现在已经广泛应用于治疗晚期或转移性男性乳腺癌。来自盖斯医院的Cantwell等首次报道了该疗法的有效性[46]。接受治疗的3例患者均有所缓解，2例缓解期超过1年，另一例缓解期长达10个月。在此之后发表的文献大部分都只包含了1个病例。Patterson等在一项多中心研究中使用不同剂量的他莫昔芬治疗了31例男性乳腺癌患者[47]。全部或部分缓解的病例数为15例（48%），5例患者的病情稳定不再进展。对于转移性男性乳腺癌患者而言，10例内脏转移的患者中有5例得到缓解，5例骨转移患者中有2例得到缓解（40%），15例软组织转移患者中有8例得到缓解（53%）。

Becher等采用他莫昔芬治疗了2例拒绝接受睾丸切除术的男性乳腺癌患者，其中1例接受了大量预处理患者的病情稳定时间长达54个月[48]。在一项多中心研究中，31例男性乳腺癌患者接受了他莫昔芬治疗，完全或部分缓解的病例数量达到了15例（48%），5例病情没有进展。

Ribeiro等报道了24例接受他莫昔芬治疗的男性乳腺癌患者，其中5例完全缓解，4例部分缓解[49]。MD安德森医院治疗的8例中只有2例缓解[18]。Bezwoda等的研究治疗了12例患者，其中58%的病情得到缓解，5例为ER阳性肿瘤[9]。Doberauer等的研究使用他莫昔芬治疗的患者中，5例ER阳性的患者中有4例病情得到控制[41]。结果如表10.8所示。

表 10.8　他莫昔芬治疗晚期男性乳腺癌的病例研究

作者	病例数	缓解率	评价
Cantwell, 1978[46]	3	100%	—
Patterson, 1980[47]	31	48%	15 例 CR 或 PR, 5 例 SD
Becher, 1981[48]	2	100%	1 例 PR, 1 例 SD（54 个月）
Ribeiro, 1983[49]	24	37.5%	5 例 CR, 4 例 PR
Kantarjian, 1983[18]	8	25%	7 例未接受去势手术
Lopez, 1985[39]	7	43%	—
Bezwoda, 1987[9]	12	58%	5 例缓解（ER 阳性）
Doberauer, 1988[41]	5	80%	4 例 SD, 1 例 PD

CR：完全缓解；PR：部分缓解；SD：稳定；PD：病情进展

芳香化酶抑制剂

　　氨鲁米特最初和地塞米松联合用于抑制肾上腺类固醇合成，后来和氢化可的松联用来获得类似于肾上腺切除术的效果。随后发现，它只对绝经后的女性乳腺癌患者有效，因为它阻止了 P450 芳香化酶将雄激素转化为雌激素，因为在转移性女性乳腺癌患者中观察到了疗效。Lopez 使用 AIs 治疗了 5 例转移性男性乳腺癌患者，其中 2 例的病情得到缓解（40%）[39]。Harris 使用氨鲁米特和氢化可的松治疗了 5 例转移性男性乳腺癌患者[50]。1 例患者之前接受过睾丸切除术，病情缓解时间长达 14 个月。另外 4 例睾丸完整的患者病情未得到缓解。疗效较差和副作用明显导致氨鲁米特未得到广泛应用。

　　第三代 AIs 阿那曲唑、来曲唑和依西美坦的出现，为女性乳腺癌的辅助治疗提供了多种方法。在首次 ATAC（瑞宁得、他莫昔芬单药或联合用药）研究中，AIs 显著提高了患者的无复发生存期（RFS），所以研究者很自然地也希望 AIs 能够治疗男性乳腺癌患者。Giordano 等使用阿那曲唑治疗了 5 例晚期男性乳腺癌患者，所有患者先前均接收过他莫昔芬（TAM）治疗[51]。3 例患者的病情稳定期为 4 个月、8 个月和 9 个月，另外 2 例患者在接受阿那曲唑治疗时病情进展。

　　Italiano 等报道了一例 57 岁的男性乳腺癌患者接受了乳房全切术和

辅助 TAM 治疗，但随后病情进展发生了肺转移[52]，患者重新开始接受 TAM 治疗，获得了 31 个月的缓解期。随后患者开始接受阿那曲唑治疗，病情完全缓解。其他还有一些关于阿那曲唑或来曲唑的单个治疗成功病例[53-55]。在一项病例数量较大的研究中，所有 ER 阳性的转移性乳腺癌患者中有 6 例的病情均得到了完全或部分缓解（40%），但有 7 例病情进展[56]。更令人鼓舞的是，Visram 报道了接受阿那曲唑治疗的患者中有 60% 有效，接受来曲唑治疗的患者 100% 有效[57]。

Zagouri 等回顾了 23 个男性乳腺癌病例，其中 17 例接受 AIs 和 GnRH 类似物治疗，6 例只接受了 AIs 治疗[58]，其中 14 例（61%）接受一线治疗，9 例（39%）接受二线治疗，未发现 3 级或 4 级毒性反应。6 例患者的病情得到了部分缓解。在该项研究中，是否使用 GnRH 类似物在总生存方面没有差异。

在男性乳腺癌系统治疗方面，没有直接对比 TAM 和 AIs 的研究，但是 2013 年 Eggemann 根据德国癌症注册系统的数据，报道了包含 257 例男性乳腺癌患者的治疗研究，其中 260 例接受了 TAM 治疗，50 例接受了 AIs 治疗[59]。在中位随访 42 个月后，调整年龄、肿瘤体积、分级和淋巴结状态等参数后，接受 AIs 患者的死亡率是接受 TAM 患者的 1.5 倍。

现在已经可以解释该矛盾。在男性体内，大约 15% 的雌二醇来自睾丸间质细胞，血浆中其余的雌二醇是外周雄激素经过芳构化作用转化而来的[60-62]。当接受 AIs 治疗后，外周合成被抑制，但是睾丸的反馈效应导致其产生更多的雌二醇，因此刺激了肿瘤的增殖和失控（表 10.9）。

表 10.9　芳香化酶抑制剂（AIs）治疗转移性男性乳腺癌的疗效研究

作者	AI	病例数	有效率	结果
Giordano, 2002[51]	阿那曲唑	5	60%	SD 3 例，PD 2 例
Italiano, 2004[52]	阿那曲唑	1	100%	CR
Zabolotny, 2005[53]	来曲唑	1	100%	CR 12 个月
Arriola, 2007[54]	来曲唑	1	100%	
Carmona-Bayonas, 2007[55]	阿那曲唑	1	100%	同时给予赫赛汀治疗

作者	AI	病例数	有效率	结果
Doyen, 2010[56]	阿那曲唑	15	40%	CR 2 例, PR 4 例, SD 2 例, PD 7 例
Visram, 2010[57]	阿那曲唑	5	3（60%）	
	来曲唑	5	5（100%）	
Zagouri, 2013[58]	阿那曲唑 / 来曲唑	6	3（50%）	PR 3 例, SD 2 例, PD 1 例
Kuba, 2016[59]	来曲唑	3	2（67%%）	PR 2 例, PD 1 例

CR：完全缓解；PR：部分缓解；SD：病情稳定；PD：病情进展

氟维司群

　　氟维司群（雌二醇的 7- 烷基酰胺衍生物）具有雌激素拮抗作用，但不具有雌激素激动剂作用。它与雌激素受体竞争性结合并在男性乳腺癌组织中将它们降解。Agrawal 等报道了 2 例男性乳腺癌患者在接受氟维司群作为一线治疗后，病情均得到了客观缓解 [63]。De la Haba Rodrigues 进一步报道了一例 69 岁的复发性肺转移男性乳腺癌患者 [64]。该患者之前已经接受过辅助化疗和 TAM 治疗。诊断为转移性乳腺癌后，该患者首次接受了表柔比星、多西他赛和后续的卡培他滨治疗，所有治疗都没能阻止病情进展。之后患者接受了氟维司群治疗，4 个月后呼吸困难症状得到改善，放射学检查发现病情部分缓解。

　　在 Masci 等报道的 5 例患者中，1 例病情部分缓解，2 例病情稳定，2 例病情进展，其中 1 例 ER 和 PR 低表达 [65]。病例数最多的报道是由 Zagouri 等撰写的 [58]，该队列研究的数据和其他文献报道的数据总结在表 10.10 中。使用 RECIST 标准评级疗效，没有患者因为处于晚期而接受化疗。6 例患者接受氟维司群作为二线内分泌治疗药物，7 例作为三线治疗药物，1 例作为四线治疗药物。3 例患者的病情部分缓解，7 例患者在病情进展前维持了中位数为 5 个月的稳定期。

表 10.10　氟维司群治疗转移性男性乳腺癌的疗效

作者	病例数	有效率	结果
Agrawal, 2007[63]	2	100%	一线治疗
Rodrigues, 2009[64]	1	100%	先前接受过化疗
Masci, 2011[65]	5	20%	PR 1 例，SD 2 例，PD 2 例
Zagouri, 2013[58]	14	21%	PR 3 例，SD 7 例，PD 4 例

PR：部分缓解；SD：病情稳定；PD：病情进展

促性腺激素释放激素（GnRH）类似物

促性腺激素释放激素（GnRH）类似物降低了性腺合成类固醇，其包括 3 种制剂，即布舍瑞林、亮丙瑞林和戈舍瑞林，已经在男性乳腺癌患者中实现了可逆的药物去势。Vorobiof 和 Falkson 报道了一例 60 岁的男性乳腺癌患者，该患者在接受乳房切除时已经发现了肺部转移灶，经鼻给予布舍瑞林 2 400pg/d[66]。3 个月后病情完全缓解，并维持了至少 11 个月。Doberauer 使用布舍瑞林治疗了 10 例男性乳腺癌患者，5 例使用了单药，其余 5 例同时使用了抗雄激素药物——氟他胺[41]。在单独使用布舍瑞林的患者中，几乎所有人都接受了大剂量的内分泌和细胞毒性药物预处理。只有 1 例患者只接受了 FAC 方案治疗，部分缓解期达 12 个月，病情进展时使用了氟他胺，获得了长达 24 个月的二次缓解期。其余 3 例病情稳定，1 例病情进展。在联合使用了布舍瑞林和氟他胺的治疗组中，4 例获得了长达 4~16 个月的部分缓解期，1 例病情进展。

Lopez 等联合使用布舍瑞林和抗雄激素药物醋酸环丙孕酮治疗了 11 例男性乳腺癌患者，2 例病情完全缓解，缓解期分别为 12 个月和 24 个月[67]。5 例病情部分缓解，3 例病情稳定，1 例病情进展。Giordano 和 Hortobagyi 联合使用亮丙瑞林和 AIs 治疗了 2 例男性乳腺癌患者[68]。第一例患者 56 岁，肺部发生转移，先前接受过他莫昔芬、阿那曲唑和依西美坦治疗，病情进展后患者接受了亮丙瑞林和来曲唑治疗获得了至少 5 个月的部分缓解期。另一例患者 49 岁，已经发生了骨和肺部转移，卡培他滨治疗有效。病情进展时他开始接受醋酸亮丙瑞林和阿那曲唑治疗。获得了大于 6 个月的显著部分缓解期。

遗憾的是，Wong 报道了一例 56 岁的伴有肺和骨转移的男性乳腺癌患者，在使用来曲唑后病情进展，治疗方案改为戈舍瑞林联合依西美坦，但治疗无效[69]。原因可能是患者的原发肿瘤灶的 PR 阳性，但是 ER 阴性。

2015 年，DiLauro 等进行了一项荟萃分析，分析汇总了 60 例接受 AIs 或环丙孕酮（23 例）单药治疗或联合 GnRH 类似物（38 例）治疗的男性乳腺癌患者的数据[70]。患者的总有效率分别为 43.5% 和 51%；中位总生存期为 30.1 个月和 22 个月，提示联合使用 GnRH 类似物可使患者获益。

最近 Kuba 等报道了 4 例日本男性乳腺癌患者，所有患者先前均接受过 TAM 治疗[71]。3 例患者只接受了 AI 单药治疗，1 例接受了 AIs 联合 GnRH 治疗。2 例只接受 AIs 治疗的患者病情得到缓解，其中 1 例的雌二醇浓度检测不到，另一例的雌二醇浓度达到了可检测水平。尽管第 3 例的雌二醇浓度检测不到，在开始 GnRH 激动剂治疗后病情有所缓解，但随后病情依旧进展。1 例患者的雌二醇浓度和治疗有效性之间存在相关性，该患者开始即接受了 AIs 和 GnRH 激动剂治疗，病情得到缓解，并且没有发生其他患者经历过的 3 级或 4 级不良事件。

化 疗

关于晚期或转移性男性乳腺癌患者采用化疗方案的报道很少，目前还没有关于男性乳腺癌化疗的大宗病例研究。表 10.11 总结了现有的研究结果。1970 年，Li 等报道了一例男性乳腺癌患者，睾丸切除术对其病情缓解无效，在接受肾上腺切除术后病情缓解，但是 6 个月后病情进展[29]。随后患者接受了氟尿嘧啶、氨甲蝶呤和噻替派治疗，获得了长达 18 个月的病情缓解期。Aisner 等报道了一例 ER 阳性的男性乳腺癌患者，该患者拒绝接受睾丸切除术和雌激素治疗，所以给予环磷酰胺、氨甲蝶呤和氟尿嘧啶化疗，但化疗 4 个周期后病情发生进展[72]。Gupta 等使用苯丁酸氮芥治疗了一例男性乳腺癌患者，结果无效，另一例使用了 CMF 方案，病情获得了短暂的缓解[73]。

MD 安德森团队报道了已经接受了足够剂量姑息性化疗药物的 18

表 10.11　促性腺激素释放激素（GnRH）类似物治疗转移性男性乳腺癌的疗效

作者	病例数	有效例数（持续时间）	结果
Vorobiof, 1987[66]	B 1	100% (11 个月)	布舍瑞林
Doberauer, 1988[41]	B 5	PR 1	在使用 F 方案后单用
	B+F 5	PR 4	B 方案获得了 PR
Lopez, 1993[67]	B + CA 11	CR 2, PR 5	
Giordano, 2006[68]	LEU + AI 2	PR 2	
Wong, 2007[69]	G + L	PD	原发灶 ER 阴性
Di Lauro, 2015[70]	AI/C 23	43.5%	AI/C + GnRH 方案延
	AI/C+GnRH 37	51%	长了生存期
Kuba, 2016[71]	AI 3	PR 2	有效率和 E2 水平之
	AI +GnRH 1	PR 1	间无相关性

B：布舍瑞林；F：氟他胺；CA：复方醋酸环丙孕酮；LEU：醋酸亮丙瑞林；AI：芳香化酶抑制剂；GnRH：促性腺激素释放激素

例男性乳腺癌患者，有效率以预先定义的方式确定[74]。患者的总有效率为 44%。在这些病例中，6 例因为内脏转移曾接受过内分泌治疗，并且联合使用了具有部分缓解的化疗方案，包括 CMF、AC、C、博来霉素 / 长春新碱和美法仑。在这些先前接受过内分泌治疗的患者中，有 1 例使用了氟尿嘧啶和泼尼松龙的患者获得了长达 13 个月的完全缓解，6 例获得了部分缓解（氨甲蝶呤 2 例，CAF 1 例，噻替派 / 泼尼松龙 1 例，美法仑 1 例，CMF 1 例和环磷酰胺 / 泼尼松龙 1 例）。

Kraybill 等使用化疗（环磷酰胺，或环磷酰胺联合氨甲蝶呤，或 CMF）治疗了 6 例接受睾丸切除术后病情进展的男性乳腺癌患者[17]。CMF 方案无效，但是总体有效率为 67%。Lopez 等使用姑息性化疗方案治疗了 14 例男性乳腺癌患者，方案多种多样，包括 CMFVP 和阿霉素联合用药，有效率为 35%[75]。相比而言，Bezwoda 等报道 CMF 方案的有效率为 60%，阿霉素和长春新碱联合方案的有效率为 80%[9]。Doberauer 使用化疗治疗了 2 例男性乳腺癌患者，其中使用姑息性 CMF 方案的患者治疗无效，使用 FAC 方案的患者获得了长达 12 个月的部分缓解期[41]。Crichlow 报道了 4 例男性乳腺癌中 2 例的病情得到了部分缓解[76]。

Doughty 使用了不同的治疗方式治疗了一例拒绝接受睾丸切除术和化疗后胸壁复发的男性乳腺癌患者 [77]。通过胸外侧动脉置入导管，在使用专利蓝染料确认导管所在位置为肿瘤灌注血管后，将丝裂霉素 –C、氨甲蝶呤和米托蒽醌（mitomycin-C, methotrexate and mitoxantrone, MMM）通过导管注入肿瘤，后续重复该操作 3 次。患者获得了长达 7 个月的无病生存期。

Tanaka 联合使用氟尿嘧啶、表柔比星、环磷酰胺和 TAM 5 个周期，之后单独使用 TAM 方案治疗了一例 79 岁的伴有淋巴结、骨和胸壁转移的男性乳腺癌患者 [78]。手术切除了胸壁病灶，患者后来获得了长达 20 个月的无病生存期。Sato 报道了一例腹腔内发生广泛转移的男性乳腺癌患者，在使用多西他赛、多柔比星和环磷酰胺（TAC）方案化疗 4 个周期后，病情获得了部分缓解 [79]。

基于德国地区癌症登记处的数据，Foerster 等报道了 41 例接受姑息性放疗的男性乳腺癌患者 [80]，其中 30 例的 HER2 表达状态是确定的，5 例（17%）HER2 阳性，提示男性乳腺癌患者中存在该表型的过表达。因为该研究并没有关注这方面，所以研究者并没有报道这部分患者的治疗效果。蒽环类或紫杉醇类药物是最常用的联合化疗方案，10 例（59%）患者采用了该方案化疗。在确诊有远处转移后，患者的中位生存期为 32 个月，接受系统性治疗的患者可增至 68 个月（表 10.12）。

表 10.12 化疗对转移性男性乳腺癌的疗效

作者	病例数	化疗方案	有效率
Li, 1970[29]	1	CMT	100%
Aisner, 1979[72]	1	CMF	0
Gupta, 1980[73]	2	苯丁酸氮芥，CMF	50%
Yap, 1980[74]	18	CMF,C, AC, CAF	44%
Kraybill, 1981[17]	6	C, CM, CMF	67%
Lopez, 1986[75]	14	CMFVP, A	35%
Bezwoda, 1987[9]	15	CMF (8), AV (5)	50%
Doberauer, 1988[41]	3	CMF (2), FAC (1)	33%
Crichlow, 1990[76]	4	C	2%
Doughty, 1995[77]	1	MMM	100%

从女性乳腺癌患者化疗中获得的治疗经验已经开始应用于男性乳腺癌患者，但是相关报道非常少。蒽环类药物是化疗的一线药物，如果距离上次辅助化疗间隔时间大于 12 个月，病情进展后可使用紫杉醇类药物作为二线化疗用药。三线和四线化疗药物可使用卡培他滨和艾日布林。Giotta 报道了一项多中心研究，包含 23 例意大利的男性乳腺癌患者，使用了中位数为 6 个周期的艾日布林化疗[81]，其中 2 例病情缓解，其余病例病情稳定。化疗耐受良好，只有 4 例患者发生了 3 级不良事件，8 例（35%）患者没有发生毒副反应。患者死亡时的中位总生存期为 65 个月（范围 22~228 个月）。其他化疗药物选择包括铂类、长春瑞滨和针对肿瘤血管生成的节律性低剂量化疗。

HER2 阳性的晚期患者一线治疗选用曲妥珠单抗，或帕妥珠单抗联合多西他赛，或曲妥珠单抗联合紫杉醇类。病情进展时，曲妥珠单抗（Kadcyla®）可以作为二线挽救性治疗药物。根据药物的可获得性，可选择卡培他滨和拉帕替尼作为潜在的三线治疗药物。

Brannon 等使用 mTORC1 抑制剂依维莫司（Afinitor/RAD001）治疗了一例 66 岁的男性乳腺癌患者，该患者的 ER 阳性，HER2 阴性，处于临床Ⅲa 期，该患者已经接受了单纯乳房切除术、化疗、放疗和 TAM 治疗[82]。当被诊断为远处转移后，患者开始接受 BEZ235 200mg、每天 2 次和依维莫司 2.5mg 方案治疗。病情在进展前维持了 18 个月的稳定期。从原发肿瘤和转移灶中均获取了标本。在第一个标本中没有发现 PI3K/mTOR 通路过表达的标志，但是发现 ER 增加了 5 倍以上，以及可能通过 BEZ235/ 依维莫司影响 PI3K/mTOR 通路抑制的致病相关蛋白表达。

参考文献

[1] Ramantanis G, Besbeas S, Garas JG.Breast cancer in the male: a report of 138 cases. World J Surg,1980,4:621-624.

[2] Ribeiro G.Male breast carcinoma. A review of 301 cases from the Christie Hospital & Holt Radium Institute, Manchester. Br J Cancer,1985,51:115-119.

[3] Gough DB, Donohue JH, Evans MM, et al. A 50-year experience of male breast cancer:

is outcome changing. Surg Oncol,1993,2:325-333.

[4] Yildirim E, Berberoğlu U.Male breast cancer: a 22-year experience. Eur J Surg Oncol,1998,24:548-552.

[5] Bourhafour M, Belbaraka R, Souadka A, et al.Male breast cancer: a report of 127 cases at a Moroccan institution. BMC Res Notes,2011,4:219.

[6] Thuler LC, Bergmann A.Male breast cancer: clinical-epidemiological characteristics of 1189 Brazilian patients. Aging Male,2014,28:1-6.

[7] Farrow JH, Adair FE.Effect of orchidectomy on skeletal metastases from cancer of male breast. Science, 1942,95:654-657.

[8] Treves N.The treatment of cancer, especially inoperable cancer, of the male breast by ablative surgery (orchiectomy, adrenalectomy, and hypophysectomy) and hormone therapy (estrogens and corticosteroids). An analysis of 42 patients. Cancer, 1959,1:820-832.

[9] Bezwoda WR, Hesdorffer C, Dansey R, et al. Breast cancer in men. Clinical features, hormone receptor status, and response to therapy. Cancer,1987,60:1337-1340.

[10] Holleb AI, Freeman HP, Farrow JH. Cancer of the male breast. NY State J Med,1968,68:544-553.

[11] Donegan WL, Perez-Mesa CM.Carcinoma of the male breast. A 30-year review of 28 cases. Arch Surg,1973,106:273-279.

[12] Neifeld JP, Meyskens FD, Tormey DC, et al.The role of orchiectomy in the management of advanced male breast cancer. Cancer,1976,37:992-995.

[13] Meyskens FL, Tormey DC, Nelfeld JP.Male breast cancer: a review. Cancer Treat Rev,1976,3:83-93.

[14] Langlands AO, Maclean N, Kerr GR.Carcinoma of the male breast: report of a series of 88 cases. Clin Radiol,1976,27:21-25.

[15] Ribeiro GG.The results of diethylstilboestrol therapy for recurrent or metastatic carcinoma of the male breast. Br J Cancer,1976,33:465-467.

[16] Everson RB, Lippman ME, Thompson EB, et al. Clinical correlations of steroid receptors and male breast cancer. Cancer Res,1980,40:991-997.

[17] Kraybill WG, Kaufman R, Kinne D.Treatment of advanced male breast cancer. Cancer,1981,47:2185-2189.

[18] Kantarjian H, Yap HY, Hortobagyi G, et al. Hormonal therapy for metastatic male breast cancer. Arch Intern Med,1983,143:237-240.

[19] Patel SK, Nemoto T, Dao TL. Metastatic breast cancer in males. Assessment of endocrine therapy. Cancer,1984,53:1344-1346.

[20] Huggins C, Bergenstadl M.Inhibition of human mammary and prostatic cancers by adrenalectomy. Cancer Res, 1952,12:134-141.

[21] Huggins C, Taylor C.Carcinoma of male breast. AMA Arch Surg,1955,70:303-308.

[22] Taylor SG, Li MC, Eckles N, et al. Effect of surgical Addison's disease on advanced carcinoma of the breast and prostate. Cancer, 1953,6:997-1009.

[23] Pyrah LN, Smiddy FG. Mammary cancer treated by bilateral adrenalectomy. Lancet. 1954,1:1041-1047.

[24] Douglas M.Indication for adrenalectomy or hypophysectomy in advanced breast cancer. Acta Endocrinol, 1957,31(Suppl):307-311.

[25] Cade S.Adrenalectomy in cancer of the breast//Currie AR, editor. Endocrine aspects of breast cancer. E. & S. Livingstone Ltd :Edinburgh,1958.

[26] Kolodziejska H, Marczijuska A, Skolyszewski J. Piecioletnie Przezycie po Andreualektowii u Chorego z Zaawausowanym Rakiem Sutka. Nowotwory,1962,12:147-151.

[27] Mclaughlin JS, Hull HC, Oda F,et al.Metastatic carcinoma of the male breast: remission by adrenalectomy. Ann Surg,1963,162:9-14.

[28] Houttuin E, Van Prokoska J, Taxman P. Response of male mammary carcinoma metastases to bilateral adrenalectomy. Surg Gynecol Obstet,1967,125:279-283.

[29] Li MC, Janelli DF, Kelly EJ, et al.Metastatic carcinoma of the male breast treated with bilateral adrenalectomy and chemotherapy. Cancer,1970,25:678-681.

[30] Ruff SJ, Bauer JE, Keenan EJ, et al.Hormone receptors in male breast carcinoma. J Surg Oncol,1981,18:55-59.

[31] Luft R, Olivecrona H. Hypophysectomy in man. Cancer,1955,8:261-270.

[32] Matson DD. Hypophysectomy in advanced male breast cancer//Pearson H, editor. Hypophysectomy. Springield: Charles C Thomas, 1957:33.

[33] Scowen EF.Oestrogen excretion after hypophysectomy in breast cancer//Currie AR, editor. Endocrine aspects of breast cancer. Edinburgh and London: Livingstone,1958:208-213.

[34] Kennedy BJ, Kiang DT.Hypophysectomy in the treatment of advanced cancer of the male breast. Cancer,1976,29:1606-1612.

[35] Cortese AF, Cornell GN. Carcinoma of the male breast. Ann Surg, 1971,173:275-280.

[36] Haddow A, Watkinson JM, Paterson E. Inluence of synthetic oestrogens upon advanced malignant disease. Br Med J, 1944:394-398.

[37] Huguenin R, Saracino R, Gerard-Marchand R.Histopathological process of the cure of breast cancer in man under the inluence of estrogen therapy; report of two cases. Bull Assoc Fr Etud Cancer, 1951,38:41-51.

[38] Ogilvie TA. Carcinoma of the breast in a male. Proc R Soc Med, 1961,54:814.

[39] Lopez M, Di Lauro L, Lazzaro B, et al. Hormonal treatment of disseminated male breast cancer. Oncology,1985,42:345-349.

[40] Lopez M.Cyproterone acetate in the treatment of metastatic cancer of the male breast. Cancer,1985,55:2334-2336.

[41] Doberauer C, Niederle N, Schmidt CG. Advanced male breast cancer treatment with the LH-RH analogue buserelin alone or in combination with the antiandrogen lutamide. Cancer,1988,62:474-478.

[42] Di Lauro L, Vici P, Barba M, et al. Antiandrogen therapy in metastatic male breast cancer: results from an updated analysis in an expanded case series. Breast Cancer Res Treat,2014,148:73-80.

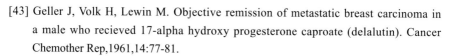

[43] Geller J, Volk H, Lewin M. Objective remission of metastatic breast carcinoma in a male who recieved 17-alpha hydroxy progesterone caproate (delalutin). Cancer Chemother Rep,1961,14:77-81.

[44] Karakuzu A, Koc M, Ozdemir S. Multiple cutaneous metastases from male breast carcinoma. J Am Acad Dermatol,2006,55:1101-1102.

[45] Horn Y, Roof B.Male breast cancer: Two cases with objective regressions from calusterone (7α, 17β-dimethyltestosterone) after failure of orchiectomy. Oncology,1976,33:188-191.

[46] Cantwell BMJ, Tong D, Minton M, et al.Tamoxifen and male breast cancer. Lancet,1978,ii:582-583.

[47] Patterson JS, Battersby LA, Bach BK. Use of tamoxifen in advanced male breast cancer. Cancer Treat Rep,1980,64:801-804.

[48] Becher R, H ffken K, Pape H, et al.Tamoxifen treatment before orchiectomy in advanced breast cancer in men. N Engl J Med,1981,305:169-170.

[49] Ribeiro GG. Tamoxifen in the treatment of male breast carcinoma. Clin Radiol,1983,34: 625-628.

[50] Harris AL, Dowsett M, Stuart-Harris R, et al. Role of aminoglutethimide in male breast cancer. Br J Cancer,1986,54:657-660.

[51] Giordano SH, Valero V, Buzdar AU, et al. Eficacy of anastrozole in male breast cancer. Am J Clin Oncol (CCT),2002,25:235-237.

[52] Italiano A, Largillier R.Complete remission obtained with letrozole in a man with metastatic breast cancer. Rev Med Interne,2004,25:321-327.

[53] Zabolotny BP, Zalai CV, Meterissian SH. Successful use of letrozole in male breast cancer: a case report and review of hormonal therapy for male breast cancer. J Surg Oncol,2005,90:26-30.

[54] Arriola E, Hui E, Dowsett M, et al.Aromatase inhibitors and male breast cancer. Clin Transl Oncol,2007,9:192-194.

[55] Carmona-Bayonas A. Potential beneit of maintenance trastuzumab and anastrozole therapy in male advanced breast cancer. Breast,2007,16:323-325.

[56] Doyen J, Italiano A, Largillier R, et al.Aromatase inhibition in male breast cancer patients: biological and clinical implications. Ann Oncol,2010,21:1243-1245.

[57] Visram H, Kanji F, Dent SF. Endocrine therapy for male breast cancer: rates of toxicity and adherence. Curr Oncol,2010,17:17-21.

[58] Zagouri F, Sergentanis TN, Koutoulidis V, et al. Aromatase inhibitors with or without gonadotropin-releasing hormone analogue in metastatic male breast cancer: a case series. Br J Cancer,2013,108:2259-2263.

[59] Eggemann H, Ignatov A, Smith BJ, et al. Adjuvant therapy with tamoxifen compared to aromatase inhibitors for 257 male breast cancer patients. Breast Cancer Res Treat,2013,137:465-470.

[60] Trunet PF, Mueller P, Bhatnagar AS, et al. Open dose-inding study of a new potent and selective nonsteroidal aromatase inhibitor, CGS 20 267, in healthy male subjects. J Clin

Endocrinol Metab,1993,77:319-323.

[61] Mauras N, O'Brien KO, Klein KO, et al.Estrogen suppression in males: metabolic effects. J Clin Endocrinol Metab,2000 ,85:2370-2377.

[62] Bighin C, Lunardi CG, Del Mastro L, et al. Estrone sulphate, FSH, and testosterone levels in two male breast cancer patients treated with aromatase inhibitors. Oncologist,2010,15:1270-1272.

[63] Agrawal A, Cheung KL, Robertson JF. Fulvestrant in advanced male breast cancer. Breast Cancer Res Treat,2007,101:123.

[64] de la Haba Rodr guez JR, Porras Quintela I, Pulido Cortijo G,et al. Fulvestrant in advanced male breast cancer. Ann Oncol,2009,20:1896-1897.

[65] Masci G, Gandini C, Zuradelli M, et al. Fulvestrant for advanced male breast cancer patients: a case series. Ann Oncol,2011,22:985-993.

[66] Vorobiof DA, Falkson G.Nasally administered buserelin inducing complete remission of lung metastases in male breast cancer. Cancer,1987,59:688-689.

[67] Lopez M, Natali M, Di Lauro L, et al.Combined treatment with buserelin and cyproterone acetate in metastatic male breast cancer. Cancer,1993,72:502-505.

[68] Giordano SH, Hortobagyi GN.Leuprolide acetate plus aromatase inhibition for male breast cancer. J Clin Oncol,2006,24:2006.

[69] Wong NS, Ooi WS, Pritchard KJ. Role of gonadotropin-releasing hormone analog in the man-agement of male metastatic breast cancer is uncertain. J Clin Oncol,2007,25:3787.

[70] Di Lauro L, Pizzuti L, Barba M, et al. Role of gonadotropin-releasing hormone analogues in metastatic male breast cancer: results from a pooled analysis. J Hematol Oncol,2015,8:53-58.

[71] Kuba S, Ishida M, Oikawa M, et al. Aromatase inhibitors with or without luteinizing hormone-releasing hormone agonist for metastatic male breast cancer: report of four cases and review of the literature. Breast Cancer,2016,23:945-949.

[72] Aisner J, Ross DD, Wiernik PH.Tamoxifen in advanced male breast cancer. Arch Intern Med,1979,139:480-481.

[73] Gupta N, Cohen JL, Rosenbaum C,et al. Estrogen receptors in male breast cancer. Cancer,1980,46:1781-1784.

[74] Yap H-Y, Tashima CK, Blumenschein GR, et al. Chemotherapy for advanced male breast cancer. JAMA,1980,243:1739-1741.

[75] Lopez M, Di Lauro L, Papaldo P, et al. Chemotherapy in metastatic male breast cancer. Oncology,1985,42:205-209.

[76] Crichlow RW, Galt SW.Male breast cancer. Surg Clin North Am,1990,70:1165-1177.

[77] Doughty JC, McCarte DHA, Reid AW, et al. Treatment of locally recurrent male breast cancer by regional chemotherapy. Br J Surg,1995,82:212-213.

[78] Tanaka Y, Ohmori Y, Toki T, et al.A case of advanced male breast cancer successfully treated by 5-luorouracil, epirubicin and cyclophosphamide chemotherapy combined with tamoxifen. Nihon Geka Hokan,1995,64:15-22.

[79] Sato Y, Takayama T, Sagawa T, et al. An advanced metastatic breast cancer patient successfully treated with combination therapy including docetaxel, doxorubicin and cyclophosphamide (TAC) as salvage therapy. Gan To Kagaku Ryoho,2008,35:471-473.

[80] Foerster R, Schroeder L, Foerster F, et al. Metastatic male breast cancer: a retrospective cohort analysis. Breast Care,2014,9:267-271.

[81] Giotta F, Acito L, Candeloro G, et al. Eribulin in male patients with breast cancer: the irst report of clinical outcomes. Oncologist. 2016. Published Ahead of Print on October 14, 2016 as 10.1634/theoncologist.2016-0022.

[82] Brannon AR, Frizziero M, Chen D, et al. Molecular analysis of a male breast cancer patient with prolonged stable disease under mTOR/PI3K inhibitors BEZ235/ everolimus. Cold Spring Harb Mol Case Stud,2016,2(2):a000620. doi:10.1101/mcs. a000620.

第 11 章

预 后

摘 要

当我们适当地将确诊年龄、分期及合并症信息予以匹配，男性乳腺癌与女性乳腺癌的预后是相似的。这是由于男性乳腺癌患者的年龄较大，且相较于女性乳腺癌患者其合并症更多，因此总生存率较差，但乳腺癌相关的特异性生存率是相似的。种族遗传的差异表现在经济和文化水平方面的差异，与遗传学无明显相关性。采用分级聚类的方法发现管腔 B1.1 分型的生存率最佳，相反管腔 A 型预后最差。此外相较于散发病例，*BRCA2* 突变携带者的预后更差。*Oncotype Dx*™ 基因复发风险评估对于复发风险的评估及全身系统辅助治疗的选择都具有指导意义。研究通过多变量分析发现 HIF-1α 及纤溶酶原激活物抑制剂 −1（PAI−1）的过表达分别为男性乳腺癌的重要预后因素。相反，过度表达 TAZ/CTGF 和 YAP/CTGF 的男性乳腺癌预后较差。为女性乳腺癌病例建立的预后模型对男性乳腺癌同样具有价值。

预测很难，尤其是关乎未来的预测。

——Nils Bohr

男性和女性

"男性乳腺癌是否天生就比女性乳腺癌更具有侵略性？"为了解

© Springer International Publishing Switzerland 2017
I. Fentiman, *Male Breast Cancer*, DOI 10.1007/978-3-319-04669-3_11

答这个问题，人们投入了大量的精力。然而一系列的研究表明作为男性患乳腺癌并没有明确的劣势。由于男性多表现为进展期癌症，因此在分期方面缺乏良好的匹配。表 11.1 总结比较了男性乳腺癌与女性乳腺癌的 5 年生存率研究结果。

Mausner 等调查了 1951—1964 年在费城医学协会登记的 9 003 例乳腺癌患者[1]。他们在 830 例女性乳腺癌患者中随机抽取了 10% 与 72 例男性乳腺癌患者相比较。相较于女性的中位年龄 56 岁，男性乳腺癌患者的中位年龄为 64 岁，明显较低。男性迟发病例也有显著增加，病程超过 1 年的迟发病例占男性乳腺癌的 1/3，女性乳腺癌的 1/4。I、II 期男性乳腺癌患者的 5 年生存率略差于女性患者，但相对 5 年生存率未见明显性别差异。VaudLevi 等比较分析了 39 例男性乳腺癌患者与 4 199 例女性乳腺癌患者的自然存活率及相对存活率[2]，结果显示相对存活率分别为 0.95 与 0.94。对于男性而言，相对存活率不受年龄的显著影响。

Wilsher 等在匹配了年龄、肿瘤大小、病理分级及淋巴结状态后分析比较了 41 例男性与 123 例女性乳腺癌患者[3]。由于 23 例（56%）男性乳腺癌患者的腋窝淋巴结状态未知，因此无法实现对淋巴结状态这个变量予以匹配。在这项研究中，男性患者的 5 年生存率较差。ScottConner 等对国家癌症数据库中 1985—1994 年诊断的 4 755 例男性乳腺癌患者和 624 174 例女性乳腺癌患者进行了研究[4]。为每例男性乳腺癌患者选择一个年龄、种族、经济状况和肿瘤分期均匹配的女性乳腺癌病例，并成功地识别出 3 627 对匹配的病例。65% 的男性和 55% 的女性接受了乳房切除手术。29% 的男性和 11% 的女性接受了乳房切除术后放疗。I、II 期男性和女性乳腺癌患者的 5 年生存率相似，但 III、IV 期男性乳腺癌患者的预后较差。

Giordano 等从 SEER 数据库中获取了 1973—1998 年登记的乳腺癌患者的病历资料[5]，共有 910 例男性和 144 645 例女性乳腺癌患者。分析不良预后相关因素发现，男性晚期乳腺癌和腋窝淋巴结受累的发生率较高。将乳腺癌分期相匹配后发现，男性和女性的相对生存率未见差异。El-Tamer 等利用哥伦比亚 / 长老会医学中心数据库收集到 53 例男性乳

表 11.1　男性和女性乳腺癌患者总生存（OS）率的比较研究

作者	国家	MBC 分期（例）	MBC（5 年OS 率）	FBC 分期（例）	FBC（5 年OS 率）
Mausner, 1969[1]	美国	Ⅰ 期 34 Ⅱ 期 24	65% 43%	Ⅰ 期 442 Ⅱ 期 339	76% 48%
Levi, 1992[2]	瑞士	39	75%	4 199	71%
Willsher, 1997[3]	英格兰	41	55%	123	65%
Scott-Conner, 1999[4]	美国	Ⅰ 期 442 Ⅱ 期 536	78% 68%	Ⅰ 期 358 Ⅱ 期 411	85% 70%
Giordano, 2004[5]	美国	Ⅰ 期 394 Ⅱ 期 516	76% 67%	Ⅰ 期 80,657 Ⅱ 期 63.988	88% 75%
El-Tamer, 2004[6]	美国	53	74%	53	74%
Anan, 2004[7]	日本	14	92%	140	86%
Macdonald, 2005[8]	加拿大	RT 34 非 RT 26		RT 939 非 RT 3 242	
Nahleh, 2007[9]	美国	Ⅰ 期 138 Ⅱ 期 241	40% 40%	Ⅰ 期 745 Ⅱ 期 703	60% 54%
Marchal, 2009[10]	法国	58	59%	116	68%
Anderson, 2009[11]	美国	5 496	1976—1985 79% 1986—1995 85% 1996—2005 90%	835 803	1976—1985 75% 1986—1995 85% 1996—1905 90%
Foerster, 2011[12]	德国	108	71%	108	70%
Nilsson, 2011[13]	瑞典	99	54%	396	80%
Shaaban, 2012[14]	英国	251	87%	263	75%
Chen, 2013[15]	中国	150	66%	300	75%
Kwong, 2014[16]	中国香港	132	79%	8 118	78%
Iorida, 2014[17]	意大利	99	89%	198	92%
Yu, 2015[18]	中国	91	80%	绝经后 182 绝经前 182	80% 75%
Yu, 2015[19]	加拿大	37 38	淋巴结（－） 95% 淋巴结（＋） 79%	580 733	淋巴结（－） 92% 淋巴结（＋） 73%
Choi, 2016[20]	韩国	260	91%	1 300	93%

OS：总生存；MBC：男性乳腺癌；FBC：女性乳腺癌

腺癌病例，并将其与 53 例女性乳腺癌患者的年龄、诊断日期、分期和组织学相匹配 [6]，其中男性与女性的 5 年总生存率均为 77%。而当我们单独绘制各性别的癌症特异性生存曲线时则发现女性的 5 年和 10 年生存率为 81% 和 70%，而男性的 5 年和 10 年生存率分别为 90% 和 90%。

一项在日本进行的相对规模较小的研究中，Anan 等对 14 例日本男性乳腺癌患者的临床病理特征进行研究，并对这些男性患者和 140 例女性患者进行了年龄和分期匹配的病例对照分析，其总生存率分别为男性 92% 和女性 86%，5 年无病生存率在男性中为 77%、女性为 75%。匹配乳腺癌分期及年龄后，无病生存率及总生存率在性别中未见显著差异。然而合并症所引起的相关死亡率是导致男性死亡率高于女性的主要原因。

来自不列颠哥伦比亚癌症机构的 Macdonald 等试图从临床肿瘤学的角度探索乳腺癌切除术后放疗（PMRT）对男性乳腺癌和女性乳腺癌的预后意义 [8]。该研究纳入了 1989—1998 年的所有浸润性乳腺癌病例，其中男性乳腺癌患者 60 例，女性乳腺癌患者 4 181 例。PMRT 多用于肿瘤包块较大、边缘浸润、淋巴结受累和男性患者。Nahleh 等从退伍军人事务中心癌症登记处（VACCR）获取了 612 例男性和 2 413 例女性乳腺癌患者的临床资料并研究其预后，发现较女性患者而言，男性患者的平均年龄比女性年长 10 岁（67 岁 $vs.$57 岁；$P<0.005$）。中位总生存期分别为 7 年和 9.8 年（$P<0.005$）。对于淋巴结阴性的患者，中位生存时间分别为 6.1 年和 14.6 年（$P<0.005$），然而，淋巴结阳性患者的总生存率未见显著差异。

Marchal 等对 58 例男性乳腺癌和 116 例女性乳腺癌患者通过对年龄、疾病分期和诊断年份相匹配进行了病例对照研究 [10]。统计发现男性乳腺癌患者的 5 年和 10 年总生存率分别为 59% 和 34%，而女性则分别为 68% 和 52%。虽然男性死于其他疾病的可能性增加，但乳腺癌的特异性生存率在性别间未见显著差异。Anderson 等分析了 1973—2005 年 SEER 数据库中 5 494 个男性乳腺癌和 835 805 个女性乳腺癌病例的数据 [11]。将 1976—1985 年诊断的病例同 1996—2005 年治疗的病例通过年龄、分期及病理分级匹配后，发现男性和女性的特异性死亡率分别下降了 28% 和 42%。

在对德国 108 例男性和女性乳腺癌患者的诊断年份、年龄、分期、淋巴结、分级和 ER/PR/HER2 状态进行配对分析后，男性的 5 年生存率为 71%，女性的 5 年生存率为 70%。Nilsson 等在另一项病例对照研究中，对 99 例男性乳腺癌患者和 396 例女性乳腺癌患者进行年龄、诊断年份的匹配后发现，男性（41%）的总生存率低于女性（55%），相对存活率也低于女性（74%vs.88%；P=0.015）[13]。

Shaaban 等进行了一项大规模生物标志物研究，将 251 例男性乳腺癌和 263 例女性乳腺癌患者的年龄、肿瘤分级及淋巴结状态进行匹配并比较了两组患者的生存率，发现 10 年的总生存率在性别间未见统计学差异[14]。Chen 等将 150 例男性乳腺癌及 300 例女性乳腺癌患者按分期予以匹配，其中位确诊年龄分别为男性 59 岁，女性 57 岁。10 年总生存率分别为 54% 和 69%（P=0.002），具有统计学差异[15]。

Kwong 等则在一项中国的病例对照研究中报道了不一样的结果，研究纳入了 132 例男性乳腺癌患者和 396 例女性乳腺癌患者，男性和女性的中位诊断年龄分别为 65 岁和 53 岁，由于缺乏匹配，男性乳腺癌患者的分期、分级及肿瘤大小均较低，且多为 ER 阳性。5 年总生存率分别为男性 79% 和女性 78%。然而男性更易死于其他原因，且男性在各年龄段均有更多的疾病死亡率[16]。

来自欧洲肿瘤研究所的 Iorfida 等调查了 99 例男性乳腺癌和 198 例女性乳腺癌的病例数据，将病例的年龄、肿瘤分期、病理分级、手术年份及 ER/PR/HER2/Ki67 状态予以匹配，统计发现男性乳腺癌和女性乳腺癌的 10 年总生存率分别为 71% 和 84%。在男性患者中，非癌症相关的死亡风险显著增加，但两组性别间的 10 年疾病特异性生存相似（82% vs.88%）。在 Yu 等开展的另一项中国病例对照研究中，比较了 91 例可手术的男性乳腺癌患者，182 例围绝经期前或围绝经期的女性乳腺癌患者和 182 例在浙江省肿瘤医院接受治疗的绝经后患者的生存情况[18]。在中位随访 112 个月后，其 10 年总生存率分别为 79%（男性乳腺癌）、79%（绝经前和围绝经期）和 88%（绝经后）。研究发现男性乳腺癌与绝经前及围绝经期女性乳腺癌的生存率相似，但比绝经后女性的预后较差。

一项在加拿大进行的研究比较了 75 例可手术的男性乳腺癌和 1 313 例女性乳腺癌患者，他们使用倾向评分匹配（propensity score matching, PSM），旨在充分评估接受治疗后的相应变化并减少非随机研究中的固有偏差，准确地评估治疗效果。在中位随访 90 个月后，通过倾向评分匹配，使得男性乳腺癌和女性乳腺癌患者的预后变量得到一个平衡。淋巴结阴性的男性和女性乳腺癌患者的 10 年生存率分别为 39% 和 85%，而淋巴结阳性患者的 10 年生存率分别为 34% 和 49%。淋巴结阴性患者的疾病相关 10 年生存率分别为 54% 和 85%，而淋巴结阳性患者的疾病相关 10 年生存率分别为 55% 和 56%[19]。近来 Choi 等研究了 400 例韩国男性乳腺癌患者及与之匹配的女性乳腺癌患者的病例数据，每 1 例男性乳腺癌患者匹配 5 例女性乳腺癌患者，在匹配了分期、ER 状态后，共纳入 260 例男性乳腺癌患者和 1 300 例女性乳腺癌患者。研究显示 5 年总生存率分别为 91% 和 93%[20]。在多因素分析中则发现，影响男性乳腺癌预后的具有统计学意义的变量为年龄 >60 岁和肿瘤大小。

年 龄

在斯堪的纳维亚进行的一项联合研究项目中，对 1 429 例男性乳腺癌患者的病理进行了年度相对生存率的回归分析[21]。研究发现老年患者的生存率较差。在首个 5 年随访中，与 40 岁以下的患者相比，年龄 ≥ 80 岁的男性乳腺癌患者死亡的相对额外风险增加了 3 倍多。可能是国情和历史的差异，相较于瑞典，芬兰和丹麦的死亡率更高[21]。

1933—1983 年，124 例男性乳腺癌患者在梅奥诊所接受治疗并给予中位随访 6.7 年，其中 30 例（27%）患者有乳腺癌家族史，9 例（7%）有胸壁照射史。患者的 5 年无病生存（DFS）率为 64%；5 年及 10 年总生存（OS）率为 57% 和 31%。除了肿瘤大小、淋巴结及肿瘤分级这些常见的不利因素外，疼痛和年龄也与存活率的下降呈显著相关性[22]。

Ioka 等利用日本大阪癌症登记处的数据收集了 1975—1997 年大阪县和 1993—1997 年在大阪市诊断的 97 例男性乳腺癌和 19 772 例女性乳腺癌患者的数据，并统计其 5 年生存率[23]。男性乳腺癌大约占乳腺癌病例数的 0.5%。男性和女性的相对生存率分别为 82% 和 71%。图 11.1 展示了根据诊断日期得出的男性和女性乳腺癌的相对生存率。相较于女性乳腺癌较为稳定的生存率，男性乳腺癌的生存率随着时间发生实质性的增加。当然，老年男性乳腺癌患者的生存率较差，这可能与晚期患者的病例数比例较大有关。

Tural 等报道了 1972—2011 年来自伊斯坦布尔的 99 例男性乳腺癌患者的数据分析结果[24]。他们将病例分为 2 个年龄区间：低龄组（<65 岁）和高龄组（≥ 65 岁）。

尽管年长患者的肿瘤负荷更重，但其更多的病理分型为 ER 和 PR 阳性。相较于低龄组的 10 年总生存率为 56%，高龄组的 10 年总生存率为 49%。多因素分析发现肿瘤大小和腋窝淋巴结受累是判断其预后的重要指标。

Sineshaw 等利用国家癌症数据库调查了 18~64 岁和年龄 ≥ 65 岁的男性乳腺癌患者的相关数据[25]。这个研究由 5 247 例白人及 725 例黑人中可手术的男性乳腺癌患者组成。在不同种族中相同年龄组的治疗方案相似，但年龄 ≥ 65 岁时接受化疗的频率较少。白人男性乳腺癌患者接受治疗的比例分别为 79% 和 42%，黑人男性乳腺癌患者接受治疗的比例为 77% 和 39%。当调整临床变量后，年轻的黑人比同龄白人的死亡率高 76%，然而当调整社会经济因素后，黑人的死亡率比白人仅高出 37%，无统计学差异。

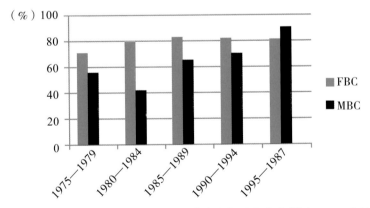

图 11.1　不同诊断年份的男性和女性乳腺癌的相对生存率[23]（FBC：女性乳腺癌；MBC：男性乳腺癌）

由于潜在的预后变量过多，Shahraki 等使用 LASSO 回归模型来预测预后 [26]。这个方法限制了回归系数的绝对值，使得许多系数减小，一些系数降为 0。这种方法适用于变量数超过样本量的男性乳腺癌的临床研究。他们分析了 50 例伊朗的男性乳腺癌病例，其中 Cox 比例风险和 LASSO-Cox 模型各有 20 个变量。因为 LASSO-Cox 模型可以消除 8 个低强度变量，因此其相对效率是 Cox 模型的 22.29 倍。在随访 19 年后，最重要的变量是年龄、饮酒、乳房溢液、肿瘤分级及症状持续时间。研究发现肿瘤偏侧性（tumour laterality）为一个重要的预后变量，尽管这一结果可能有悖常理，但对于左侧乳腺癌的男性来说，其不良预后可能多由于心脏辐射所致。

乳腺癌在青少年及青年男性（15~39 岁）中的发病极为罕见。Flaherty 等在国家癌症中心收集了 1998—2010 年的男性乳腺癌数据，共收集 677 例男性乳腺癌患者，其中 122 例（18%）为导管内原位癌（DCIS），555 例（82%）为浸润性癌 [27]。影响总生存率下降的主要因素有年龄、种族及社会经济状态。年龄 ≤ 25 岁的黑人及没有保险的男性乳腺癌患者的存活率都显著下降。除了已经建立的 TNM 分期变量，未行手术和未行淋巴结评估均显著影响患者的预后。在多变量分析中发现，年龄 ≤ 25 岁［HR=3.064；95%CI（1.216，7.720）］及缺乏淋巴结评估 [HR=3.070；95%CI（1.423，6.626）] 为有统计学意义的变量。由此可知，年轻患者的预后较差，但不应成为治疗不足的借口。

婚姻状况

Leone 等调查了 2003—2012 年在 SEER 数据库中登记的 2 992 例男性乳腺癌患者，经过多变量分析发现，严重影响患者总生存的因素主要有：高龄、肿瘤分级较高、Ⅳ 期 ER 阴性乳腺癌、未婚，以及未接受手术及放疗 [28]。这表明，男性乳腺癌患者随着年龄的增长，结果愈差，这可能是没有与重要的人共同生活的结果。

在另一项来自 SEER（1990—2011 年）的研究中，Adekolujo 等研究了婚姻状态对于 3 761 例男性乳腺癌患者的诊断分期及预后的影响[29]。只有年龄 ≥ 18 岁的人被纳入已婚组或未婚组（包括单身、离异、丧偶及分居）。使用 Kaplan-Meier 曲线预估其 5 年特异性生存率。采用多元回归分析方法探讨婚姻状态对于Ⅳ期乳腺癌的诊断及疾病特异性死亡率的影响。这个试验纳入了 2 647（70.4%）例已婚男性。相较于已婚男性，未婚男性初诊Ⅳ期乳腺癌的比例更高（10.7% vs.5.5%；P<0.001）。且未婚男性接受手术的比例较已婚男性显著降低（92.4% vs.96.7%；P<0.001）。此外，相较于已婚男性，未婚男性的Ⅱ、Ⅲ、Ⅳ期乳腺癌的特异性死亡率显著增加。多变量分析后发现，未婚与死亡风险增加显著相关（HR=1.43；P<0.001），同时增加了初诊Ⅳ期乳腺癌的风险（OR=1.96；P<0.001）。因此相较于已婚男性，未婚男性初诊Ⅳ期乳腺癌的风险更高且预后更差。

种　族

Keller 从美国退伍军人管理局收集了 181 个确诊的男性乳腺癌病例的资料，并从 1961 年的医院检索系统得到了 2 组对照组病例[30]。对照组与试验组的匹配年龄控制在 5 岁以内，但居住地及治疗医院不限。一组非肿瘤对照组的入组人群无恶性肿瘤诊断，另一组癌症对照组的入组人群接受膀胱癌及肾癌的治疗。研究发现白人和黑人的 7 年总生存率分别为 35% 和 46%，说明通过退伍军人机构接受良好的治疗后，种族间未见明显的治疗效果差异。

Brenner 等收集了 1960—2000 年在 2 个医疗中心诊断的 131 个男性乳腺癌病例及 1980—1997 年在以色列癌症登记处登记的 470 个男性乳腺癌病例[31]。来自兰巴姆和拉宾医院的 131 个犹太男性乳腺癌病例中，102 例（78%）为德系犹太人，29 例（22%）为西班牙系犹太人。尽管两组的临床特征基本相似，但是西班牙系犹太人在初次确诊时更年轻且病理分期更晚。这两个因素均为不良预后的主要因素，癌症登记病例的分析显示，尽管德系犹太人罹患男性乳腺癌的风险增加了 80%，但西班牙系犹太人的 5 年预估生存率仅为 62%，德系西班牙人为 64%。

O'Malley 等使用 SEER 数据分析了 1973—1997 年报道的 1 979 个男性乳腺癌病例的生存数据与种族之间的关系。种族主要划分为非西班牙裔白人、非西班牙裔黑人及其他（主要为亚洲、太平洋岛国居民及西班牙裔）[32]。研究终点为全因死亡率及乳腺癌特异性死亡率。由于各种族的男性乳腺癌生存率存在显著差异，因此进行了亚组分析。白人的总体 5 年生存率为 66%，黑人为 57%，其他种族的男性为 75%。黑人初诊时多为进展期乳腺癌。相较于其他人种，相同肿瘤分期情况下，白人和黑人的预后更差。其他预后因素例如年龄、手术及放疗的使用部分影响预后，但未在所有种族分组中表现出差异。

在另一项 SEER 研究中，Crew 等研究了 1991—2002 年的年龄 ≥ 65 岁且分期为 Ⅰ ~ Ⅲ 期的 510 个男性乳腺癌病例 [33]，其中共有 456 例（89%）白人，34 例（7%）黑人。479 例（94%）接受了乳房切除术，143 例（28%）接受了辅助化疗，148 例（29%）接受了放疗。黑人男性咨询肿瘤医生并接受辅助化疗的占黑人男性数量的一半，然而结果未达到统计学差异。黑人男性的乳腺癌特异性死亡率为白人男性的 3.29 倍。

O'Brien 等则对男性乳腺癌的生存率与社会人口状况的相关性进行了研究。收集了佛罗里达癌症数据系统中登记的 1 589 例男性乳腺癌患者的临床数据 [34]。研究发现所有患者的 5 年总生存率为 66%，中位生存时间为 7.7 年。白人男性的中位生存时间为 7.8 年，黑人男性的中位生存时间为 5.9 年。非西班牙裔男性的平均生存时间为 7.7 年，而西班牙裔男性的平均生存时间为 8.5 年。社会经济地位最低者的平均生存时间为 5.9 年，而社会经济地位最高者的平均生存时间为 8.2 年。社会经济地位低的患者的进展期乳腺癌比例最高为 57%，中等社会经济地位患者的该比例为 48%，高社会经济地位患者的该比例为 51%。单因素分析发现中等及高等社会经济地位患者的预后较社会经济地位低的患者更好，但在多因素分析中未见相关差异。研究发现影响预后的主要因素有：婚姻状况、年龄、吸烟史、肿瘤分期、治疗及合并症。这说明，种族生存的统计学差异主要是由经济引起的，而非遗传影响（表 11.2）。

表 11.2 不同种族男性乳腺癌患者的生存率

作者	白人		黑人	
	病例数	5 年 OS 率	病例数	5 年 OS 率
O'Malley, 2002[32]	1 613	66%	226	57%
Crewe, 2007[33]	456	90%	34	70%
O'Brien, 2015[34]	1 437	75%	134	55%

由 Shi 等发起的一项研究进一步证实了社会经济状态对于男性乳腺癌预后的影响。他们研究了 8 828 例美国患者的预后与收入之间的关系[35]。患者来自 1998—2006 年美国癌症中心的病例数据及 5 年随访数据。根据收入来源分为私人财产（48%）、医疗保险（43%）、医疗补助（3%）、未知（3%）和没有保险（3%）。所有患者的中位总生存时间为 10.6 个月。多因素变量分析中，中位总生存时间分别为私人财产（12.46 年）、未知（11.89 年）、医疗保险（9.99 年）、无保险（9.02 年）和医疗补助（8.29 年）。与未参保人员相比，私人支付和未知支付的患者相较于未参保患者的总生存时间显著延长，而与医疗补助及医疗保险组患者相比无统计学差异。年龄、种族、分期、病理分级、收入、合并症、车程及诊断治疗设备都与总生存显著相关。治疗延迟和癌症治疗计划对生存率无显著影响。

相关分子机制

为了实现对男性乳腺癌病例的精准分类及预后预测，用于女性乳腺癌的分子探针技术同样应用于男性乳腺癌病例中，并获得了不同程度的相似的结果。在梅奥医疗中心，1959—1992 年共有 111 个男性乳腺癌病例，其中 77 例采用了合适的分子进行了免疫组化分析[36]，主要分析了 ER、PR、AR、bcl-2、P53、HER 2/neu、cyclin D1 及 MIB-1。大多数肿瘤为激素受体阳性、ER（91%）、PR（96%）和 AR（95%）。凋亡抑制因子 bcl-2 在 94% 的病例中表达。细胞增殖标志分子 MIB-1 仅在 38% 的病例中表达且与不良预后呈正相关，其 5 年 DFS 远低于对照组（43% vs.83%；表 11.3）。反之，参与细胞周期调控的 cyclin D 则与患者的 5 年 DFS 呈正相关。21% 的患者的 p53 蛋白阳性，且与 cyclin D 的表达密切相关。

Wang-Rodriguez 等收集了来自退伍军人管理局癌症登记处的 65 例男性乳腺癌的组织标本，并检测了 ER、PR、MIB-1、HER2 以及 p53 的表达水平 [37]。他们选取 17 个年龄匹配的男性乳腺发育异常症病例与对应的男性乳腺癌病例进行对照研究，结果发现最重要的预后变量是临床分期，与肿瘤大小及淋巴结状态无关。MIB-1 和 PR 的表达与预后无关，但 HER 2 和 p53 均与无病生存期降低有关。

Sorlie 等通过使用含有 534 个基因的 DNA 微阵列将女性乳腺癌分成 5 类：管腔 A 型，管腔 B 型，HER2 过表达型，正常型，以及基底样亚型 [38]。随后，Nillson 等通过 ER、PR、HER2 及 CK5/6 这 4 种抗体的组合准确地将男性乳腺癌进行高规格和更简单的分类 [39]。描述男性乳腺癌亚型的免疫组化染色模式见表 11.4。

在 Sorlie 等所做工作的基础上，Ge 等对 42 例男性乳腺癌患者的肿

表 11.3　MIB-1 和 cyclin-D 表达与男性乳腺癌诊断的相关性 [36]

标志物	表达情况	百分比	5 年 DFS 率
MIB-1	（+）	38%	47%
	（-）	62%	83%
Cyclin-D	（+）	58%	77%
	（-）	42%	53%

DFS：无病生存

表 11.4　男性乳腺癌分子亚型的免疫染色（Nilsson, 2013） [39]

管腔 A 型（87%）	管腔 B 型 (11%)	HER2 型（<1%）	基底型（2%）
ER（+），PR（+）	ER（+），PR（+）	ER（+），PR（+）	ER（-），PR（-）
ER（+），PR（-）	ER（+），PR（-）	ER（+），PR（-）	
ER（-），PR（+）	ER（-），PR（+）	ER（-），PR（+）	
		ER（-），PR（-）	
HER2（-）	HER2（-）	HER2（+）	HER2（-）
Ki67 ≤ 15%	Ki67 >15%	任何 Ki67	任何 Ki67

瘤进行免疫染色，检测 ER、PR、CK5/6、EGFR 及 NF-κB 的表达[40]。结果发现，管腔 A 型共有 35 例（83%），是最常见的一组，第二常见的是管腔 B 型，占 17%。未检出基底型或 HER2 亚型。

Kanthan 等用免疫组化方法检测了 75 例男性乳腺癌患者的肿瘤细胞周期蛋白的表达情况，评估增殖细胞核抗原（PCNA）、Ki67、p27、p16、p57、p21、cyclini-D1 和 c-myc 的表达水平[41]。PCNA 的过表达与 ki-67 的表达呈负相关，且大多数情况下表达阴性，且过表达 PCNA 患者的无病生存期降低。63 例患者（84%）的肿瘤组织中 cyclin-D1 过表达，且其无病生存期较表达阴性者显著延长。C-myc 在 68 例（90%）患者中过表达，同时这些患者的无病生存期也显著延长，p27 的表达同样带来无病生存期的延长，而 p21 和 p57 的表达则预示预后不良。尽管有 57 例（77%）患者的 p16 过表达，但其对预后无明显影响。以上结果提示细胞周期蛋白依赖性激酶（CDK）可能为男性乳腺癌的治疗提供一种新的途径。

Nilsson 等使用免疫组化结合标准的组织学分级对 197 例男性乳腺癌患者的组织予以分析[42]。为了将这些标本归类为不同的分子亚型，研究者使用了不同的定义方法：5 个生物标志物，生物标记物结合诺丁汉组织学分级（Nottingham histological grade, NSG），生物标记物结合 ki-67。分类标准详见表 11.5。使用 5 个标记分子，其管腔 A 型与管腔 B 型分别占 81% 和 11%；结合 NSG 后管腔 A 型和管腔 B 型的比例分别为 48% 和 44%；当结合 ki-67 后，该比例分别为 41% 和 42%。剩余的为 2 个基底样亚型，且未发现 HER2 过表达亚型。研究还发现，无论分类标准如何，其管腔 A 型与管腔 B 型的预后均未见明显统计学差异。

关于女性乳腺癌的研究发现，包括 17 号染色体着丝粒（CEP17）的复制，以及 HER2 和（或）拓扑异构酶 Ⅱ α（Topo Ⅱ-α）的突变均与患者的预后不佳相关。然而，这些突变也增加了其对蒽环类药物的敏感性。Schildhaus 等使用荧光原位杂交（FISH）、免疫组化（IHC）及 CEP17、HER2、Topo Ⅱ-α 对 96 例男性乳腺癌患者的组织进行检测及分子亚型分类[43]。HER2 扩增出现仅 6 例，占 6.3%。Topo Ⅱ-α 扩增或者缺失 3 例，占 3.1%。此外，CEP17 多聚

表 11.5 男性乳腺癌的分类（Nilsson, 2013）[42]

分类	类型	ER/PR	HER2	NHG	Ki67	CK5/6 EGFR
5 个生物标记物	管腔 A 型	ER ± PR （+）	（-）	N/A	N/A	任—
	管腔 B 型	ER ± PR （+）	（-）	N/A	N/A	任—
	HER2 型	（-）	（+）	N/A	N/A	任—
	基底型	（-）	（-）	N/A	N/A	CK5/6 （+） ±EGFR （+）
生物标记物 + 诺丁汉分级	SNP 型	（-）	（-）	N/A	N/A	N/A
	管腔 A 型	ER ± PR （+）	（-）	N/A	N/A	N/A
	管腔 B 型	ER ± PR （+）	HER2 （+） ± NHG （+）	IHC	N/A	
生物标记物 + Ki67	管腔 A 型	ER ± PR （+）	（-）	N/A	低	N/A
	管腔 B 型	ER ± PR （+）	（-）	N/A	高	N/A
	管腔型 HER2 型	ER ± PR （+）	（+）	N/A	任—	N/A

N/A: 不适用

体仅在 9 个肿瘤组织中检测到，占 9.4%。然而，研究表明，HER2、Topo Ⅱ - α 和 CEP17 基因的改变与预后无关。对于淋巴结阴性的患者而言，管腔 A 型和管腔 B 型的 5 年总生存率分别为 100% 和 67%，预后显著改善。

Abreu 等对 111 例葡萄牙男性乳腺癌患者通过测定 ER、PR、AR、HER2、ki-67 和 p53 进行组织病理学检查[44]。分别使用 5 个生物标志物和 5 个生物标志物结合 ki-67 对其进行分层聚类。通过这两种不同的分类方法，可将男性乳腺癌主要分为管腔 A 型（89% vs. 60%）和管腔 B 型（7% vs.36%），同样在这两种分类中基底样亚型（3% vs.3%）和 HER2 阳性型均极为罕见（<1%）。采用这两种分类方法后，管腔 A 型和管腔 B 型的组间预后无统计学差异（P>0.20）。分层聚类分析了 A、B1.1、B1.2、B2 及 C 组各亚组的预后。C 组仅有 1 例患者，其他亚组特征及中位生存情况详见表 11.6。多因素分析显示，B1.1 组的生存率最差，A 组的生存率最高。

表 11.6　男性三阴性乳腺癌的聚类和预后[44]

	A	B1.1	B1.2	B2
病例数	4	14	66	6
ER（+）				
PR（+）				
AR（+）				
HER2（+）				
低 Ki67				
低 P53				
中位生存期	4.5	11.5	10.3	4.9
（年）				

涂黑的部分表示阳性

男性三阴性乳腺癌

由于男性的 HER2 阳性和三阴性乳腺癌的发病率较低，因此关于这两种分型的预后研究甚少。这两种分型在男性乳腺癌中的发病率详见表 11.7[28,44-50]。在所有分型中，三阴性乳腺癌占 1%~7%。只有 Gogia 等的研究发现三阴性乳腺癌占所有病例的 19%[49]。这种差异可能由于患者的种族混杂因素或者试验标准设定因素导致。Schildhaus 等发现相较于管腔 A 型 90 个月及管腔 B 型 44 个月的中位生存期，三阴性乳腺癌的中位生存时间仅为 26 个月 [43]。在 Gargiulo 的系列研究中，三阴性乳腺癌患者共有 3 例，其中 1 例在中位随访 89 个月后死亡。目前有限的数据显示男性三阴性乳腺癌患者的预后更差。

表 11.7　三阴性和 HER2 表型乳腺癌占男性乳腺癌的比例

作者	病例数	三阴性		HER2 型	
		N（%）	生存率	N（%）	生存率
Arslan, 2012[45]	148	7（5%）		35（24%）	
Kornegoor, 2012[46]	134	5（4%）		0	
Ottini, 2012[47]	382	14（4%）		8（2%）	
Schildhaus, 2013[43]	96	3（3%）	中位生存26%	0	
Aggarwal, 2014[48]	51	1（2%）		1（2%）	
Leone, 2015[28]	960	28（3%）		6（1%）	
Gogia, 2015[49]	76	14（19%）		21（28%）	
Abreu, 2016[44]	111	1（1%）		9（8%）	
Gargiulo, 2016[50]	47	3（7%）	67%	13（27%）	85%

男性 HER2 阳性乳腺癌

在女性乳腺癌患者中，HER2 阳性乳腺癌患者所占比例 >30% 且与不良预后相关，因此 Blin 等检测了 38 例男性乳腺癌标本的 HER2 表达比例及其相应的预后关系 [51]。虽然 38 例患者中有 36 例的 HER2 受体表达阳性，但其与肿瘤分级及预后均无相关性。Bloom 等对 58 例男性乳腺癌和 202 例女性乳腺癌患者进行了比较研究，并结合 FISH 对 HER2 受体的扩增表达进行免疫组化检测 [52]。在女性乳腺癌中 HER2 受体扩增比例高达 26%（52/202），而在男性乳腺癌中仅有 1 例（1.7%）。Barlund 等通过 IHC 和 FISH 检测了 128 个男性乳腺癌样本，发现 HER2、MYC. PPM1D 和 ZNF217 表达均少见，仅在 1%~2% 的病例中出现 [53]。

在大多数研究中男性 HER2 阳性乳腺癌所占比例均极低，而在 Arslan[45]、Gogia[49] 及 Gargiulo[50] 的研究中，经由 FISH 检测确诊的 HER2 阳性男性乳腺癌所占比例分别为 24%、28% 和 27%。由于占比不足 2%，HER2 阳性男性乳腺癌患者的生存预后难以得出结论。然而，大多数肿瘤学家建议对 HER2 阳性男性乳腺癌患者使用赫赛汀辅助治疗和化疗。

Oncotype DX™

Oncotype DX™ 通过 RT-PCR 对石蜡包埋的肿瘤组织的 21 个肿瘤相关基因表达进行了分析检测。旨在将淋巴结阴性乳腺癌患者通过检测评分分成低、中、高危复发风险组，挑选合适的人给予适当的辅助化疗。在 NSABPB14 试验中，Paik 等使用 668 例女性乳腺癌患者的肿瘤组织并检测了 16 个肿瘤相关基因，将复发风险按照从低到高的顺序给予 0~100 分的评分 [54]。他们发现 51% 的患者的评分低于 18 分，属于低复发风险；22% 属于中等复发风险（评分 18~30 分）；27% 属于高复发风险，其复发评分 ≥ 31 分。预估低、中、高危组的 10 年远处转移复发风险分别为 7%、14% 和 31%。在多因素回归分析中，Oncotype DX™ 通过患者的年龄、肿瘤大小及基因等预测其复发风险评分，从而预测患者的总生存。

来自 H Kee Moffit 癌症中心的 Kiluk 等对 3 例男性乳腺癌患者进行 Oncotype DX™ 的复发风险检测 [55]，其中 2 例属于中等复发风险并给予其辅助化疗的建议。另一例患者属于低复发风险人群，仅接受内分泌辅助治疗即可。Yokoyama 等通过 Oncotype DX™ 研究分析了一例 60 岁的日本男性乳腺癌患者，且为淋巴结微转移 [56]，其中有低复发风险的 8

例患者接受了他莫昔芬（TAM）而非化疗作为辅助治疗。

在一项包含 65 例以色列男性乳腺癌患者的研究中，Grenader 等发现 29 例（45%）、27 例（42%）及 9 例（14%）患者分别属于低、中、高危复发风险人群[57]。这个复发风险评分的分布比例与 2 455 例女性乳腺癌患者的分布比例相似。这意味着 Oncotype DX™ 在男性乳腺癌患者精准治疗方面扮演着重要的角色。

男性 *BRCA2* 突变型乳腺癌

Kwiatkowska 等试图研究 *BRCA2* 突变型男性乳腺癌患者的预后与散发病例相比是否更佳[58]，因此他们纳入了 43 例男性乳腺癌患者，其中 12 例（28%）为 *BRCA2* 突变型，且通过免疫组化检测 ER、PR、AR 的表达。*BRCA2* 突变者的中位诊断年龄为 54.4 岁，显著早于非突变者的 62.3 岁。然而，*BRCA2* 是否突变并未影响患者的肿瘤大小、淋巴结状态、肿瘤分级及激素受体状态，且 *BRCA2* 突变患者的 5 年总生存显著低于非突变者（25% *vs.*86%）。另外，AR 阳性男性乳腺癌患者的 5 年生存率同样显著降低（71% *vs.*57%）。

Johansson 等利用高分辨人工细菌染色体计数检测了 56 例男性乳腺癌患者的冰冻组织[59]。结果发现男性乳腺癌存在广发的突变模式，这与男性乳腺癌的异质性相关。且与女性乳腺癌相比，男性乳腺癌的基因突变更加频繁，其常发生染色体臂的突变，而 DNA 的丢失频率则少于女性乳腺癌。他们在男性乳腺癌中定义了两个亚组，分别为男性复合型和男性单纯型。前者与女性乳腺癌中管腔亚组非常相似，而后者更像是一个新的亚组，在女性乳腺癌中未见相似的亚组。

在此项研究后，该研究组使用 Illumina Human HT-12 bead arrays 检测分析了 66 例男性乳腺癌的冰冻切片，并将相应结果作为试验组，另外对 220 例男性乳腺癌进行组织芯片分析并作为对照组[60]。男性乳腺癌主要分为管腔 M1 及管腔 M2 两个亚组，并且这两组在其他的男性乳腺癌数据中得到了验证。管腔 M2 亚组高表达免疫应答相关基因和 ER 相关的信号通路基因。尽管管腔 M1 亚组的免疫组化显示 ER 阳性，但其 ER 相关基因表达更少，生物学性质更差，预后也更差。当分析了人类白细胞抗原 -1（HLA-1）和 N- 乙酰基转移酶 -1（NAT-1）这两种表达差异最明显的基因发现，其过表达时男性乳腺癌患者的存活率显著提高。进一步的多因素分析后发现，NAT-1 仍是一个重要的预后指标。

在一项意大利的多中心研究中，研究者检测了 382 例男性乳腺癌患者的基因并发现有 50 例患者携带有 BRCA 突变[47]，而 BRCA2 突变患者的病理分型多为 PR 阴性、HER2 阳性。他们利用免疫组化方法将男性乳腺癌分为 4 种分子亚型，其中最常见的为管腔 A 型（68%），管腔 B 型（27%），三阴性（4%），HER2 阳性（2%），其中 BRCA2 突变与管腔 B 型及 HER2 阳性乳腺癌关系密切。

此外，美国国立卫生研究院肿瘤系对 1989—2014 年的 47 个男性乳腺癌病例进行了分析，其数据进一步支持了上述观点[50]。这 47 例男性乳腺癌患者中，42 例（88%）为 ER 阳性，38 例（81%）为 PR 阳性，13 例（27%）为 HER2 阳性，3 例（7%）为三阴性。而已知 17 例患者为 BRCA 表型，其中 1 例为 BRCA1 突变，5 例携带有 BRCA2。且 BRCA1 和 BRCA2 突变患者的预计 10 年生存率显著低于非突变者（50% vs.100%）。

低　氧

Tan 等共收集了 456 例女性乳腺癌的组织标本，并通过组织芯片对缺氧诱导因子（HIF）-1a、脯氨酰羟化酶 PHD1、PHD2、PHD3、HIF 抑制因子（FIH）-1 及碳酸氢酶Ⅸ（CA Ⅸ）进行检测[61]。研究者通过免疫组化确定肿瘤相应分子亚型，分析相应亚型的低氧标志物表达水平，其中基底样亚型占 14%，其 CA Ⅸ 的阳性表达占 28%，而管腔型的阳性表达仅占 5%。此外，研究发现当基底样亚型患者主要表达 PHD 酶和 FIH-1 时，其无病生存（DFS）率显著降低。而 CA Ⅸ 的表达和化疗耐药显著相关，这为我们靶向 HIF 通路来治疗乳腺癌提供了新的思路。

为了进一步明确这个结论是否同样适用于男性乳腺癌，Kornegoor 等通过免疫组化检测了 134 例男性乳腺癌患者的纤维化程度、HIF-1a、CA Ⅸ 及葡萄糖转运体 1（Glut-1）[62]。1/4 的男性乳腺癌患者的肿瘤标本存在纤维化灶，且与 HIF-1a 的过表达密切相关。研究发现，纤维化灶 >8mm 患者的 5 年总生存率显著低于对照组（47% *vs*.70%）。HIF-1a 的过表达同样为男性乳腺癌的不良预后因素之一（50% *vs*.78%）。然而，碳酸酐酶Ⅸ则与患者的预后无关。在多因素分析中，HIF-1a 过表达是患者生存的主要预测因子。

Deb 等检测了 286 例男性乳腺癌患者的 HIF-1a 及 CA Ⅸ 表达水平以明确缺氧在病理中的意义[63]，其中，61 例为家系遗传，28 例为 *BRCA2*，30 例为 *BRCAX*，3 例为 *BRCA1*，而另外 225 例为散发病例。总体而言，31% 的男性乳腺癌患者表达 HIF-1a 或者 CA Ⅸ，且散发病例（*P*=0.004）和肿瘤较大（*P*=0.003）患者中多有 HIF-1a 表达。在男性乳腺癌散发病例中，HIF-1a 表达患者的 10 年 DFS 较差（35% *vs*.87%）。研究显示，与女性乳腺癌相比，低氧驱动癌变在男性乳腺癌中罕见，这可能是由不同的乳腺微环境引起的。而在散发乳腺癌病例中，HIF-1a 的表达对其预后影响显著。对于高风险家族性男性乳腺癌患者来说，其致癌驱动因素可能有另外的主导机制。

GATA-3

GATA-3 作为转录因子在人体细胞生长及分化过程中发挥着重要的作用。GATA-3 在管腔 A 型乳腺癌中高表达且为独立的预后指标，当其低表达时乳腺癌复发风险增加[64]。然而多因素分析显示 GATA-3 非乳腺癌的独立预后因素。

Gonzales 收集了在埃默里大学医学院接受治疗的 19 例男性乳腺癌及 164 例女性乳腺癌患者的标本，通过免疫组化检测其 GATA-3 的表达水平，发现 32% 的男性乳腺癌（6 例）及 82% 的女性乳腺癌（164 例）存在 GATA-3 表达阳性。在女性乳腺癌患者中，82% 的 GATA 阳性乳腺癌患者的肿瘤分级为 Ⅰ、Ⅱ 级，76% 的 GATA 阴性患者则为 Ⅲ 级，然而，在男性患者中 GATA-3 与肿瘤分级未见明显相关性。在女性乳腺癌中 GATA-3 阴性患者的死亡率显著增加，而在男性乳腺癌中 GATA-3 表达与患者的生存率无相关性。

纤溶酶原激活物

癌细胞入侵细胞外基质（extracellular matrix, ECM）的能力主要依赖于包括丝氨酸蛋白酶在内的多种酶，其中一组关键酶为纤溶酶原激活物（plasminogen activator, PA）。它们通过将血纤维蛋白溶酶原转化为纤维蛋白溶酶来降解 ECM。PA 分为两种类型，尿激酶型纤溶酶原激活物（urokinase type PA, uPA）和组织型纤溶酶原激活物（tissue type PA, tPA）。前者与受体（uPAR）结合后附着于细胞膜上，可被纤溶酶原激活物抑制剂（PAI-1）抑制。在女性乳腺癌患者中，uPA、uPAR 及 PAI-1 的表达增加与患者的不良预后显著相关，而 tPA 高表达患者的预后较好。

Moredo Anelli 等通过免疫组化检测了 32 例男性乳腺癌患者标本中 uPA、uPAR、PAI-1 及 tPA 的表达[66]，其中 14 例（44%）患者的细胞质中检出 PAI-1。而在成纤维细胞质中，uPA、uPAR、PAI-1 的表达率分别为 90%、62% 和 56%。在巨噬样细胞中其检出率分别为 75%、53% 和 31%。间质中 tPA 无明显表达。各相关分子表达水平与女性乳腺癌未见明显差异。

Meijer-van Gelder 进行了一项病例对照研究，主要收集了 40 例男性乳腺癌和 180 例相匹配的女性乳腺癌的组织标本，同时收集了 4 114 例女性乳腺癌历史病例[67]。研究主要检测了 ER、PR、组织蛋白酶 D、pS2 蛋白，此外还检测了 uPA、uPAR、PAI-1、PAI-2。男性患者的 PR 表达水平较高，而 uPA、PAI-1、PAI-2 及组织蛋白酶 D 表达水平较低。而在 8 个潜在预后变量的多元分析中发现，PAI-1 是男性乳腺癌不良预后的唯一独立预测因子。然而奇怪的是，自 2001 年以后，未见进一步的关于 PA 与男性乳腺癌预后相关性的文献发表。

Hippo 通路

Hippo 信号通路是胚胎发育中的重要组成部分，其通路的改变可导致肿瘤细胞生长加速、凋亡减少、干细胞功能改变及恶性肿瘤的发生。研究已证实 Hippo 信号通路的突变可促使女性乳腺癌的发生。Pinto 等检测了 24 例男性乳腺癌和 43 例女性乳腺癌患者的 miRNA[68]。通过通路富集分析，研究者发现男性乳腺癌患者有 157 条通路表达上调，女性乳腺癌患者中有 128 条信号通路表达上调。先前已有研究显示 RAS 结合域家族蛋白 1 亚型 A（RASSF1A）在女性乳腺癌患者中表达下调，而 Pinto 等则主要研究受 RASSF1A 调控的 MAPK 及 Hippo 信号通路。研究发现在男性乳腺癌中 miR–152、miR–497 表达显著增加，而 RASSF1A 及与 NORE1A 相互作用的基因表达下调。这个研究发现了 miRNA 和 RASSF1A、NORE1A 之间的间接相互作用，且首次证明男性乳腺癌和女性乳腺癌中 miRNA 的表达模式不同。

De Bernadetto 等收集了 129 例男性乳腺癌患者的肿瘤组织，通过免疫组化检测 Hippo 转导蛋白 TAZ/YAP 及相应靶点 CTGF 的表达[69]。如果 TAZ、YAP 和 CTGF 同时表达，则认为是由 TAZ/YAP 驱动转录引起的肿瘤发生。与阴性表达患者相比，TAZ/CTGF 和 YAP/CTGF 表达阳性患者的总生存率较低。多元分析显示 TAZ/CTGF 和 YAP/CTGF 的表达为患者不良预后的独立影响因素。

3- 羟基 –3- 甲基谷胱甘肽辅酶 A 还原酶（HMG-CoAR）在参与类固醇激素合成的甲羟戊酸酯途径中催化限速步骤。DeBernadetto 检测了 124 个男性乳腺癌样本以分析 HMG-CoAR 的表达与内分泌受体（ER、PR 和 AR）之间的关系，结果显示 Hippo 转导因子的表达和受体表达水平存在正相关。此外，在男性乳腺癌病例中，HMG-CoAR 表达阳性患者的 10 年 OS 显著优于阴性患者（64% vs.51%）。排除异常组织学肿瘤后，HMG-CoAR 为预后良好的因素。

真核细胞翻译起始因子（eIF4E）

研究表明真核细胞翻译起始因子 4E（eIF4E）的高活性与女性乳腺癌患者的不良预后显著相关。如果 4E-BP1 结合蛋白磷酸化后，eIF4E 的调控水平下降。Millican-Slater 等对 337 例男性乳腺癌患者的组织通过免疫组化检测其 eIF4E、4E-BP1、4E-BP2、p4E-BP1 的表达水平[70]，研究发现尽管 p4E-BP1 的表达水平与患者的 10 年 DFS 的降低相关（阴性 74%，阳性 34%），但 eIF4E 的表达水平与预后无关。研究者认为 p4E-BP1 是上游功能活跃激酶的替代生物标志物。

预后预测模型

目前已为女性乳腺癌患者建立了多种预后预测模型：形态学模型、预后指数（Morphometric Prognostic Indes, MPI）、诺丁汉预后指数（NPI）和辅助在线预测。VanderPol 等研究了这些模型对 166 例男性乳腺癌患者生存预测的普适性[71]。各个模型均能良好地区分高、中、低预后组。4 种模型的性能基本相同，但预测结果往往高估了男性乳腺癌患者的生存期。因此，至少在这方面，男性和女性乳腺癌患者的生物学行为是部分重叠的。

参考文献

[1] Mausner JS, Shimkin MB, Moss NH, Rosemond GP.Cancer of the breast in Philadelphia Hospitals 1951-1964. Cancer,1969,23:262-274.

[2] Levi F, Randimbison L, La Vecchia C. Breast cancer survival in relation to sex and age. Oncology,1992,49:413-417.

[3] Willsher PC, Leach IH, Ellis IO, et al.A comparison out-come of male breast cancer with female breast cancer. Am J Surg,1997,173:185-188.

[4] Scott-Conner CE, Jochimsen PR, Menck HR, et al.An analysis of male and female breast cancer treatment and survival among demographically identical pairs of patients. Surgery,1999,126:775-780.

[5] Giordano SH, Cohen DS, Buzdar AU, et al.Breast carcinoma in men. A population-based study. Cancer,2004,101:51-57.

[6] El-Tamer MB, Komenaka IK, Troxel A, et al. Men with breast cancer have better disease-speciic survival than women. Arch Surg,2004,139:1079-1082.

[7] Anan K, Mitsuyama S, Nishihara K, et al. Breast cancer in Japanese men: does sex affect prognosis. Breast Cancer,2004,11:180-186.

[8] Macdonald G, Paltiel C, Olivotto IA, et al. A comparative analysis of radiotherapy use and patient outcome in males and females with breast cancer. Ann Oncol,2005,16:1442-1448.

[9] Nahleh ZA, Srikantiah R, Safa M, et al.Male breast cancer in the Veterans Affairs

population a comparative analysis. Cancer,2007,109:1471-1477.

[10] Marchal F, Salou M, Marchal C, et al.Men with breast cancer have same disease-speciic and event-free survival as women. Ann Surg Oncol,2009,16:972-978.

[11] Anderson WF, Jatoi I, Tse J, et al.Male breast cancer: a population-based compari-son with female breast cancer. J Clin Oncol,2010,28:232-239.

[12] Foerster R, Foerster FG, Wulff V, et al. Matched-pair analysis of patients with female and male breast cancer: a comparative analysis. BMC Cancer,2011,11:335-343.

[13] Nilsson C, Holmqvist M, Bergkvist L, et al. Similarities and differences in the characteristics and primary treatment of breast cancer in men and women- a population based study (Sweden). Acta Oncol,2011,50:1083-1088.

[14] Shaaban AM, Ball GR, Brannan RA, et al. A comparative biomarker study of 514 matched cases of male and female breast cancer reveals gender-speciic biological differences. Breast Cancer Res Treat,2012,133:949-958.

[15] Chen X, Liu X, Zhang L,et al.Poorer survival of male breast cancer compared with female breast cancer patients may be due to biological differences. Jpn J Clin Oncol,2013,43:954-963.

[16] Kwong A, Chau WW, Mang OW, et al. Male breast cancer: a population-based comparison with female breast cancer in Hong Kong, southern china: 1997-2006. Ann Surg Oncol,2014,21:1246-1253.

[17] Iorida M, Bagnardi V, Rotmensz N, et al. Outcome of male breast cancer: a matched single-institution series. Clin Breast Cancer,2014,14:371-377.

[18] Yu X-F, Yang H-J, Yu Y, et al. A prognostic analysis of male breast cancer (MBC) compared with post-menopausal female breast cancer (FBC). PLoS ONE. 2015 Aug 27;10(8):e0136670. doi:10.1371/journal.pone.0136670.

[19] Yu E, Stitt L, Ujovic O, et al. Prognostic factors for male breast cancer: similarity to female counterparts. Anticancer Res,2013,33:2227-32.

[20] Choi MY, Lee SK, Lee JE, et al. Characterization of Korean male breast cancer using an online nationwide breast-cancer database: matched-pair analysis of patients with female breast cancer. Medicine (Baltimore),2016,95(16):e3299.

[21] Adami HO, Hakulinen T, Ewertz M, et al. The survival pattern in male breast cancer. An analysis of 1429 patients from the Nordic countries. Cancer,1989,64:1177-1182.

[22] Gough DB, Donohue JH, Evans MM, et al. A 50-year experience of male breast cancer: is outcome changing.Surg Oncol,1993,2:325-333.

[23] Ioka A, Tsukuma H, Ajiki W,et al. Survival of male breast cancer patients: a population-based study in Osaka, Japan. Jpn J Clin Oncol,2006,36:699-703.

[24] Tural D, Selcukbiricik F, Aydogan F, et al. Male breast cancers behave differently in elderly patients. Jpn J Clin Oncol,2013,3:22-27.

[25] Sineshaw HM, Freedman RA, Ward EM, et al. Black/white disparities in receipt of treatment and survival among men with early-stage breast cancer. J Clin Oncol,2015,33:2337-2344.

[26] Shahraki HR, Salehi A, Zare N.Survival prognostic factors of male breast cancer in Southern Iran: a LASSO-Cox regression approach. Asian Pac J Cancer Prev,2015,16:6773-6777.

[27] Flaherty DC, Bawa R, Burton C.Breast cancer in male adolescents and young adults. Ann Surg Oncol,2017,24(1):84-90.

[28] Leone JP, Zwenger AO, Iturbe J, et al. Prognostic factors in male breast cancer: a population-based study. Breast Cancer Res Treat,2016,156(3):539-548.

[29] Adekolujo OS, Tadisina S, Koduru U, et al. Impact of marital status on tumor stage at diagnosis and on survival in male breast cancer. Am J Mens Health. 2016. pii: 1557988316669044. [Epub ahead of print]

[30] Keller AZ.Demographic, clinical and survivorship characteristics of males with primary can-cer of the breast. Am J Epidemiol,1967,85:185-199.

[31] Brenner B, Fried G, Levitzki P, et al. Male breast carcinoma in Israel. Higher incidence but possibly better prognosis in Ashkenazi Jews. Cancer,2002,94:2128-2133.

[32] O'Malley CD, Prehn AW, Shema SJ, et al. Racial/ethnic differences in survival rates in a population-based series of men with breast carcinoma. Cancer,2002,94:2836-2843.

[33] Crew KD, Neugut AI, Wang X, et al. Racial disparities in treatment and survival of male breast cancer. J Clin Oncol,2007,25:1089-1098.

[34] O'Brien B, Koru-Sengul T, Miao F, et al. Disparities in overall survival for male breast cancer patients in the State of Florida (1996-2007). Clin Breast Cancer,2015,15:177-187.

[35] Shi R, Taylor H, Liu L, et al. Private payer's status improves male breast cancer survival. Breast J, 2015:28 doi:10.1111/tbj.12523. [Epub ahead of print].

[36] Rayson D, Erlichman C, Suman VJ, et al. Molecular markers in male breast carcinoma. Cancer,1998,83:1947-1955.

[37] Wang-Rodriguez J, Cross K, Gallagher S, et al. Male breast carcinoma: correlation of ER, PR, Ki-67, Her2-Neu, and p53 with treatment and survival, a study of 65 cases. Mod Pathol,2002,15:853-861.

[38] Sørlie T, Perou CM, Tibshirani R, et al. Gene expression patterns of breast carcinomas distinguish tumor subclasses with clinical implications. PNAS,2001,98: 10869-10874.

[39] Nilsson C, Johansson I, Ahlin C, et al. Molecular subtyping of male breast cancer using alternative deinitions and its prognostic impact. Acta Oncol,2013a,52:102-109.

[40] Ge Y, Sneige N, Eltorky MA, et al. Immunohistochemical characterization of subtypes of male breast carcinoma. Breast Cancer Res,2009,11:R28. doi:10.1186/bcr2258.

[41] Kanthan R, Fried I, Rueckl T, et al. Expression of cell cycle proteins in male breast carcinoma. World J Surg Oncol,2010,8:10-20.

[42] Nilsson C, Koliadi A, Johansson I, et al. High proliferation is associated with inferior outcome in male breast cancer patients. Mod Pathol,2013b,26:87-94.

[43] Schildhaus HU, Schroeder L, Merkelbach-Bruse S, et al. Therapeutic strategies in male breast cancer: clinical implications of chromosome 17 gene alterations and molecular subtypes. Breast,2013,22:1066-1071.

[44] Abreu MH, Afonso N, Abreu PH, et al. Male breast cancer: Looking for better prognostic subgroups. Breast,2016,26:18-24.

[45] Arslan UY, Oksüzolu B, Ozdemir N, et al. Outcome of non-metastatic male breast cancer: 118 patients. Med Oncol,2012,29:554-560.

[46] Kornegoor R, Verschuur-Maes AH, Buerger H, et al. Immunophenotyping of male breast cancer. Histopathology, 2012,61:1145-1155.

[47] Ottini L, Silvestri V, Rizzolo P, et al. Clinical and pathologic characteristics of *BRCA*-positive and *BRCA*-negative male breast cancer patients: results from a collaborative multicenter study in Italy. Breast Cancer Res Treat,2012,134:411-418.

[48] Aggarwal A, Liu ML, Krasnow SH. Breast cancer in male veteran population: an analysis from VA cancer registry. J Commun Supp Oncol,2014,12:293-297.

[49] Gogia A, Raina V, Deo S, et al. Male breast cancer: a single institute experience. Indian J Cancer,2015,52:526-529.

[50] Gargiulo P, Pensabene M, Milano M, et al. Long-term survival and *BRCA* status in male breast cancer: a retrospective single-center analysis. BMC Cancer,2016,16:375-385.

[51] Blin N, Kardaś I, Welter C, et al. Expression of the c-erbB2 proto-oncogene in male breast carcinoma: lack of prognostic signiicance. Oncology,1993,50:408-411.

[52]Bloom KJ, Govil H, Gattuso P, et al. Status of HER-2 in male and female breast carcinoma. Am J Surg,2001,182:389-392.

[53] Bärlund M, Kuukasjrvi T, Syrjkoski K, et al.Frequent ampliication and overexpression of CCND1.in male breast cancer. Int J Cancer,2004,111:968-971.

[54] Paik S, Shak S, Tang G, et al. A multigene assay to predict recurrence of tamoxifen-treated, node-negative breast cancer. N Engl J Med,2004,351:2817-2826.

[55] Kiluk JV, Lee MC, Park CK, et al. Male breast cancer: management and follow-up recommendations. Breast J.2011;17:503-509.

[56] Yokoyama J, Kobayashi T, Nakamura T, et al . A case of male breast cancer in which oncotype DX was used to determine the therapeutic strategy. Gan To Kagaku Ryoho,2012,39:2057-2059.

[57] Grenader T, Yerushalmi R, Tokar M, et al. The 21-gene recurrence score assay (Oncotype DX?) in estrogen receptor-positive male breast cancer: experience in an Israeli cohort. Oncology,2014,87:1-6.

[58] Kwiatkowska E, Teresiak M, Filas V, et al.*BRCA*2 mutations and androgen receptor expression as independent predictors of outcome of male breast cancer patients. Clin Cancer Res,2003,9:4452-4459.

[59] Johansson I, Nilsson C, Berglund P, et al. High-resolution genomic proiling of male breast cancer reveals differences hidden behind the similarities with female breast cancer. Breast Cancer Res Treat,2011,129:747-760.

[60] Johansson I, Laussa M, Holm K, et al. Genome methylation patterns in male breast cancer-Identiication of an epitype with hypermethylation of polycomb target genes. Mol Oncol,2015,9:1565-1579.

[61] Tan EY, Yan M, Campo L, et al. The key hypoxia regulated gene CAIX is upregulated in basal-like breast tumours and is associated with resistance to chemotherapy. Br J Cancer,2009,100:405-411.

[62] Kornegoor R, Verschuur-Maes AHJ, Buerger H, et al. Fibrotic focus and hypoxia in male breast cancer. Mod Pathol,2012b,25:1397-1404.

[63] Deb S, Johansson I, Byrne D, et al. Nuclear HIF1A expression is strongly prognostic in sporadic but not familial male breast cancer. Mod Pathol,2014,27(9):1223-30. doi:10.1038/modpathol.2013.231.

[64] Voduc D, Cheang M, Nielsen T.GATA-3 expression in breast cancer has a strong association with estrogen receptor but lacks independent prognostic value. Cancer Epidemiol Biomark Prev,2008,17:365-373.

[65] Gonzalez RS, Wang J, Kraus T, et al. GATA-3 expression in male and female breast cancers: comparison of clinicopathologic parameters and prognostic relevance. Hum Pathol,2013,44:1065-1070.

[66] Moredo Anelli TF, Brentani MM, Torloni H,et al. Overexpression of plasminogen activator in male breast cancer. Clin Breast Cancer,2001,2: 156-157.

[67] Meijer-van Gelder ME, Look MP, Bolt-de Vries J, et al.Clinical relevance of biologic factors in male breast cancer. Breast Cancer Res Treat,2001,68:249-260.

[68] Pinto R, De Summa S, Danza K, et al. MicroRNA expression proiling in male and female familial breast cancer. Br J Cancer,2014,111:2361-2368.

[69] Di Benedetto A, Mottolese M, Sperati F, et al. The Hippo transducers TAZ/YAP and their target CTGF in male breast cancer. Oncotargets,2016,7:43188-43198.

[70] Millican-Slater RA, Sayers CD, Hanby AM, et al. Expression of phosphorylated eIF4E-binding protein 1, but not of eIF4E itself, predicts survival in male breast cancer. Br J Cancer,2016,115:339-345. doi:10.1038/bjc.2016.178. [Epub ahead of print].

[71] van der Pol CC, Lacle MM, Witkamp AJ, et al. Prognostic models in male breast cancer. Breast Cancer Res Treat,2016,160:339-346.

第 12 章

未来发展方向

摘 要

一种罕见疾病的发生不仅会使患者担心，也会引起医生的关注。目前出现了一种方法，不仅可以改善男性乳腺癌的治疗效果，而且可使患者得到最佳的管理，即围绕几个中心合作建立临床和研究网络。目前虽然还不能实现男性乳腺癌的预防，但是健康教育可以促使人们知晓男性乳腺癌，并鼓励有潜在症状或体征的男性乳腺癌患者早日就医，因此具有重要作用。有组织的研究应该能让大多数人安心，并让少数癌症患者得到及时诊断，如果可能的话，获得的标本不仅可以用于常规病理，还可以用于研究组织库。目前我们需要更加重视男性乳腺癌的新辅助治疗，主要是内分泌治疗，缩小原发肿瘤，使更多男性避免乳房全切手术。过去人们曾多次尝试确定男性乳腺癌和女性乳腺癌之间的相似之处，但复杂的分子分析逐渐发现二者存在多种显著差异，利用这些差异将及时为男性乳腺癌患者提供更好的预后模型和新的定制疗法。

比起缅怀过去，我更乐意憧憬未来。

——Thomas Jefferson

合 作

当一位男士被确诊为乳腺癌时，他可能会出现多种复杂的情绪如

© Springer International Publishing Switzerland 2017
I. Fentiman, *Male Breast Cancer*, DOI 10.1007/978-3-319-04669-3_12

恐惧、愤怒、抑郁和内疚，并不断发出"为什么是我？"的疑问。具有男性乳腺癌诊疗经验的医疗和护理人员能够为患者提供有效且专业的治疗。但这在地方医院很难实现，因此最好的办法是围绕专业中心建立全国性的网络。在美国，每年有350例新发的男性乳腺癌患者，3个中心每年接诊量大于100例。

这些患者无须前往各中心治疗，他们的病历将通过中心多学科会议和接诊医院的高年资临床医生共同讨论。新诊断病例需要的相关信息可由经过正规培训的乳房护理护士的拓展服务来收集和提供，并由他们来挑选男性乳腺癌患者，可以是在家中或地方医院。让忧心忡忡的患者安心的重要一步是让他们知道自己正由经验丰富的专业人员照料。现代科技促进了这一服务的发展，使患者避免了奔波于各中心治疗的辛苦。

中心小组应确保所有男性乳腺癌患者集中登记和最基本的数据收集，以使流行病学研究更高效。例如，有证据表明他汀类药物可能会降低女性乳腺癌的复发风险[1,2]及死亡率[3]，但这种药物对男性乳腺癌患者的效果还需要验证，因为已经有越来越多的男性乳腺癌患者使用他汀类药物治疗。

制订了治疗计划并使中心和地方上达成一致后，还应考虑患者是否适合参与随机对照试验。另外，建立一个组织和血液样本标本库可以解答许多紧迫的问题，这应该是我们认真面对并改善对男性乳腺癌认知的第一步。用一位曾受欢迎的英国首相的话说，答案是"协作，协作，再协作！"我们有一个潜在的有价值的男性乳腺癌资源，目前尚未充分开发。遗传学家在男性乳腺癌前沿研究中一直处于领先地位，提供了重要的数据，这些数据表明男性和女性乳腺癌之间存在一些差异。另一个非常成功的临床合作研究的例子是丹麦乳腺癌合作组织（Danish Breast Cancer Cooperative Group, DBCG），它在一个只有550万居民的国家进行了具有里程碑意义的随机临床试验[4]。在英格兰和威尔士，一项大型的全国性的病例对照研究正在进行中，旨在调查男性乳腺癌的潜在危险因素和遗传学，并将患者与他们非血缘关系的亲属进行对比。参与者的招募时间为2007—2016年（记录参考07/MRE01/1）。

教 育

对于男性乳腺癌患者来说，首要问题还是传统的男性心理问题，例如男性通常喜欢寻求并享受高风险活动，不仅仅是滑雪或跳伞，这反映出一个男人的气概，包括合法或非法吸烟、过量饮酒和运动。这是一种普遍存在但无法描述的感觉，这种感觉导致他们逃避简单的健康防护措施，包括与医生接触[5]。在西方国家，过度肥胖的现象普遍存在，它会增加包括男性乳腺癌在内的恶性肿瘤的发病风险。在局部解剖学方面，男性乳腺发育异常症的发病率正在增加，这将导致诊断的延迟，因为患者并不会意识到癌症的发生，直到肿瘤从厚厚的皮下脂肪层中凸显出来。

对于男性来说，强行灌输健康观念很难实现，但在中学时期对他们进行敏感的健康教育可能会改变同龄人的态度，尤其是在撒哈拉以南非洲地区。这些地区的男性乳腺癌患者占所有乳腺癌病例数的 10% 以上[6]，可能的解释是地方性乙型肝炎的免疫缺陷使其影响了 1/8 的当地居民[7]。

教育的推动作用可能集中降低人群的肥胖风险，包括糖尿病和心血管疾病的风险，以及鼓励人们不要吸烟，因此，关于如男性乳腺癌等罕见疾病的教育很有可能被更紧迫和更常见的疾病信息所淹没。在任何关于乳腺癌的讨论中都应指出男性也会罹患此病，而且最常见的症状是乳房肿块。尽管大约 80% 的男性乳腺癌患者会出现肿块，但有 10% 的患者可能出现与女性乳腺癌相同的疼痛症状。作为 BRCA 突变携带者咨询的一部分，也应该针对男性患者的兄弟姐妹这一高危人群的潜在风险进行讨论[8]。

诊 断

对于有可疑乳房肿块的男性，三重评估应该是标准的评估方法，但是对于无症状的男性乳腺发育异常症患者则可以省略这个步骤。在资源分配方面，这将成为一个大问题，因为肥胖的盛行导致男性乳腺

发育异常症越来越常见。所有男性乳腺癌患者均应进行双侧乳腺钼靶 X
线检查，同时进行乳房和腋窝超声检查，以确定恶性肿瘤的范围。组织
穿刺活检是诊断男性乳腺癌的标准检查方法，因为受体状态和肿瘤分级
对治疗的优化至关重要[9]，这将有助于收集所有男性乳腺癌病例的资料。
这种方法对于大型多中心临床试验的规划和分析至关重要，希望这将使
我们对男性乳腺癌的认知发生重大转变。

美国的研究已经清楚地表明，社会人口差异是导致穷人预后更
差的主要原因，所以在很大程度上可能需要从政治层面来解决[10]。
总的来说，作为人类的疾病之一，男性乳腺癌并不是一个重要的关注
点，但是教育和经济的改善很大可能会引发大众健康意识的觉醒。出
现早期症状便寻求医学帮助预示着包括男性乳腺癌在内的恶性疾病能
够得到早期诊断，接受较少的局部和全身治疗，并对长期预后有很大的
改善。

风险因素

还有一个需要验证的遗传悖论，即男性携带的雌激素基因通常与
性别有关，这会增加乳腺癌的患病风险，但大约一半的肿瘤雌激素受体
为阴性[11,12]，这表明有另一种途径可以替代常规的雌激素刺激雌激素敏
感组织。女性激素替代疗法研究表明，雌激素联合孕激素相比单纯雌激
素可增加女性乳腺癌的发病风险[13]。内分泌干预治疗需要在专门为变
性人进行性别调整的中心进行有组织的调查。

另一个悖论是饮酒与男性乳腺癌发病风险缺乏关联性[14]，然而每
天饮酒与女性乳腺癌发病风险有着明确的关系[15]。更令人惊讶的是，
肥胖是酒精摄入量增加的一个显著的副作用，也是男性乳腺癌的主要
风险因素之一。迄今为止，政府降低肥胖人群的干预措施还没有取得
显著的成功。研究者希望肥胖对癌症发病风险的影响最终能被公众所
理解，这样他们可能会改变自己的行为，就像烟草与肺癌的研究结果
导致人们戒烟一样。利己主义（self-interest）可能是更健康生活方式
的主要驱动力。

差 异

研究者已经付出了相当大的努力来证明在匹配分期后女性乳腺癌和男性乳腺癌患者的预后几乎没有差异。虽然这些研究结果值得肯定，但其忽略了更重要的一点，即男性和女性乳腺癌之间存在的一些差异，这两种疾病并不完全一样，表 12.1 列出了一些二者不同的特征。例如，尽管 *BRCA*1 突变导致了大约 7% 的女性乳腺癌，但它们只与 1% 的男性乳腺癌相关；相反，*BRCA*2 突变与 1/10 的男性乳腺癌相关，而仅与 1/50 的女性乳腺癌相关。

在一项大规模的全基因组关联研究中，Orr 等检测了 12 个已证明与女性乳腺癌风险增加相关的 SNPs 是否也与男性乳腺癌有关，其中包括 433 例男性乳腺癌患者和 1 569 例男性对照[16]。研究结果令人惊讶，12 个 SNPs 中只有 5 个与男性乳腺癌发病显著相关，分别是 rs13387042、rs10941679、rs9383938、rs2981579 和 rs3803662。 当比

表 12.1　男性与女性乳腺癌的差异特征

特征		男性乳腺癌	女性乳腺癌
遗传学	*BRCA*1 突变	1%	7%
	*BRCA*2 突变	10%	2%
SNP 与发病风险		2/12 风险↑ 1/12 风险↓	12 风险↑
管腔 A 型		84%	48%
管腔 B 型		12%	25%
HER 2 阳性		0	18%
基底细胞型		0	9%
细胞周期激酶抑制因子			
P27^{kip1}		96%	44%
P21^{Waf1}		70%	32%
eIF4E		与预后无关	预后更差
*GATA*3		与预后无关	预后更差
（*Topo* II -a）		与预后无关	预后更差
（*CEP*17）加倍		与预后无关	预后更差

SNP：单核甘酸多态性

较男性乳腺癌和女性乳腺癌的比值比（OR）时，只有 3 个 SNPs 在性别上有显著差异，分别是 rs13387042、rs3803662 和 rs6504950，后者在男性中风险降低。

男性乳腺癌和女性乳腺癌在分子水平上存在显著差异，男性乳腺癌的分子亚型以管腔 A 型为主（84%），而女性乳腺癌中这一亚型仅占 48%。HER2 阳性和基底细胞型在男性乳腺癌中占比很小。Andres 等发现，与女性乳腺癌相比，男性乳腺癌中有许多基因过表达，包括 *NAT*1（基因产物为 N- 乙酰转移酶 1）和 *TBC*1D9（编码 TBC1 结构域家族成员 9）[17]，这可能与 ER 有关，且二者均为潜在的治疗靶点。相反，还有一些基因，如 *GATA*3[18]、*Topo* Ⅱ α 和 *CEP*1，在女性乳腺癌中它们的过表达与较差的预后相关，但在男性乳腺癌中似乎与预后无关联[19]。细胞周期蛋白激酶抑制因子 P27^{kip1} 和 P21^{Waf1} 在男性乳腺癌中更常见，可作为内分泌反应的指标[20]。虽然真核细胞翻译起始因子 4E（eIF4E）表达水平的升高与女性乳腺癌的预后不良相关，但 eIF4E 对男性乳腺癌的预后没有直接影响[21]。

新辅助治疗

新辅助治疗不仅可以有效缩小肿瘤的体积，而且能够检验新疗法对肿瘤的生物学影响。对于这种通常 ER 阳性、确诊时处于Ⅱ或Ⅲ期的肿瘤，新辅助内分泌治疗似乎是一种有效的方法，但一直没有得到广泛应用。在男性乳腺癌的辅助治疗中，他莫昔芬（TAM）优于芳香化酶抑制剂（AI），因为后者不能抑制睾丸雌激素的合成[22]，因此新辅助治疗试验应集中于提高他莫昔芬单独治疗的效果。

此外，还需要与联合其他促性腺激素释放激素（GnRH）类似物的治疗方法进行比较，如戈舍瑞林和布舍瑞林，或将它们与 AIs 联合。这些研究中需密切监测药物的副作用以及副作用的可接受程度，这对男性群体来说可能需要 6 个月。对于治疗有效的患者，可在试验中将治疗延长至 12 个月。根据预先设定的标准，对于获得完全缓解的患者，可以检验单纯乳房照射的作用。

对于乳头未受累的患者，如果新辅助治疗出现了部分缓解，那么就可以比较保留乳头的乳房全切术与不保留乳头的乳房全切术后进行放疗的患者的接受程度及局部控制情况。但这些试验目前都不可能开展，因为在没有进行多中心随机对照试验统筹管理的情况下，各分中心的男性乳腺癌临床管理具有特殊性。术后辅助放疗已被证明能改善部分女性乳腺癌患者的局部控制率和生存率，但至今尚无令人信服的证据证明其对男性乳腺癌有效 [23]。

TAM 已经在女性乳腺癌预防试验中进行了测试，结果显示它可以将 ER 阳性肿瘤的发病率降低约 50%。由于大多数男性乳腺癌是 ER 阳性，因此只要能够确定男性高风险群体，就能够大大提高潜在获益。首先，*BRCA*2 基因突变携带者可能是潜在的目标，而且由于他们很可能受到亲属患乳腺癌的影响促使更有动力参与临床试验。

截至目前，我们还很难对男性乳腺癌有一个清晰的了解，这就像是要将一块马赛克拼凑起来，但却缺少了一些组件。我们将继续为此努力奋斗，只有达成普遍的合作协议，我们的患者才能避免遭受损失。目前我们虽然已经有了分子工具，但还需要对另一件事达成共识，即开展国际随机临床试验，将各种数据与患者充分参与的系统化治疗结果相结合。

参考文献

[1] Ahern TP, Pedersen L, Tarp M, et al. Statin prescriptions and breast cancer recurrence risk: a Danish nationwide prospective cohort study. J Natl Cancer Inst,2011,103:1461-1468.

[2] Kwan ML, Habel LA, Flick ED, et al.Post-diagnosis statin use and breast cancer recurrence in a prospective cohort study of early stage breast cancer survivors. Breast Cancer Res Treat,2008,109:573-579.

[3] Nielsen SF, Nordestgaard BG, Bojesen SE.Statin use and reduced cancer-related mortality. N Engl J Med,2012,367:1792-1802.

[4] Jensen MB, Ejlertsen B, Mouridsen HT, et al. Improvements in breast cancer survival between 1995 and 2012? in Denmark: the importance of earlier diagnosis and adjuvant treatment. Acta Oncol,2016,55 Suppl

[5] Stronegger WJ, Freidl W, Rásky E.Health behaviour and risk behaviour: socioeconomic

differences in an Austrian rural county. Soc Sci Med,1997,44:423-426.

[6] Hassan I, Mabogunje O. Cancer of the male breast in Zaria, Nigeria. East Afr Med J,1995,72:457-458.

[7] Ahmed A, Ukwenya Y, Abdullahi A,et al.Management and outcomes of male breast cancer in Zaria, Nigeria. Int J Breast Cancer,2012,2012:845143.

[8] Hallowell N, Arden-Jones A, Eeles R, et al. Guilt, blame and responsi-bility: men's understanding of their role in the transmission of BRCA1/2 mutations within their family. Sociol Health Illn,2006,28:969-988.

[9] Bicchierai G, Nori J, Livi L, et al.Core needle biopsy for the assessment of unilateral male breast lesions. Eur J Surg Oncol. 2016. S0748-7983(16)30847-2. doi: 10.1016/ j.ejso.2016.07.144. [Epub ahead of print].

[10] Cocco P, Figgs L, Dosemeci M,et al.Case-control study of occupational exposures and male breast cancer. Occup Environ Med,1998,55:599-604.

[11] Ganly I, Taylor EW.Breast cancer in a trans-sexual man receiving hormone replacement therapy. Br J Surg,1995,82:341.

[12] Pattison ST, McLaren BR.Triple negative breast cancer in a male-to-female transsexual. Intern Med J,2013,43:203-205.

[13] Chlebowski RT, Rohan TE, Manson JE, et al. Breast cancer after use of estrogen plus progestin and estrogen alone: analyses of data from 2 Women's Health Initiative randomized clinical trials. JAMA Oncol,2015,1:296-305.

[14] Brinton LA, Cook MB, McCormack V, et al. Anthropometric and hormonal risk factors for male breast cancer: male breast cancer pooling project results. J Natl Cancer Inst,2014,106(3):djt465. doi:10.1093/jnci/djt465.

[15] Hamajima N, Hirose K, Tajima K, et al. Alcohol, tobacco and breast cancer-collaborative reanalysis of individual data from 53 epidemiological studies, including 58 515 women with breast cancer and 95 067 women without the disease. Br J Cancer,2002,87:1234-1245.

[16] Orr N, Cooke R, Jones M, et al. Genetic variants at chromosomes 2q35, 5p12, 6q25.1, 10q26.13, and 16q12.1 inluence the risk of breast cancer in men. PLoS Genet,2011,7(9):e1002290. doi:10.1371/journal.pgen.1002290.

[17] Andres SA, Smolenkova IA, Wittliff JL.Gender-associated expression of tumor markers and a small gene set in breast carcinoma. Breast,2014,23:226-233.

[18] Gonzalez RS, Wang J, Kraus T, et al.GATA-3 expression in male and female breast cancers: comparison of clinicopathologic parameters and prognostic relevance. Hum Pathol,2013,44:1065-1070.

[19] Schildhaus HU, Schroeder L, Merkelbach-Bruse S, et al. Therapeutic strategies in male breast cancer: clinical implications of chromosome 17 gene alterations and molecular subtypes. Breast,2013,22:1066-1071.

[20] Kanthan R, Fried I, Rueckl T,et al.Expression of cell cycle proteins in male breast carcinoma. World J Surg Oncol,2010,8:10-20.

[21] Millican-Slater RA, Sayers CD, et al.Expression of phosphorylated eIF4E-binding protein 1, but not of eIF4E itself, predicts survival in male breast cancer. Br J Cancer,2016, doi:10.1038/bjc.2016.178. [Epub ahead of print].

[22] Doyen J, Italiano A, Largillier R, et al.Aromatase inhibition in male breast cancer patients: biological and clinical implications. Ann Oncol,2010,21:1243-1245.

[23] Yu E, Suzuki H, Younus J, et al. The impact of post-mastectomy radiation therapy on male breast cancer patients–a case series. Int J Radiat Oncol Biol Phys,2012,82: 696-700.